孕产婴
家庭护理必备

艾贝母婴研究中心 编著

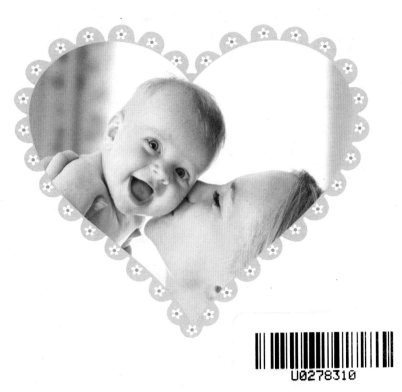

U0278310

中国人口出版社
China Population Publishing House
全国百佳出版单位

前言 ›› Foreword

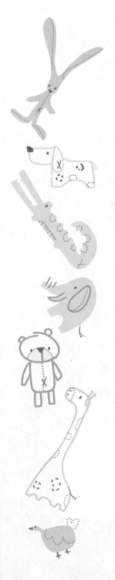

妊娠、分娩、育儿，整个过程虽然是确定的，但其中的细节却充满着未知。也就是说，即使夫妻二人的生育条件并不尽如人意，也许怀孕时机不对，又或者体质比较弱，但这完全可以通过孕前及孕期的调理来改善，从而创造理想的孕育结果！

全书分为"孕前"、"孕期"、"产褥期"和"育儿（新生儿到宝宝1岁）"几个部分，每个部分又按照时间的顺序分成不同的阶段。"孕前"部分囊括妊娠前营养、健康、生活与工作准备、遗传与优生等知识，细致入微，指导你做最完备的孕前准备。"孕期"部分按照10个孕月逐月讲述，包括胎儿发育、母体变化、营养饮食、起居保健、不适与疾病、产检，伴你轻松过孕期。"产褥期"部分从营养、起居、瘦身、情绪、疾病等方面分别给出调养方案，助新妈妈快速恢复。"育儿"部分主要讲解宝宝1岁之前的发育、哺喂、营养、疾病防治、安全防护，教新爸妈如何科学养护宝宝。

本书知识点丰富全面，角度新颖，为你提供最有价值的孕育信息，是即将面临孕育问题的爸妈们最理想的枕边书！愿你在本书的指导下，拥有完美的孕产生活，养育健康聪明的可爱宝宝！

目录 Contents

Part 1 孕前早准备 孕期更轻松

Part 2 十月孕期护理与保健

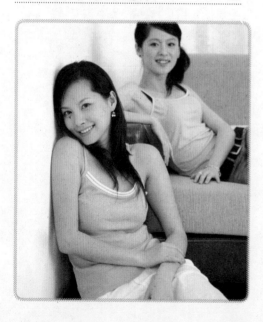

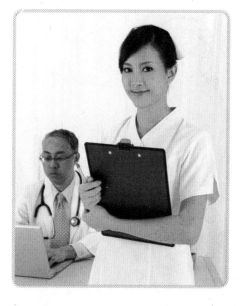

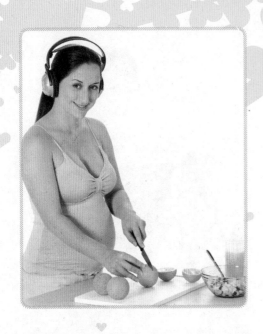

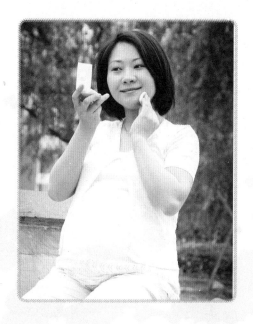

Part 3 产妇月子完美计划

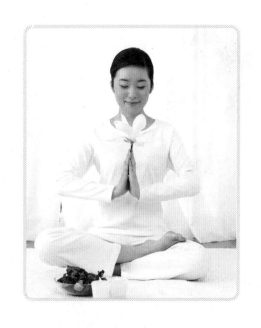

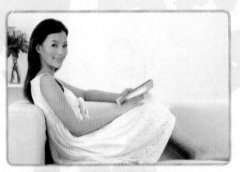

Part 4 新生儿期宝宝精心喂养

Part 5 　婴儿期宝宝饮食起居护理

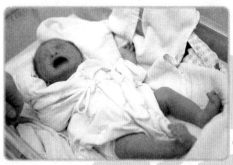

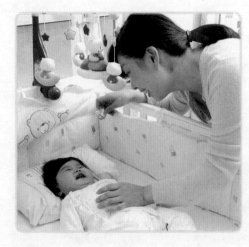

Part 1
孕前早准备
孕期更轻松

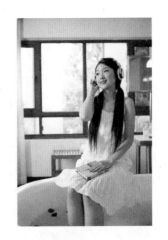

机遇总会偏爱有准备的人。生儿育女也一样，夫妻二人在孕前做足优生准备，不仅能成功实现"缔结爱之结晶"计划，而且还能在接下来的漫长怀孕历程中体验孕育生命的快乐，共同迎接那个盼望很久、寄满爱心的小天使。

省时阅读

　　怀孕前需做的准备很多，需注意的细节亦很多。具体说来该做些什么呢？这一章就为备孕期的准爸妈细数各项孕前准备。

　　首先在营养准备方面，主要为你解说如何进行营养储备以提高受孕概率和打造优质受精卵。

　　其次在健康准备方面，主要对怀孕前需排查的疾病、如何用药等方面给予指导，同时还讲解了怀孕时机、受孕技巧、遗传等相关知识。

　　最后在工作与生活准备方面，为你解说孕前需做好哪些物质准备及心理准备，需远离的不利妊娠及胎儿发育的因素等，为优生创造一切可能的条件。

营养准备　为胎儿储备好"食物"

锌——增加受孕机会

▶▶▶ 准爸妈都需补锌，以增加受孕机会

人体生长发育和维持正常生命活动所需要的金属元素很多，但直接与受孕有关的是锌。因为锌具有影响垂体促性腺激素分泌、促进性腺发育和维持性腺正常功能的作用。

无论孕妈妈还是准爸爸缺锌，都会影响受孕。缺锌会导致性成熟迟缓，性器官发育不全，性功能降低，严重的还会导致孕妈妈乳房不发育、没有月经，准爸爸精液中精子数量减少。因此孕前一定要补充足够的锌，以提高受孕概率。

/爱心提示/ **孕前补锌为孕期需求打基础**

锌是胎儿的身体和大脑发育所必需的营养素，孕妈妈孕期也需补充足够的锌以促进胎儿的正常发育，而孕前适当补锌能为孕期补锌做好充分的准备。

▶▶▶ 缺锌的表现

1.厌食，食欲不振，消化能力减弱。

2.免疫功能降低，易患各种感染性疾病，如感冒、腹泻。

3.皮肤干燥、炎症、皮疹，反复性口腔溃疡，伤口不易愈合。

4.双手指甲出现白斑，白斑越多缺锌越严重。

准爸爸和孕妈妈可以对照以上表现判断自己是否缺锌，如果不能确定，可以去医院做一个血锌水平检测，结果更准确。

▶▶▶ 怎样科学补锌

锌普遍存在于食物中，只要不偏食，一般是不会缺锌的。不过建议备孕的准爸妈增加摄入量，也就是多摄入一些含锌的食物，以保证满足身体所需的量。对于备孕的孕妈妈来说，孕前每天补充20毫克锌，便可满足孕期生理对锌的增加需求。含锌的食物有很多，其中储量最多的是牡蛎，其次是肉类、动物肝脏、蛋类等。糙米、黄豆、花生、核桃、大白菜、白萝卜等含锌量也较多，但人体对其吸收率相对要低一些。

叶酸——预防胎儿神经管畸形

▶▶▶ 什么是叶酸，对怀孕有什么作用

叶酸是一种B族维生素，因为最早是从菠菜叶中提取纯化的，故命名为叶酸。它的主要作用是预防胎儿出生缺陷。同时叶酸还是胎儿大脑神经发育必需的一种营养素，对胎儿的细胞分裂、增殖和各种组织的生长也有着重要的作用。孕前及孕期坚持补充叶酸，可将新生儿神经管畸形发生率降低70%，还可防止新生儿体重过轻、早产以及婴儿唇腭裂（兔唇）等。

▶▶▶ 从孕前就开始补充

准备怀孕的女性最好从孕前3个月开始科学地补充叶酸，为什么这么早就要开始补充呢？因为孕早期是胎儿中枢神经系统生长发育的关键时期，而当你知道自己怀孕时，胎儿的脊索已形成，心脏已开始跳动，许多预防神经管畸形的措施已经无效。所以孕妈妈最好从孕前3个月就开始补充叶酸，最早至孕早期结束，有条件的话建议整个孕期都坚持服用。

▶▶▶ 选择哪种叶酸补充剂

如今市面上有很多叶酸增补剂，但唯一得到国家卫生部门批准的、预防胎儿神经管畸形的叶酸增补剂是"斯利安"片，每片0.4毫克。每天只需要服用一片"斯利安"就能满足一天的叶酸需求。所以，建议孕妈妈服用这种叶酸增补剂。

除了斯利安叶酸片，还有不少专门针对孕妈妈的营养素制剂以及孕妇奶粉等，也含有适量的叶酸。建议孕妈妈认真查看营养素制剂、孕妇奶粉中的叶酸含量，以避免重复补充叶酸，导致叶酸摄入过量。

▶▶▶ 巧用食物补叶酸

富含天然叶酸的食物有很多，包括动物肝脏、豆类、深绿叶蔬菜（如西蓝花、菠菜、芦笋等）、坚果、葵花籽、花生和花生酱、柑橘类水果和果汁、豆奶和牛奶等。孕妈妈可以多摄入以上含叶酸较丰富的食物，以保证每天身体所需的叶酸量。

但长期服用叶酸会干扰体内的锌代谢，也会影响胎儿的发育。所以孕妈妈在补充叶酸的同时，还要注意补锌。

／爱心提示／改变烹调方式，减少叶酸流失

叶酸容易受光和热的影响而失去活性，使得食物中叶酸的成分大大损失。因此，蔬菜要尽量吃新鲜的，储存得越久，叶酸损失就越多；烹调方式最好采用蒸、微波、大火炒的方式，避免长时间炖煮或高温油炸。

▶▶▶ 准爸爸也要注意补充叶酸

对正在备孕的准爸爸来说，多摄入叶酸能降低染色体异常精子的比例，降低宝宝出现染色体缺陷的概率，还能使宝宝成人后患癌症的危险性降低。不过，由于精子的形成周期长达3个月，所以想要优生优育，准爸爸也要提前补充叶酸。

当然准爸爸补充叶酸不必像孕妈妈那样按计划服用叶酸片，只需要在日常饮食中注意多吃一些富含叶酸的食物即可。

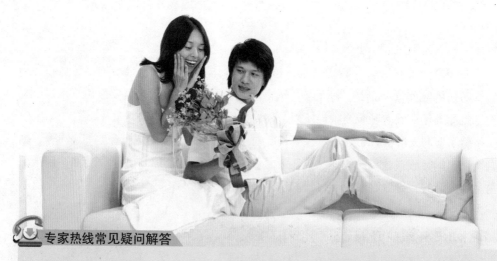

专家热线常见疑问解答

Q 如在备孕阶段，补了3个月叶酸还没有怀孕，还要一直补下去吗？

A 叶酸是一种水溶性维生素，也是一种人人都需要的营养物质。在正常饮食下，每日服用一片"斯利安"片，可维持体内叶酸水平，这种小剂量的增补剂一般不会引起过量。即使服用叶酸3个月后没有如期受孕，也可以继续补充直至怀孕。

维生素E——提高精子活力

▶▶▶ 维生素E能增强精子活力

在所有维生素中，维生素E与男性生殖系统关系最为密切，主要有防止性器官老化、使输精小管再生以及增强精子活力等多种作用。准爸爸可在备孕阶段多摄入含维生素E的食物，以提高精子活力，利于受孕。

▶▶▶ 如何补充维生素E

植物油是维生素E最好的食物来源，如麦胚油、玉米油、花生油、芝麻油等。此外，含维生素E丰富的食物还有芝麻、核桃、瘦肉、乳类、蛋类、花生、莴笋、大豆、动物肝脏、蛋黄、玉米及黄绿色蔬菜等。

一般来说，正常饮食就能满足一天所需的维生素E。备孕准爸爸可适当增加摄入量，以每天摄入10毫克为宜。如有必要，还可在医生的指导下服用维生素E制剂，如维生素E胶囊等。但是不可过量服用，若过量可出现中毒症状，产生不良反应。

▶▶▶ 其他有助于提高精子质量的维生素与食物

准爸爸除了要补充维生素E外，还应适量补充其他同样有利于提高精子质量的维生素。

维生素A：维生素A只存在于动物的组织中，蛋黄、奶、鱼肝油及动物肝脏中含量较多。

维生素C：新鲜蔬果，如青菜、韭菜、菠菜、橙子、红枣、猕猴桃等含维生素C较多。

维生素B_{12}：富含维生素B_{12}的食物包括动物肝脏、牛肉、猪肉、蛋、牛奶、奶酪等。

/爱心提示/**保存食物中的维生素E**

食物中的维生素E在加工中容易被破坏，要想尽可能多地摄取食物中的维生素E，就必须调整烹调方式，烹调时温度不宜过高，时间不宜过久。烹调方式越简单、烹调时间越短，保留的维生素E就越多。

维生素C——清除体内毒素

由于我们每天都会通过呼吸、饮食及皮肤接触等方式从外界吸收"毒物"，时间一长，这些毒物便会在体内堆积。没有怀孕前，女性尚且可以通过每月一次的月经来排出一些毒素，怀孕后月经便停止了，毒素也会越积越多，再加上随着子宫的增大，活动量的减少，孕妈妈更容易患上便秘，毒素也就更无从排出了。

维生素C能清理体内毒素

维生素C可清除毒素，促进胶原蛋白合成，具有较强的抗氧化作用，可以降低黑色素生成与代谢，还能保持皮肤洁白细嫩、防止衰老。

哪些孕妈妈急需补充维生素C

1. 吸烟、酗酒及爱吃肉食的孕妈妈需适量补充维生素C。

2. 用避孕药、抗生素、阿司匹林的孕妈妈要增加维生素C的摄取量。

3. 一氧化碳会破坏维生素C，所以住在都市的孕妈妈要增加维生素C的摄入。

每天需补充多少维生素C，如何补充

一般认为，成人每天摄入100毫克维生素C即可。按这个标准，我们完全可从日常饮食中得到补充，因为水果和蔬菜中的维生素C含量一般都很丰富，如柑橘类、莓类、绿叶蔬菜、西红柿、菜花等。

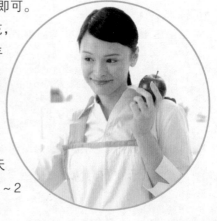

如果备孕女性此前不爱吃水果、蔬菜，专家建议你及时作出调整，适当增加蔬菜与水果在日常饮食中所占的比重。建议备孕期的女性每天吃1~2个苹果（或等量的其他新鲜水果），吃1~2种蔬菜。

孕前应改掉的不良饮食习惯

▶▶▶ 不良饮食习惯一：偏食挑食

有些女性一直都不爱吃猪肝，不爱喝牛奶，不爱吃青菜，但为了自己的宝宝，备孕女性必须学会去吃你平时不爱吃的食物。偏食的人容易缺乏某些营养，这样不仅对身体健康不利，还会影响精子和卵子的质量，不利于怀孕。所以有偏食习惯的准爸妈，最迟在孕前10个月就要开始调整自己的饮食结构和习惯。

▶▶▶ 不良饮食习惯二：食品过精、过细

日常生活中，我们习惯将粳米、白面等称为"细粮"，而将玉米面、小米、荞麦等称为"粗粮"或"杂粮"。并且多数人还是认为吃细粮比吃粗粮或杂粮好。其实真正科学的饮食方法是粗细搭配着吃，特别是对于正备孕的孕妈妈来说，饮食不应该太过精细，因为食物做得太精细一是可能造成营养丢失，二是一味吃细粮以及鸡蛋牛奶等太精细的食物，很容易导致维生素B_1的缺乏和便秘。

▶▶▶ 不良饮食习惯三：吃过甜、过咸、过辣的食物

糖代谢过程中会大量消耗钙，吃过甜的食物会导致孕前和孕期缺钙，且易使体重增加；吃过咸的食物会使体内钠含量超标，从而容易引起孕期水肿；辣椒、胡椒、花椒等调味品刺激性较大，多食会影响消化功效，引起便秘，在计划怀孕前3～6个月停止或减少食用辛辣食物。

▶▶▶ 不良饮食习惯四：无节制进食

有些备孕的女性急切地想把自己的身体调养好，好为怀宝宝做充分的营养准备。加强营养没错，但不可无节制地进食。无节制地进食首先对消化不利，其次容易引起肥胖，而肥胖不仅会影响内分泌功能，不利于受孕，还会增加孕期患妊娠高血压综合征、妊娠糖尿病的概率。

备孕女性补益卵子的食物

保证卵子的活力有利于形成优质的受精卵，增强孕育能力，更有助于生出健康聪明的宝宝。所以备孕女性可以选择一些有益于卵子的食物，而不正确的饮食有可能损害孕力。下面推荐一些能够补益卵子、提高备孕女性受孕能力的食物。

▶▶ 富含锌的食物

我们已经知道，锌有助于提高受孕能力，它也有助于提高卵子活力。因此备孕女性要有意识地多吃一些含锌的食物。

植物性食物：包括豆类、花生、小米、萝卜、大白菜等。

动物性食物：以牡蛎含锌最为丰富，牛肉、鸡肝、蛋类、猪肉等含锌也较多。

其他食物：木松鱼、芝麻、花生仁、核桃等。

▶▶ 富含抗氧化物质的食物

提高卵子的质量主要是防止卵子被氧化，这与维生素E有助于提高精子活力是同一道理，因此备孕妈妈可每天吃一些富含抗氧化物质与维生素C的食物。这类食物包括西红柿、橙子、苹果等新鲜蔬果。

▶▶ 豆浆

备孕女性每天喝一杯豆浆可起到调整内分泌的作用，使月经周期保持正常，坚持一个月能明显改善心态和身体素质。

专家热线常见疑问解答

🅠 听别人说吃黑豆可以助孕，是这样吗？

🅐 民间偏方有吃黑豆助孕的说法，认为"黑豆可以补充雌激素，让子宫内膜增厚，有助于怀孕"，这是没有科学依据的。从营养学角度看，健康人群适当食用黑豆确有一定补充雌激素的作用，但怀孕并非仅仅依靠雌激素，而且大量摄入黑豆可能引起生理周期异常。因此孕妈妈不能把助孕的希望寄托在黑豆上，健康情况下吃点黑豆也无妨，但如果是雌激素偏低、子宫内膜异常，一定要及时就医，否则可能贻误病情。

健康准备 减少孕期的疾病困扰

最佳受孕年龄

▶▶ 中国女性最佳受孕年龄为24～29岁

研究表明，中国女性最佳受孕年龄为24～29岁，这一年龄段的女性生理与心理均趋于成熟，精力充沛，最适合孕育胎儿和抚育婴儿，可避免胎儿发育不良、妊娠合并症及流产、死胎或畸胎。年龄过小（20岁以下），身体发育还没有完全成熟，此时受孕，会增加早产、难产及畸形儿的发生率。年龄过大（35岁以上），卵子染色体老化、产道弹性不足，此时受孕先天愚型儿发病率会明显升高，同时还容易发生难产。

▶▶ 高龄孕妈妈对孩子的影响比高龄准爸爸要高

通常女性的卵子处于一直消耗的状态，初级卵母细胞约200万个，到了青春期退化只剩下30万个左右，每个月经周期会排出1～2个，从初经到停经约排出400个卵子。女性年龄越大，卵子越老化，卵子的质量就越不好，易造成胎儿染色体异常。

而男性精子是重复制造的，相比较之下，高龄准爸爸影响胎儿染色体异常的概率比高龄孕妈妈要小很多。

> /爱心提示 **完整孕育可增10年免疫力**
>
> 有关研究文献表明，女性在其一生中如果有一次完整的孕育过程，就能增加10年的免疫力。一般来说未生育的女性发生子宫肌瘤、子宫内膜异位症等疾病的概率高于已生育过的女性，我们建议适龄夫妇最好能生育一个孩子，做"丁克"并不科学。

做全面孕前体检

现在结婚没有硬性规定要做婚检，可是孕前的体检却十分必要。计划怀孕的准爸妈，最好在孕前6个月去医院做一次孕前体检，并根据体检结果调整自身的健康状态。

▶▶▶ 备孕女性的孕前体检项目

生殖系统

　　方法：白带常规，彩色B超检查。

　　目的：通过白带常规筛查滴虫、真菌、支原体、衣原体感染阴道炎症，以及淋病、梅毒等性传播疾病。如患有性传播疾病，最好先彻底治疗，然后再怀孕，否则会引起流产、早产等风险；通过彩色B超检查是否有子宫肌瘤、卵巢肿瘤、子宫内膜异位等妇科疾病，这些都是引起宫外孕的重要因素。

脱畸全套

　　方法：静脉抽血。

　　目的：检查风疹、弓形虫、巨细胞病毒。孕妇一旦感染，特别是妊娠头三个月，会引起流产和胎儿畸形。

肝功能

　　方法：静脉抽血。

　　目的：如果母亲是肝炎患者，肝炎病毒还可直接传播给宝宝，所以要提前确诊。

尿常规

　　方法：尿液检查。

　　目的：检查孕妈妈的肾脏功能，有助于肾脏疾病的早期诊断。

口腔检查

　　方法：看牙医。

　　目的：检查牙齿是否健康，健康的话只需洗牙就可以了，不健康的要及早治好。

ABO溶血

　　方法：静脉抽血。

　　目的：女性血型为O型，丈夫为A型、B型，或者有不明原因流产史的夫妇，应该做血型和ABO溶血滴度检查，以避免宝宝发生溶血症。

妇科内分泌

　　方法：静脉抽血。

　　目的：诊断月经不调等卵巢疾病，为受孕和孕期做好健康准备。

染色体

　　方法：静脉抽血。

目的：检查遗传性疾病，特别是有遗传病家族史的夫妇必须做这项检查，避免遗传性疾病遗传给下一代。

▶▶▶ 备孕男性的孕前体检项目

爸爸的健康决定了宝宝一半的健康，所以备孕男性最好也能在孕前6个月陪同妻子一起做个体检。不过，跟备孕女性的孕前体检不一样的是，男性孕前检查的重点是精液检查。

/爱心提示/**采集精液注意事项**

1. 采集精液的前3~7天应暂停性生活。

2. 采集瓶应洁净、干燥。

3. 采集的精液必须是全部精液，不可丢失一部分，并于采集后2小时内送检。转运途中应维持于体温状态。

目的：通过精液检查得知备孕男性精子的数量、活动能力、形态、存活率等，以判断性功能的强弱；同时可辅助诊断男性生殖系统疾病。

考虑TORCH筛选

▶▶▶ TORCH筛选的意义

TORCH是指一组病原体：T是指弓形虫，R是指风疹病毒，C是指巨细胞病毒，H是指单纯疱疹病毒。它们是孕期中病毒感染的主要病原微生物。当孕妈妈被其中任何一种病毒感染后，自身症状轻微，甚至无症状，但可垂直传播给胎儿，造成宫内感染，导致胚胎停止发育、流产、死胎、早产、先天畸形等，甚至影响到出生后婴幼儿智力发育，造成终身后遗症。

孕前通过抽血进行TORCH的检测，就是要了解孕妈妈在怀孕前对这几种病毒的免疫状况，同时根据检测结果来估算怀孕后胎儿可能发生宫内感染乃至畸形、发育异常的风险，从而指导孕前孕妈妈怀孕的时间及注意事项，最大限度地保障生育一个健康的宝宝。

▶▶▶ 看懂TORCH血清学检测报告单

TORCH筛选包括免疫球蛋白M（IgM）与免疫球蛋白G（IgG）两种抗体，IgM表示近1~2个月感染TORCH的情况，IgG表示既往感染TORCH的情况，看看现在是否还存在一定的免疫力。

1. IgM阴性，IgG阳性：IgM阴性表示孕妈妈未曾感染过此种病毒，可以怀孕；IgG阳性表示孕妈妈曾经感染过这种病毒或接种过疫苗，并且在体内已产生免疫力，胎儿感染的可能性很小。

2. IgM阴性，IgG阴性：IgM阴性表示孕妈妈未曾感染过此种病毒，可以怀孕；IgG阴性则表示孕妈妈以前也未曾感染过此病毒，所以身体内没有抗体，属于易感人群，妊娠期最好重复IgG检查，观察是否阳转。

3. IgM阳性，IgG阳性：表示孕妈妈可能为原发性感染或再感染。可借IgG亲和试验加以鉴别，以确定是否适宜怀孕。

4. IgM阳性，IgG阴性：表示孕妈妈近期感染过此种病毒，或为急性感染；也可能是其他干扰因素造成的IgM假阳性。建议2周后复查，如IgG阳转，为急性感染，否则判断为假阳性。

少喝咖啡、可乐，戒除烟酒

▶▶▶ 咖啡影响受孕

咖啡中含有丰富的咖啡因，咖啡因会使女性体内的雌激素水平下降，影响卵巢的排卵功能，从而降低孕妈妈的受孕机会。美国曾对此问题做过一项调查，结果显示年轻妇女若平均每天喝2杯咖啡，其受孕机会比不喝咖啡的妇女低10%左右；而每天喝咖啡超过3杯，其受孕机会则要降低27%。

▶▶▶ 可乐伤害精子，还可使身体脱钙

有研究表明，男性长期大量喝可乐，会直接伤害精子，影响生育能力。美国哈佛大学医学院的科学家做过一个实验，即将成活的精子加入一定量的可乐中，1分钟后得到的结果是，新型配方的可乐能杀死58%的精子，而早期配方的可乐可杀死全部精子。

另外可乐会让孕妈妈脱钙。研究显示如果女性每天喝一大杯可乐，那么无论怎么补钙都不会起作用，其他类型的碳酸饮料也是如此。

┌─ /爱心提示/**适合孕妈妈的饮料** ─

用新鲜水果，如苹果、梨、西瓜、橙子榨汁，还可以根据个人口味不同，将不同种类的果汁混合在一起，再调入适量蜂蜜，酸甜可口、营养健康。

▶▶▶ 戒烟戒酒

香烟里的有害物质可以通过吸烟者的血液循环进入生殖系统，可以使精子、卵子发生变异，增加流产、死胎和早产的发生率，或者使宝宝出现形态功能等方面的缺陷。因此，为了宝宝的健康，准爸妈最好尽早（提前1年）戒烟。

研究表明准爸爸大量饮葡萄酒、啤酒或者烈酒，会减少睾丸激素含量和精子数量；孕妈妈长期大量饮酒则可能导致胎儿唇裂、腭裂、智力低下等。建议嗜酒的准爸妈从孕前10个月起开始戒酒。不常喝酒的人应在怀孕前1个月内禁酒，即使啤酒或其他低度酒也要避免，可偶尔喝一小杯优质的葡萄酒。

开始谨慎用药

▶▶▶ 孕前谨慎用药的重要性

对于孕妈妈来说，由于一些药物在人体内停留和发生作用的时间比较长，如果在孕前3个月内服用了某些药物，可能会对胎儿产生不良影响，严重的需终止妊娠。另外由于怀孕早期孕妈妈的身体变化不明显，也没有妊娠反应出现，因此很容易在不知道怀孕的情况下服用了某些标有"孕妇禁用"的药物，可能导致流产或伤害非常脆弱的胎儿。

一般情况下，孕妈妈在停服药物20天后受孕，对胎儿的影响较小，比较安全。但由于各种药物的药理作用不同，所以不能一概而论，20天只是个底线。

对于准爸爸来说，很多药物对男性的生殖功能和精子质量会产生不良影响，如抗组胺药、抗癌药、咖啡因、吗啡、类固醇、利尿药、壮阳药等。这些药物不仅可致新生儿缺陷，还可导致婴儿发育迟缓、行为异常等。因此，在怀孕前的2~3个月，准爸爸用药一定要小心，可能的话最好停用一切药物。

／爱心提示／**长期服药的女性需咨询医生**

如果患有慢性疾病，长期服用某种药物，停药前需要争得医生的同意，并由医生确定安全受孕的时间。

▶▶▶ 孕前禁用或慎用的药物

1. 吗啡、氯丙嗪、红霉素、利福平、解热镇痛药、环丙沙星、酮康唑、安眠药等准爸妈都要避免服用。

2. 孕妈妈若长期口服避孕药，应在停药后6个月再怀孕。

3. 激素、某些抗生素、止吐药、抗癌药会对女性生殖细胞产生影响，孕妈妈不要服用。

专家热线常见疑问解答

Q 服药期间意外怀孕怎么办？

A 如果在服药期间意外怀孕，孕妈妈可以将服用药物的名称、数量、时间等情况详细地告诉医生。然后由医生根据药物的特性、用药量、疗程的长短及用药时胚胎发育的情况等进行综合分析，并决定是否有必要终止妊娠。

调整体重到正常范围

无论孕妈妈还是准爸爸，孕前太胖和太瘦都是不利于怀孕的。对孕妈妈来说，太瘦不但影响受孕，还会使宝宝生下来体重偏轻；孕妈妈太胖也会影响受孕，且会增加孕期妊娠高血压综合征、妊娠糖尿病的发病率，还容易生出巨大儿。对准爸爸来说，身体过胖或过瘦都会影响精子的质量。因此准备怀孕的准爸妈应积极将体重调整到标准范围。

▶▶▶ 体重的正常范围值

标准体重取决于体重指数（BMI）值。BMI值是一种测量身体是否超重的计算公式，公式是以身高和体重为基础进行计算的。

BMI值（孕前体重）=体重（千克）÷身高（米）的平方

如果BMI小于20，说明孕妈妈偏瘦，需补充营养；

如果BMI在20～24.9之间，说明孕妈妈的体重在正常范围内，只需注意均衡饮食即可；

如果BMI大于或等于25，说明孕妈妈体重有些超重，需将体重减至标准范围；

如果BMI大于或等于30，说明孕妈妈体重过胖，要尽量减肥。

举例说明：比如体重为50千克，身高1.6米，那么BMI值=50÷1.6^2，结果为19.5。BMI值小于20，可判断为偏瘦。

▶▶▶ 备孕期间如何减体重

1. 早餐吃饱，不吃油炸、高热量食品；中午吃七分饱；晚餐尽量少吃。也可少食多餐。吃饭时要细嚼慢咽，延长进食时间，以增加饱腹感。平时习惯吃零食的孕妈妈，应尽量选择在两餐中间食用，且不吃垃圾食品，不吃高脂肪甜点，以选择新鲜的水果或蔬菜为宜。

2. 加强锻炼，以中等或低等强度运动为宜，如每天爬楼梯20层，晚上原地跑步半小时或外出散散步，以及周末进行户外活动，爬山、游泳、打球等，但注意不要过于疲劳。

▶▶▶ 备孕期间如何增体重

1. 三餐不可少，且要营养均衡，食材品种及颜色越多样越好。三餐间要加2~3次点心，选择高蛋白及高营养素的食物，如优酪乳、三明治、卤蛋、豆浆、馄饨、水果等。多喝排骨汤、鱼骨汤或鸡汤，以增加热量及营养素的摄取。

2. 选用慢跑、打乒乓球、游泳、俯卧撑等小运动量的体育项目，使体重稳步增长。

3. 不管是身体还是心理都需要充分休息，晚上最好在10：30左右睡觉，早上7：30左右起床。不要熬夜或加班，也不要焦虑不安，保持健康乐观的心态。

哪些姿势有助于受孕

▶▶▶ 最易受孕姿势——男上女下

科学证明做爱时男上女下姿势对受孕最为有利。因为采取这种体位时，男方的阴茎最接近宫颈口，射精时精子自然也能最快最容易地进入子宫。为了达到更好的效果，女方可以两条腿伸直仰向肩部。还可以用枕头把臀部抬高，使子宫颈可以最大限度接触精子。

▶▶▶ 较易受孕姿势——后入位式和并排侧卧式

后入位：男方从女方后面进入，无论是俯卧，还是跪式，都可以使精液靠近子宫颈，有助于受孕。而且特别适合子宫呈后倾后屈式的女性。

并排侧卧：这种体位可以让人比较放松，尤其是对于较胖或背部有疾的一方来说。当然也有助于受孕。

▶▶▶ 提高受孕概率的小窍门

1. 准爸爸射精后让孕妈妈平躺在床上休息约半个小时，这样可以防止精液外流。

2. 准爸爸可在射精后帮助孕妈妈抬高双腿，如果孕妈妈觉得抬高双腿太累，可以采取侧卧的姿势，并把膝盖尽量向胃部弯曲，这样也可以防止精液外流。

─ /爱心提示/促进性高潮的小秘诀 ─

开灯，让室内沉浸在微弱的粉红色灯光下；在卧室内摆上芳香迷人的鲜花；放些轻松有情调的音乐。

流产之后再怀孕需要注意什么

▶▶▶ 再怀孕前要先检查身体

发生流产一定是有原因的，下次怀孕之前，要先到正规医院做详细的孕前检查，查找原因，在医生指导下怀孕。做检查的项目可能会是以下这些方面：

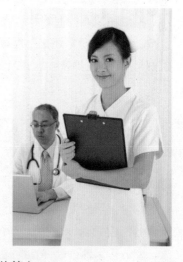

1. 精子检查：早期流产多为精子、卵子异常或者受精卵异常，因此可做精卵检查，但由于卵子检查比较困难，因而可只做精子检查。

2. 染色体检查：染色体异常占全部流产的30.5%～54.9%，这种情况在自然流产中尤其常见。

3. 孕妈妈身体检查：如有无感染，有无内分泌异常（如甲状腺功能亢进或甲状腺功能低下、糖尿病等），有无免疫方面异常（如母体内是否存在特殊的抗体等）。

4. 营养检查：有无营养缺乏（如叶酸缺乏），是否过度吸烟或饮酒等。

5. 所处环境检查：是否接触铅、汞等有毒物质，是否接触X线等放射性物质等。

6. 生殖器官检查：是否有影响怀孕的病变（如宫颈内口松弛与否）等。

7. 血型检查：检查夫妻双方的ABO、Rh血型及有关的抗体等，推测是否可能出现母婴血型不合的问题。

▶▶▶ 流产后再怀孕需要多长时间

一般来说流产半年后怀孕最好，一方面这段时间可以使得机体得到充分休息、调养，对受孕怀胎、母子健康以及优孕、优生都大有裨益；另一方面两次怀孕相隔时间长一点能减少因卵子异常而致流产的机会。

▶▶▶ 注意调养身体

营养摄入：要注意增加营养，多吃一些鱼类、肉类、蛋类和豆类制品等蛋白质丰富的食物，以及维生素丰富的蔬果，加强机体对疾病的抵抗力，增进受损器官的早日修复。

保证休息：注意休息很重要，应适当减少户外运动，保持良好的心情，不要过于忧心。孕前要注意休息，孕后也应注意休息，特别注意安胎，保证睡眠时间，不能熬夜。

保证月经正常：如果月经不正常或有痛经，一定要到正规医院检查和治疗，先调理好子宫内环境才能决定是否继续怀孕。

> /爱心提示/**流产后再怀孕要及时做B超检查**
>
> 有过流产经历后再次怀孕，一定要及时做B超检查，看看胚胎是否正常，因为流产会增加胎盘前置的概率。此外流产还会伤害到子宫内膜，产后出血概率加大。因此临产时需要提前跟医生商量储备一定量的外用血，以备不时之需。

父母的哪些特征会遗传给孩子

孩子将来会与父母有许多相似之处，如身材高矮、体形胖瘦、肤色深浅、眼睛大小、鼻子高低等这些都来自父母的遗传，那么父母的哪些特征会比较容易地出现在孩子身上？

▶▶▶ 智力：遗传占60%，环境占40%

从胎儿开始，脑细胞发育的第一个高峰出现在10~18周，第二个高峰出现在宝宝出生后的3~6个月。在第一个高峰期注意摄取营养，在第二个高峰期注意进行母乳喂养，会使宝宝的智力很好地发育。

▶▶▶ 天赋：有家族聚集性

无论是父亲还是母亲，在某些方面的天赋都有可能遗传给孩子，使孩子在某些方面的潜力很大。

▶▶▶ 肤色：遵循"中和"色的自然法则

将孕妈妈和准爸爸的肤色"平均"后的肤色，但也有更偏向一方的情况发生。

▶▶▶ 身高：遗传占70%

决定身高的因素35%来自父亲，35%来自母亲，后天因素只占30%。

▶▶▶ 胖瘦：有一半可以由人为因素决定

父母都胖的，那么子女胖的概率有53%。而如果父母只有一人肥胖的，概率便下降到40%。因此准爸妈完全可以通过合理饮食、充分运动使子女体态匀称。

▶▶▶ 下颌：显性遗传

父母任何一方有突出的大下巴，子女常毫无例外地长着酷似的下巴。

▶▶▶ 眼睛

形状：眼形、眼睛的大小是遗传自父母的，且大眼睛呈显性遗传。
双眼皮：双眼皮是显性遗传，只要有一方是双眼皮，孩子就极有可能是双眼皮。
眼球颜色：黑色等深颜色相对于蓝色、绿色等浅颜色而言是显性遗传。
睫毛：长睫毛呈显性遗传。

▶▶▶ 鼻子：遗传可持续至成年

一般来讲，鼻子大、高而鼻孔宽的人呈显性遗传，且遗传基因一直到成年还会发生作用，矮鼻子的人到成年时期还有变成高鼻子的可能。

▶▶▶ 耳朵：大耳朵呈显性遗传

父母双方只要一个人是大耳朵，那么孩子就极有可能也是一对大耳朵。

工作与生活准备　为孕期做些改变

布置温馨的居家环境

除螨灭蟑，做好清洁大扫除

螨虫、蟑螂都是令人讨厌的害虫，对人体都有危害。尤其是蟑螂，不仅携带多种病菌，传播多种疾病，还会使人发生变态反应，如过敏性哮喘、皮炎等。所以一定要在怀孕前将它们消灭掉，如果等到怀孕了再来除螨灭蟑，就有点晚了。除了用药剂来除螨灭蟑，给居室来一个彻底的大扫除是必不可少的，尤其是桌子、抽屉，因为蟑螂喜欢待在那里面产卵。

整理家中物品

1. 将可能绊脚的物品重新放置，以免怀孕时被绊倒，也能留出更多空间来。
2. 整理一下衣柜以及厨房，将经常使用的物品放在你站立时便于取放的地方。
3. 将你的晒衣架或者晒衣绳适当调低，方便怀孕时晾衣服。
4. 在卫生间以及别的容易滑倒的地方放上防滑垫，在马桶附近安装扶手，方便怀孕时动作变笨拙的孕妈妈坐下并站起来。

爱心提示／**巧用食物除蟑螂**

用黄瓜驱赶蟑螂：将黄瓜切开放在储存食品的橱柜里，蟑螂闻味就会避而远之。

用洋葱驱赶蟑螂：洋葱的刺激气味是蟑螂最惧怕的，切几片洋葱放在家里储藏食物的地方或者橱柜表面，立刻会将蟑螂赶走，并且洋葱还有延缓其他食物变质的作用，一举两得。

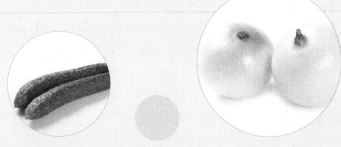

如果你养宠物，暂时离开它

▶▶▶ 孕妈妈为什么要远离宠物

宠物的确能给生活带来很多乐趣，但是在与宠物的亲密接触中，人体很有可能会感染上一种叫做弓形虫的寄生虫病。普通人感染上这种寄生虫问题不大，可一旦孕妈妈感染上了，很容易导致胎儿发育畸形或智力低下。所以在准备要孩子时，不如暂时将宠物交给其他人去养，或者将宠物送人吧。

▶▶▶ 哪些动物会传染弓形虫病

几乎所有的哺乳动物与鸟类都携带有弓形虫，而又以猫最为突出。研究发现猫与其他猫科动物是弓形虫的终宿主。当人在和小动物嬉闹时，身体某个部位被小动物舔到就有可能会被传染。除与小动物接触会被传染外，接触动物的粪便也会被传染。弓形虫卵囊会随着动物的粪便排出体外，干燥后形成只有通过显微镜才看得见的"气溶胶"随风飘散，经由呼吸道进入人体，之后通过血液流到全身，使人感染上弓形虫病。

▶▶▶ 感染了弓形虫病会有什么症状

大部分正常的成年人感染上弓形虫病后不会出现什么症状，或是症状非常轻。只有一小部分人会发病，症状与流感相似：低烧、流鼻涕、淋巴结肿大、头痛、肌肉关节痛以及腹痛，这些症状几天后会随着人体产生的免疫力自行消失，通常都会自愈。可是孕妈妈由于免疫力差，感染了后果就比较严重。

▶▶▶ 如果实在舍不得送走宠物，该怎么预防弓形虫病

怀孕的时候最好送走宠物，如果实在舍不得将宠物送走，那么就一定要小心谨慎，加强防范。由于弓形虫的卵在24小时之内不会传染到人，所以宠物的粪便以及食盘每天最少要清理一遍。同时为宠物专门准备的食具要与家里别的器具分隔开；经常清洗宠物的卧具及垫布，经常给宠物洗澡，当然这些事情最好都不要由孕妈妈来做；不要让宠物舔你，尤其不要舔脸；与宠物保持一定的距离，不要让宠物进入你的卧室，更不要和宠物共寝；注意宠物是否有生病的迹象，一旦发现有生病的征象，应立即送到宠物医院医治。

专家热线常见疑问解答

怀孕时查出感染了弓形虫病该怎么办？

如果是怀孕的前3个月发现感染，应当尽早地终止妊娠。如果是怀孕3个月后发现感染，应当在医生的指导下用药，通常多选用乙酰螺旋霉素，连服两个疗程，可以使先天性弓形虫病的发病率降低。对于患弓形虫病的孕妈妈所生的新生儿，即便看起来很正常，也应当在医生的指导下进行治疗。

调整工作与生活，让身心都保持愉悦

▶▶▶ 这些孕妈妈怀孕前要提前调离工作岗位

1. 经常接触铅、镉、汞、二硫化碳、二甲苯、苯、氯乙烯等有害物质的孕妈妈，最好在计划怀孕前一年就调离工作岗位，因为有害物质排出体外需要很长的一段时间。

2. 工作环境温度过高、震动剧烈、噪声过大，都不利于胎儿的生长发育。从事这类工作的孕妈妈要提前调离。

3. 接触工业生产放射性物质，从事电离辐射研究、电视机生产及在医疗部门的放射科工作的孕妈妈，要提前调离工作岗位。因为电离辐射是胎儿的隐形杀手。

▶▶▶ 降低自己的工作强度

怀孕是一件辛苦的事情，所以需要体力的储备。如果决定孕育下一代，孕妈妈不能再像以前那样从事高强度的工作，要降低自己的工作强度，为怀孕积蓄能量。

▶▶▶ 如果工作需要出差，该如何应对

如果工作中需要出差，可以跟领导进行沟通，告知自己怀孕的打算。不是非去不可的情况下，可以推荐别的同事代替自己去，相信通情达理的领导会予以准许的。

接受孕育给生活带来的一系列改变

　　决定生孩子是人生的一件大事，怀孕会给生活带来一系列的变化。在怀孕前除了要做好物质、体力上的准备外，也要做好心理准备。千万不要小看了心理方面的准备，事实证明有心理准备的孕妈妈比没有心理准备的孕妈妈孕期生活要顺利从容得多，妊娠反应也轻很多。

▶▶▶ 接受怀孕的事实，愉快地怀孕

　　不管你正期盼着怀孕，还是觉得顺其自然就好，或是对此充满了恐惧、担忧，或是在你没有任何准备的情况下突然怀孕了，一旦确认怀孕了，都要欣然接受这个事实。怀孕、生孩子是大多数女性必经的一个阶段，虽然会给自己的精神和体力带来很大的消耗，给生活带来很多不便，但同时也会带来幸福感和喜悦感。所以要愉快地接受怀孕这个事实。

▶▶▶ 接受怀孕带来的身体变化

　　怀孕后，体形、体重等方面会发生很大的变化，尤其是怀孕后期，身体变得越来越笨重，行动变得越来越不便。很多孕妈妈无法接受这种变化，甚至出现厌恶、憎恨的情绪，其实大可不必如此，只要你想着你肚子里孕育的是一个爱情的结晶，是一个会让自己的人生变完整的生命，你也许就会对这些变化不那么在乎了。况且体形、体重的变化只是一时的，生完孩子之后，只要进行积极的运动锻炼，体形是会很快恢复的。

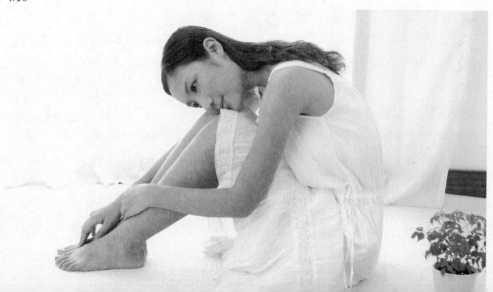

Part 2

十月孕期
护理与保健

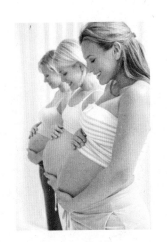

与胎儿朝夕相处的10个月里，胎儿在急速地成长着。胎儿你知道吗？你的细微变化都牵动着爸爸妈妈的心。为了你，妈妈舍弃了自己爱喝的咖啡、可乐，舍弃了爱跳的舞蹈；为了你，爸爸戒掉了香烟、白酒……

省时阅读

　　胎儿是怎样一步步发育的？母亲的身体又会有哪些变化？为了安胎、养胎及分娩，孕妈妈需要在饮食、日常起居中注意些什么呢？这些都是本章要着重讲解的内容。

　　你将了解胎儿的每周发育特点及孕妈妈身体的微妙变化。

　　你将知道每个月该如何安排自己的饮食，需避开哪些饮食禁忌，怎样通过饮食调理孕期不适等有关饮食营养方面的问题。

　　你将知道为做好安胎养胎工作，在日常生活起居、运动上应远离哪些可能会对自己和胎儿带来不利影响的因素，还会知道该如何防治孕期常见的疾病。

　　你还将了解到分娩前需做的准备，有助于顺产的运动及减轻分娩疼痛的技巧，以利顺利分娩。

孕1月，新生命从这里起步

孕1月胎儿发育周周看

怀胎十月，一朝分娩，其中掺杂的艰辛与快乐是没有孕育经历的人所不能体会的。准爸爸和孕妈妈总想知道腹中的这个小生命是怎样一点一滴地成长起来的。这的确是一个神秘的过程，虽然你无法亲眼看见，但下面的简要描述将向你展现胎儿的生长过程，让你感受生命的奇迹。

▶▶▶ 第1周的胚胎

卵子受精后7～11天，受精卵到达宫腔，"扎根"在子宫内膜里，静静地开始发育。胚胎现在尚是一群正处在分裂阶段的小细胞，体积非常小，用缝衣针的针尖形容它再合适不过了。虽然此时的胚胎离胎儿的模样还差得很远，但它的生长繁殖速度快得惊人。

此时你的身体基本上没有任何变化，你甚至不知道自己怀孕了。

▶▶ 第2周的胚胎

胚胎发育的第2周，依然处在十分幼稚的阶段，还是非常小，不过与第1周相比就要大得多了，长到了0.36～1毫米。

这一周胚胎会更加牢固地"扎根"在子宫壁上，并且开始分化成不同的细胞群体，也就是胚层。一般会分化成外胚层、内胚层和中胚层3个胚层，不同的胚层将来会发育成不同的组织或者器官。外胚层会发育成神经系统，例如大脑、皮肤等；内胚层则会发育成胃肠、胰脏、肝脏以及甲状腺；中胚层会发育成骨骼和大部分的肌肉、结缔组织、血液系统、泌尿生殖系统。

这一周羊膜囊和血管网也逐渐形成。

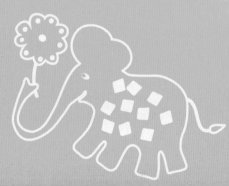

▶▶▶ 第3周的胚胎

本周的胚胎比前2周略微大了一点点，不过也仅仅是大约1.25毫米长。因此就算是孕妈妈已经知道自己怀孕了，别人却很难发现你体形上的变化。

本周胚胎发育的最关键一点就是心脏开始形成了，不过你还听不到它的跳动。这一周胚胎的基本骨架逐渐形成，中枢神经系统、肌肉、骨骼开始发育起来。

▶▶▶ 第4周的胚胎

进入怀孕的第4周，你是否能感觉到自己身体的变化呢？

胚胎的长度增加到4毫米，重量为0.5～1克，非常的轻。有长尾巴，身体朝中间弯曲着。孕妈妈一定会觉得很不可思议吧，胎儿在肚子里长到第4周时竟然像个海马。

另外孕妈妈为胚胎传输营养物质的通道——脐带逐渐开始发育。脐带未形成时，胎儿的营养主要靠胎盘和绒毛来提供。胚胎原来的神经孔会闭合起来，大脑的雏形脑泡形成。原肠形成，各种脏器就是由原肠发育而来的。眼杯、听泡、鼻窝及肢芽的雏形随之一一出现。血液循环开始建立。

这个时候胚胎已经开始会像蚯蚓一样爬行蠕动了，不知道孕妈妈是否能感觉得到呢？

/爱心提示/ **胚胎发育因人而异**

在此我们给你介绍的只是大部分胚胎的发育过程，但每个胚胎在子宫里的发育并不都是完全相同的。因此如果你发现自己的状况与我们介绍的有出入也无需在意。如果不放心，可以去医院做相关检查，以排除异常情况。

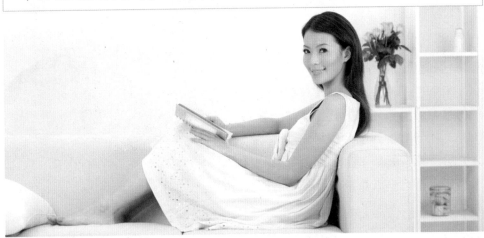

孕1月孕妈妈身体的微妙变化

对大部分孕妈妈来说，怀孕第一个月的妊娠反应并不是很强烈，甚至无反应，只有通过测量基础体温等方法才知道自己怀孕了。而有的孕妈妈怀孕之后，妊娠反应会比较明显，通常会有下面一些反应。

▶▶▶ 停经

月经规律的孕妈妈，若是过了日期还没来月经，很有可能就是怀孕了。不过也有极小部分孕妈妈，尽管已经怀孕了，还是会来一两次月经，只是来的经血比平常要少，日期也短一些。

▶▶▶ 胃口发生变化

有些孕妈妈在停经后的1~2周里胃口就会发生变化。有些孕妈妈的食欲会下降，平时爱吃的东西，可能现在不喜欢吃了；有些孕妈妈则表现得特别爱吃酸味的东西。这些症状通常持续半个月到一个月时间。

▶▶▶ 精神疲倦

很多孕妈妈会感到疲倦，没有力气，昏昏欲睡。

▶▶▶ 乳房发生变化

乳房增大，乳头、乳晕颜色加深，乳头四周还会出现些小结节，乳房变得极其敏感，稍稍一碰就很痛。

▶▶▶ 基础体温升高

怀孕后，孕妈妈体内的孕激素升高，使得基础体温也随之升高，通常会升高0.3℃~0.5℃。到孕4月时，基础体温才开始下降。因此，若是连续两周以上基础体温都比平时高，则很有可能是怀孕了。

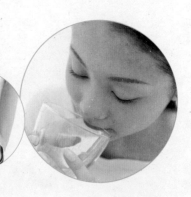

孕1月营养与饮食指导

判断一下自己是否缺乏营养

孕妈妈们都很关心自己的营养是否跟得上，那么如何判断自己是否缺乏营养呢？我们可以通过身体发出的各种信号来判断。

信号一：头发干燥、变细、易断、脱发

可能缺乏的营养：蛋白质、脂肪酸、锌。

饮食调养对策：多吃黑芝麻和核桃。黑芝麻含有丰富的油酸、维生素E、叶酸、蛋白质、钙等多种营养物质，而核桃则含有丰富的维生素C、胡萝卜素、蛋白质、油脂、糖类等多种营养元素，经常食用能够让头发乌黑亮泽。另外还要多吃水果和鱼类。

信号二：过度恶心、呕吐

可能缺乏的营养：维生素B$_6$。

饮食调养对策：罐头食品、加工肉类、酒精等都是维生素B$_6$的大敌，所以孕妈妈们一定要避免吃这些食物。要多吃动物肝脏与肾脏、大豆、甘蓝、糙米、蛋、燕麦、花生这些维生素B$_6$含量丰富的食物。

信号三：舌炎、舌裂、舌水肿

可能缺乏的营养：B族维生素。

饮食调养对策：饮食过于精细或者长时间吃素，都会造成B族维生素的缺乏。因此孕妈妈在饮食上要做到有粗有细、有荤有素。素食孕妈妈则应进食一些豆类制品和蛋类制品，并在医生的指导下补充一定量的复合B族维生素药物制剂。

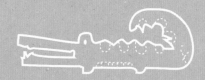

▶▶▶ 信号四：嘴角开裂、发干

可能缺乏的营养：维生素B$_2$（核黄素）和烟酸。

饮食调养对策：不吃辛辣、刺激食物，多吃绿色蔬菜和豆类、小米、肉、牛奶等食物，多喝水。

─ ／爱心提示／**不要用舌头舔嘴唇** ─

嘴角开裂、发干时，有些孕妈妈喜欢用舌头去舔嘴唇，以为这样可以滋润嘴唇。其实这样做会引起唇黏膜发皱，干裂加剧。

孕1月孕妈妈每日摄入的食物量

根据中国营养学会推荐的标准：一般妇女每日的热量摄入为2100千卡（8786.4千焦）；到孕中期，孕妈妈每日所需热量为2300千卡（9623.2千焦），孕后期（或产妇）的热量摄入为每日2600千卡（10878.4千焦）。

从以上的营养学数据可以看出，怀孕之后孕妈妈的每日所需热量并没有增加太多，所以怀孕之后没必要大吃大喝。孕妈妈每日所需的各类食物总量，可以参考下表：

主食（米、面等）	300～500克
蔬菜	500～800克
瘦肉、鱼、虾	200～250克
豆类食品	100～200克
鲜奶	250毫升左右
水果	200～250克
鸡蛋	1～2个
糖	20克左右（尽量少吃）

要保证孕妈妈每日都摄入足够的营养，就必须做到均衡膳食，即全面提供符合卫生要求、营养全面、配比合理的膳食标准和膳食配方。我们的身体在完成各种代谢活动时，需要蛋白质、脂肪、糖类、水、各种维生素、矿物质和必需的微量元素，还需要纤维素等40多种营养素。没有任何一种食品具备这么多的营养素。所以孕妈妈每天的饮食结构要全面、合理。

同时孕妈妈要少吃油炸食品、高热量食品、含糖分高的食品等，这些食物不仅没有营养，热量还很高，容易导致肥胖，对宝宝的健康也不利。

早餐不但要吃，更要吃好

早餐是一天中最重要的一餐，孕妈妈吃营养充足的早餐，不仅有益于自身的健康，而且有益于胎儿的健康。

▶▶▶ 就餐时间

最合适的早餐时间是起床20~30分钟，因为这时人的食欲最旺盛，吸收能力也最强。另外早餐与中餐以间隔4~5小时为好，也就是说早餐7：00~8：00为好，如果早餐过早，就需要将早餐的量增加或将午餐的就餐时间提前。

▶▶▶ 营养搭配

营养健康的早餐应该包括富含纤维的全麦类食物，并搭配质量好的蛋白质类食物，例如牛奶、蛋类（淀粉和蛋白质的摄取比例最好是1：1），以及蔬菜和水果，如几片黄瓜或西红柿汁。早餐避免食用过甜、过油的食物，特别要注意食物不宜太凉，因为凉食物会降低肠胃的消化能力，而且在秋冬寒冷季节里容易引起腹泻等问题。

/爱心提示/起床后喝杯白开水

每天早上起床后最好能喝一杯淡蜂蜜水或白开水（约200毫升），既可帮助消化，又可为身体补充水分、排出废物。如果早晨进行体育锻炼，最好先喝水，然后出门锻炼。

▶▶▶ 一周早餐食谱举例

周一：1杯牛奶，1碗粥（粳米、小米、玉米等粥），面包夹草莓酱奶酪

周二：1杯牛奶，1个花卷，1块蛋糕，1个梨

周三：1杯酸奶，1个蛋饼（含鸡蛋25克、小麦粉75克），1个苹果

周四：1杯牛奶麦片，1个肉包子，1根香蕉

周五：1杯牛奶，1个三明治面包（含面包片2片50克，生菜2张50克，鸡脯肉20克），1个橘子

周六：1杯酸奶，1碗粳米粥，1个鸡蛋，1个菜包

周日：1杯牛奶，1碗八宝粥，1根火腿，2片早餐面包，1根香蕉

注：水果、蔬菜可以榨汁食用，不过要选取新鲜的水果和蔬菜。

根据热量选择食用食物

日常食用的食物热量，可以按以下表格大致分类，孕妈妈只要大致掌握饮食的热量等级，就可以把握自己的热量摄入了。

日常食物的热量

食物类别	低热量食物	中热量食物	高热量食物及空热量食物
五谷根茎类及其制品	白米饭、糙米饭、无糖白馒头、米粉、红豆、绿豆、莲子	吐司、面条、小汤圆、小餐包、玉米、苏打饼干、高纤饼干、海绵蛋糕、芋头、红薯、土豆、山药、莲藕	各式甜面包、丹麦酥饼、小西点、奶油蛋糕、派、爆玉米花、甜芋泥、炸红薯、八宝饭、八宝粥、炒饭、炒面、水饺、烧卖、锅贴
奶类	脱脂奶或低脂奶、低糖酸奶	全脂奶、调味奶、酸奶	奶昔、炼乳、奶酪
鱼类肉类蛋类	鱼肉（背部）、海蜇皮、海参、虾、乌贼、蛋清	瘦肉、去皮的家禽肉、鸡翅膀、猪肾、鱼丸、贡丸、全蛋	肥肉、三层肉、牛腩、肠类、鱼肚、肉酱罐头、油渍鱼罐头、香肠、火腿、肉松、鱼松、炸鸡、盐酥鸡、热狗
豆类	豆腐、无糖豆浆、黄豆干	甜豆花、咸豆花油	油豆腐、炸豆包、炸臭豆腐
蔬菜类	各种新鲜蔬菜及菜干	腌渍蔬菜	炸蚕豆、炸豌豆、炸蔬菜
水果类	新鲜的水果	纯果汁	果汁饮料、水果罐头、蜜饯
油脂类	低热量沙拉酱	植物油	动物油、人造奶油、沙拉酱、花生酱、咸肉、黑芝麻酱、腰果、花生、核桃、瓜子
饮料类	白开水、无糖茶类、低热量可乐、咖啡（不加糖、奶精）	低糖茶类、咖啡	汽水、果汁、运动饮料、奶茶、含糖饮料
调味品	盐、酱油、醋、葱、姜、蒜头、胡椒、生辣椒、芥末、八角、五香粉		番茄酱、沙茶酱、香油、蜂蜜、果糖、蛋黄酱、油葱、辣油、豆瓣酱
甜食			糖果、巧克力、冰淇淋、甜甜圈、酥皮点心、布丁、果酱、萨其马
零食		海苔、米果	方便面、牛肉干、鱿鱼丝、薯片、各类油炸食品

喝水需要注意

▶▶▶ 早上起来喝一杯温开水

孕妈妈早上起来要空腹喝约200毫升，温度在25～30℃的温开水。因为不少孕妈妈都有便秘的状况，而温开水有温润胃肠、促进消化液分泌、刺激肠胃蠕动的作用，能够很好地缓解便秘症状，尤其是在早上空腹饮用效果更好，还能补充细胞夜间失去的水分。

▶▶▶ 不要等到口渴了才喝水

感到口渴时，表示体内的水分已经失衡，脑细胞脱水已经到了一定的程度。此时再饮水，补水效果并不好。孕妈妈应该每隔2小时喝一次水，一天保证8次，一次100～200毫升为宜，而不要等到有口渴的感觉时才去喝水。

▶▶▶ 在热水瓶中储存超过24小时的开水不能喝

因为开水在热水瓶中储存时，水温会不断下降，这会使得水中含氯的有机物不断地被分解成一种有害的物质——亚硝酸盐，对孕妈妈的身体极为不利。

▶▶▶ 没有烧沸、烧得太久的水不能喝

没有烧沸的自来水中的氯会和水中残留的有机物互相作用，产生致癌物质。烧得过久的水同样不能喝，因为水在不断地沸腾中，其中的亚硝酸银、亚硝酸根离子以及砷等有害物质的浓度就会相对增加。这些有害物质会使得血液中的低铁血红蛋白结合成无法携带氧的高铁血红蛋白，从而导致血液中毒。

▶▶▶ 保温杯沏的茶水不能喝

因为将茶叶浸泡在保温杯中，会破坏茶叶中大量的维生素，还会增加有害物质，使得茶水苦涩，饮用后致使消化系统与神经系统出现紊乱。

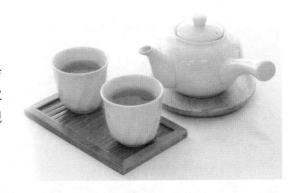

孕1月日常生活保健指导

使用验孕试纸自行验孕

验孕试纸是现代社会一项贡献杰出的发明，它不仅在检测怀孕上准确度高，并且价格低廉，大多数人都可以便捷地得到怀孕与否的结果。

▶▶ 验孕试纸什么时候可以使用

在同房后14天左右使用方可检验出是否怀孕，所以当发现月经没有如期而至时，可以试着用验孕试纸测试一下。

☎ 专家热线常见疑问解答

Q 为什么只有在同房14天后才能得出验孕结果？

A 验孕之所以在性行为后14天左右进行，是因为它是根据检测胎盘分泌的一种人绒毛膜促性腺激素（HCG）的值来工作的，这种激素在怀孕前几天相当少，几乎测不出，直到14天左右才日益明显。

▶▶ 怎样使用验孕试纸

在拿到验孕试纸后应首先读懂说明书，了解正确的使用方法。

还要特别注意验孕试纸的生产日期，买验孕试纸时要注意包装盒上的生产日期，拿出来使用时也需要看一看。不要使用过期的试纸，因为验孕试纸是一种化学物品，时间长了就会失效。

／爱心提示／晨尿的检测结果最准确

原则上只要使用尿液测试即可得出结果，但建议最好使用当天早上第一次尿液测试，这样的结果才最准确。

▶▶ 怎样看测试结果

如果验孕后出现阳性（有两条色带）则表示可能怀孕了，如果出现弱阳性（一条深、一条浅的色带），也要考虑怀孕的可能性。

去医院验孕，结果更准确

▶▶▶ 去医院验孕是必要的

虽然验孕试纸的结果基本是准确的，但还是不能排除因为时间、尿液的浓度、月经的准确度等因素造成的误差，最好还是配合医院检查，确保结果更准确。

去医院验孕还有一个重要原因：初次检查时，医生除了判断孕妈妈是否怀孕外，还会确认是否为正常的怀孕，一般如果出现一些特别明显的不利怀孕的情况，医生可以及早地发现并给出相应的建议，以便于采取相应措施。

▶▶▶ 医院的几种主要验孕方式

尿检（妊娠试验）：可早期诊断出是否怀孕

同房后14天左右，凡是尿中检查出绒毛膜促性腺激素的，正常情况下可判断为妊娠，用这种方式可最早判断妊娠与否，因此也叫妊娠试验。

┌─ /爱心提示/**尿检时早晨要减少饮水量** ─────────────

尿检时一定要采用晨尿，因为晨尿浓缩，激素水平较高。此外尿检前应减少饮水量，以免尿液被稀释，影响检查结果。

└──

B型超声波检查：结果最可靠最正确

最早在怀孕第5周，就是月经迟到1周时可使用，检查时在B型超声波屏上能看见子宫内有圆形的光环，又称妊娠环，环内的暗区为羊水，其中还可见有节律的胎心搏动，超声波检查也能判断胚胎发育是否正常。

验血：最早最准确地判断怀孕

验血可以在同房后10天左右进行，比尿检早5天左右，是检查怀孕的最早方法，准确率更高。HCG在同房后约10天才出现，最早在血液中发生变化，此后开始出现在尿液中。

妇科检查：近百分之百准确

在检查中，医生会发现子宫开始变大，宫颈及子宫下段变软，阴道黏膜颜色变深等。受孕后2周可做此种检查，准确性近百分之百。

▶▶ 去医院验孕前需要做的准备

为保证检查结果准确和检查方便，孕妈妈去医院验孕前做些相应的准备是很有必要的。一般来说，从以下几个方面准备比较好：

1. 初诊检查前日晚上休息好，保证良好睡眠。

2. 检查时间在上午9：00前为宜，且最好空腹，这样符合相关血液检查的要求（可带些点心，抽完血后再吃）。

3. 选择适合自己条件的医疗单位进行初诊检查，这样既便于孕期情况的连续观察，又免于日后转院耗费精力。

4. 检查当日应穿着宽松易脱的衣服，以利于妇科检查。

5. 为了节省时间、保证就诊效果，孕妈妈最好事先明确末次月经时间、早孕反应开始时间等，可以将自己的疑问事先列出，以便检查时及时询问医生。

6. 如实回答医生的询问，医生的询问所涉及的方面都是医疗需要考虑的。

7. 预约下次检查时间。如果孕妈妈的情况适合继续怀孕，医生将告诉孕妈妈下次检查的时间。

孕早期对胎儿有重要意义

▶▶ 孕妈妈的情绪会传达给胎儿

孕1月时胎儿的脑、脊髓神经系统器官已经出现，孕妈妈的精神情绪不但会影响到自己的食欲、睡眠、精力、体力等，还会影响胎儿的血液供给、胎心率、呼吸。如果这个时期孕妈妈的心情过于紧张、焦虑不安，甚至对怀孕所带来的早孕反应感到反感的话，就十分不利于胚胎早期的健康，对胎儿的身心发育也很不利。所以千万不要以为只是怀孕第一个月而已，胎儿的大脑还没有完全形成，还无法感知孕妈妈的各种情绪，而让自己沉浸在大喜大悲或者焦虑不安中，应该让自己保持平和的心态。

▶▶ 孕妈妈要远离药物

孕早期药物对胎儿的影响是巨大的。孕1月是胚胎组织器官分化、形成的重要时期，也是胎儿致畸敏感期，这一时期若是用药不当，极有可能造成胎儿畸形。所以这一阶段孕妈妈要远离药物。如果在不知道自己怀孕的情况下服用了药物，在确知后一定要去医院做检查，看看胎儿的发育是否受到影响。

▶▶▶ 改掉不良的生活习惯

如果原来你是一个生活没有规律、大大咧咧的人，这时候起你就要改掉不良的生活习惯了，要想想你肚子里正在孕育一个新的生命，不能再像以前一样生活，要做一个心细、生活有规律的孕妈妈。

▶▶▶ 有意识地按照孕妇的标准去做

每天要保证8～9小时的睡眠时间，最好在午间能休息1个小时；尽管有些食物是你不爱吃的，可是为了腹中的宝宝，要适当地吃一些；周末的时候不能再像以前一样穿着高跟鞋逛街，出门要穿平底鞋；睡觉的时候尽量采用左侧睡姿，这样能够减轻子宫的右旋程度，让韧带与系膜的紧张状态得到舒缓，增加血管对胎儿的氧含量的供给。总之你要时时提醒自己是一个孕妇了。

和有害的化妆品说再见

▶▶▶ 孕妈妈要远离的化妆品

1. 美白祛斑类化妆品：这类化妆品中一般都含有铅和汞，长期使用会严重危害人体的神经、消化道及泌尿系统。

2. 含A酸、A醇的化妆品：这两种成分很有可能会造成胎儿出现兔唇，孕妈妈要绝对禁用。

3. 精油：高纯度的精油分子一般具有轻微的毒性，经皮肤渗入体内，很容易伤害到敏感的胎儿。而且有些精油具有活血通经的疗效，如果使用了这类精油，很有可能导致流产。

4. 香水：香水中的人工麝香会扰乱人体内分泌及影响激素（荷尔蒙）正常发挥作用，更有可能对胎儿造成不良影响。

5. 彩妆用品：口红、粉底、睫毛液、指甲油等化妆品也含有对胎儿有害的化学成分，孕妈妈也要远离之。

┌─ /爱心提示/孕妈妈慎用花露水 ─

花露水成分里也含有冰片和麝香，这两种成分都有可能导致胎儿畸形。因此孕妈妈最好不要为了防蚊虫叮咬就经常涂抹花露水。

受孕后暂停性生活

▶▶▶ 孕早期要暂停性生活

怀孕的前3个月，由于胎盘还没有发育成熟，胎盘和子宫壁之间的连接还不够紧密，同时由于此时孕激素分泌还不足，无法给予胚胎强有力的保护，所以在这个时期进行性生活，就有可能由于不当的动作，导致子宫遭受震荡，胎盘脱落，造成流产。

▶▶▶ 准爸爸要理解和体贴孕妈妈

这一时期由于孕妈妈体内内分泌发生变化，加之对胎儿的担心，孕妈妈对性生活可能缺乏兴趣，甚至会表现出对准爸爸的讨厌和不满。准爸爸要对孕妈妈给予理解和体贴，与孕妈妈探讨采用别的方式来交流夫妻感情。准爸爸绝对不能只顾着满足自己的欲望，而不顾孕妈妈的感受以及子宫中的胎儿。

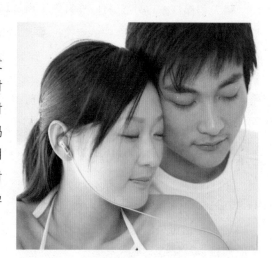

孕期做运动，好处多多

▶▶▶ 帮助孕妈妈吸收钙

孕妈妈若能经常去公园里参加户外运动，不仅能够呼吸到清新的空气，还能够使皮肤中的脱氢胆固醇转化成维生素D，增进机体对钙与磷的吸收利用。既能够起到防止孕妈妈发生骨质软化症的作用，还对胎儿的骨骼发育大有好处。

▶▶▶ 促进胎儿的生长发育

适当的运动不但能增强孕妈妈的体质，还能够增加胎儿的血液供氧，加速新陈代谢，促进胎儿的生长发育。

▶▶▶ 有利于胎儿大脑的发育

孕妈妈在做运动时，大脑能够得到充足的氧气以及营养，从而释放出脑啡肽等有益化学物质，此化学物质可以通过胎盘进入胎儿体内，有利于胎儿的大脑发育。此外孕妈妈运动时羊水会跟着摇动，摇动的羊水轻轻地触碰着胎儿全身的皮肤，就如同在给胎儿做全身按摩一样，同样有利于胎儿的大脑发育。所以常做运动的孕妈妈生出来的孩子更聪明。

▶▶▶ 日后宝宝性格会更好

经常运动的孕妈妈身体的疲劳感与不适感会减轻，心情会比较舒畅，孕妈妈的好心情自然会影响到胎儿，日后宝宝的性格会更好，这也算是一种极好的胎教方式了。

孕妈妈适合做的运动

▶▶▶ 安全的运动方式——散步

对于孕妈妈来说，散步是一种很安全的运动方式，整个孕期都可进行。双脚上有很多的神经末梢与大脑密切联系，且同身体内的各个器官有脉体连接。另外脚踝以下有60多个穴位，经常散步能够刺激穴位，调理脏腑，疏经通络，进而改善身体各个器官组织的功能。散步不但能够锻炼身体，还能够促进睡眠、改善消化功能。

▶▶▶ 适宜散步的环境和时间

散步要避免选择环境嘈杂的地方以及车辆过多的马路，而要选择在空气清新、人流较少、环境好的公园、林荫道等进行。这样孕妈妈可以一边散步一边欣赏美丽的风景，整个人的心情自然而然就会变得很好。

散步的时间可以选择早晨和晚上。早上八九点钟时，太阳已经出来，空气也比较好，温度又不至于太高，此时散步人体会感觉比较舒服。如果是夏天，可以提前1个小时开始散步。晚上则选择在饭后10分钟出去散步比较好，最好不要选择在天黑后去散步，以免摔倒。每天散步的时间总和最好不要超过2小时，一次半小时或者1个小时比较好。孕妈妈也可以依据自己的感觉来调整散步时间，以不疲劳为宜。散步时步子要缓慢，身体幅度不要太大，如果体重的增加超过了15千克，步子可以快一点。

─ /爱心提示/**散步最好选择阳光下** ─

　　散步最好选择阳光下，因为阳光中的紫外线能够起到杀菌的作用，并且可以让皮下的脱氢胆固醇转变成维生素D_3，这种维生素能够促进肠道对钙、磷的吸收，有利于胎儿的骨骼发育。当然也要避免在烈日炎炎下散步，那样人体会受不了。

▶▶▶ 有规律的慢跑对孕妈妈有益

　　孕妈妈如果每周慢跑3次，一次保持在30分钟内，能提高代谢能力，稳定心理状态，使得孕妈妈在分娩时能保持较低的心跳频率和稳定的血压，在分娩时就会比平时很少参加体育锻炼的孕妈妈要顺利很多。

　　另外慢跑还能够抑制脂肪的产生，使胎儿不至于由于母亲体内能量过多而过分吸收导致体重过重，造成分娩困难。

▶▶▶ 如何进行慢跑

　　先进行10分钟的走路热身后慢跑3分钟，接着步行2分钟。若是感觉较为舒适，就可以在慢跑10分钟之后，步行5分钟再跑。也可以在10分钟的热身后慢跑20分钟，之后走5分钟再跑。不管怎样，都要有一个热身来作为适应时间。记住慢跑时动作要轻柔，不要太用力。

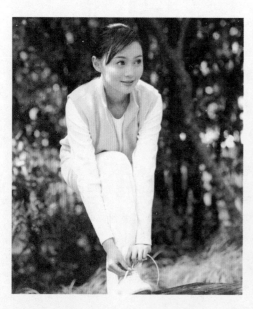
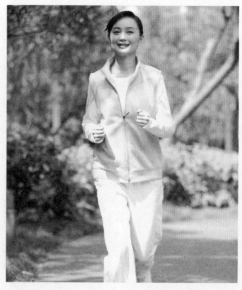

孕2月，身体开始微妙变化

孕2月胎儿发育周周看

▶▶▶ 第5周的胚胎

胚胎开始形成外、中、内3胚层，每一个胚层都会逐渐分化为不同的组织器官。外胚层会分化为神经系统、眼睛的晶状体、毛发、指甲以及皮肤表层等；中胚层会分化为肌肉和骨骼、结缔组织、循环和泌尿系统；内胚层会分化为消化系统、呼吸系统的上皮组织以及相关的腺体，阴道下段、膀胱等。最先分化出的是神经系统与循环系统的基础组织。

▶▶ 第6周的胚胎

胚胎面部的基本器官都逐渐成形，鼻孔、眼睛的雏形都清晰可见。将来形成嘴巴的下方，有一些小皱痕，这就是脖子与下颌的雏形。手臂和腿的雏形出现，也就是胚胎的上面与下面长出的幼芽。

心脏已经出现心房的划分了，心脏的雏形开始发育，并且已经开始有规律地跳动与供血了。除了心脏，其他的很多器官也正在迅速地成长发育着，例如初级肾的雏形以及原肠开始发育，神经管开始与大脑和脊髓连接。

▶▶▶ 第7周的胚胎

此时的胚胎大概是12毫米长，如一粒豆子大小。

胚胎开始出现一个和身体不成比例的大头。面部器官变得更加明显，将来形成眼睛的地方有一个明显的黑点，鼻孔大张着，耳朵处略微凹陷。胳膊和腿进一步发育，看上去就如同小短桨一般。垂体与肌肉纤维开始发育。

心脏已经划分为左心房和右心房，每分钟能跳150次，不过此时你还听不到胎心音。

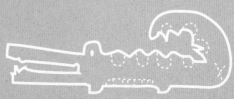

第8周的胚胎

孕第8周胚胎大概是20毫米长，看起来像颗葡萄。

各个器官开始出现明显的特征，耳朵继续发育，像牙与腭等这样复杂的器官也开始发育，手指与脚趾间看起来好像有少量的蹼状物。皮肤如同纸一样薄，能非常清晰地看到血管。

孕2月孕妈妈身体的微妙变化

早孕反应逐渐明显

怀孕的第2个月，大部分孕妈妈应该都知道自己已经怀孕了。而早孕反应也逐渐明显，孕妈妈会感到头晕、乏力、嗜睡、流涎、恶心、呕吐、食欲下降，喜欢吃酸的食物，不能闻油烟味和异味。这些症状在怀孕第3个月后会逐渐消失。

尿频等症状出现并日益明显

大部分孕妈妈会出现尿频、乳房增大、乳房胀痛、腰腹部酸胀等症状，部分孕妈妈还会有身体发热的感觉。由于此时宝宝尚小，孕妈妈的小腹部依然没有什么变化。不能因为尿频就不喝水，相反要多喝水，让体内的有毒物质能随着尿液排泄出去。

/爱心提示/孕2月养护重点

这一个月孕妈妈可以增加1小时的睡眠时间，每天到绿地或树林中散步1小时，以保证充足的氧气。饮食上以清淡、易消化的食物为主。

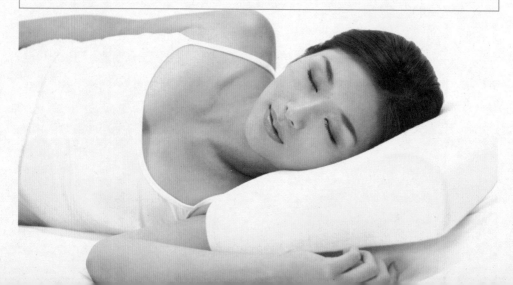

孕2月营养与饮食指导

吃点干的缓解孕吐

▶▶ 孕妈妈为什么会孕吐

孕妈妈为什么会出现孕吐呢？这是由于体内激素增加导致的。怀孕时孕妈妈的胃酸分泌会变少，胃肠的平滑肌张力下降，胃肠的蠕动变缓慢，就会使得食物在胃里长时间地停留，导致孕妈妈在早上起床后或者吃过饭后发生恶心、呕吐、食欲下降的现象。

专家热线常见疑问解答

Q：孕吐会影响胎儿吸收营养吗？

A：这个担心是多余的。胎儿大量需要营养是在孕28~36周，而怀孕早期胚胎主要处在细胞分化阶段，并不需要额外增加热量的摄取，只要体重没有减轻太多，或没有出现脱水、电解质不平衡或酮酸中毒的现象，就不会影响到胚胎的生长。

▶▶ 孕吐时不妨吃点干的食物

如果孕妈妈早上起床后，恶心、呕吐严重的话，不妨吃点干的食物，例如咸饼干、烤馒头片、面包等，不喝粥或者汤，能够缓解呕吐。另外这一时期孕妈妈的饮食一定要清淡，不吃辛辣、油腻、刺激性的食物。

孕吐期间如何保证营养

孕吐是早孕反应的一种常见症状，一般会在怀孕4~8周的时候开始，在第8~10周时达到顶峰，然后在第12周时回落。不过也有部分孕妈妈孕吐的现象持续的时间会更长。

饮食、精神因素、怀孕后体内激素的变化以及黄体酮的增加，都是引发孕吐的原因。轻度的孕吐反应，一般在妊娠3个月左右即会自然消失；剧烈而持续性的呕吐（表现为全身困倦无力、消瘦、脱水、少尿甚至酸中毒等危重病症），对母婴健康影响很大，应及时请医生治疗。

由于怀孕最初3个月是受精卵分化最旺盛、胎儿各种器官形成的关键时期，因此孕吐期的饮食调理十分重要。

早餐一定不能少

孕吐期的孕妈妈大部分都会有晨起恶心的症状，这是由于很长一段时间没有吃东西导致体内血糖含量降低造成的。因此孕妈妈早晨起床之前应该先吃点含蛋白质、糖类的食物，如温牛奶加苏打饼干，再去洗漱，就会缓解症状。

此外清晨不要急着起床，起床太猛了会加重反胃的情况。

少量多餐，干稀搭配

孕妈妈的进食方法以少食多餐为好。每2～3小时进食一次，一天5～6餐，甚至可以想吃就吃。恶心时吃干的，不恶心时吃稀汤。进食后万一呕吐，可做做深呼吸，或听听音乐、散散步，再继续进食。晚上反应较轻时，食量宜增加，食物要多样化，必要时睡前可适量加餐。

水果入菜，增加食欲

呕吐剧烈时可以尝试用水果入菜，如用柠檬、脐橙、菠萝等为材料来烹制食物，来增加食欲；也可食用少量的醋来增添菜色美味。还可以试一试饮用酸梅汤、橙汁、甘蔗汁等来缓解妊娠的不适。

孕妈妈嗜酸，可以吃什么

▶▶ 孕妈妈嗜酸的原因

怀孕后胎盘分泌出的绒毛膜促性腺激素会抑制胃酸分泌，使消化酶活性降低，影响胃肠的消化吸收功能，使孕妈妈食欲下降、恶心、呕吐。而酸味能刺激胃液的分泌，提高消化酶的活性，促进肠胃蠕动，增加食欲。

▶▶ 适合孕妈妈吃的酸味食物

酸奶　酸奶含有丰富的钙质、优质蛋白质以及多种维生素和糖类，能促进人体对营养的吸收，并将有毒物质排出去。

酸味蔬果　许多水果都带有天然的酸味，如杨梅、橘子、西红柿、猕猴桃、青苹果等。这些蔬果含有充足的水分和粗纤维，不但可以增加食欲、帮助消化，而且能够通便，可以避免由于便秘对子宫和胎儿造成的压力。

补充促进胎儿大脑发育的营养素

胎儿大脑发达需要具备三个条件：大脑细胞体积要大，大脑细胞数目要多，大脑细胞间相互连通要多。这三点缺一不可，孕妈妈要想满足这三大条件，就不能忽视以下营养素：

补充大脑发育的营养素

营养素	对大脑的作用	食物推荐
蛋白质	含量占脑干的总重量的30%～35%，是人的大脑复杂智力活动中不可缺少的基本物质，缺乏会引起胎儿大脑发育障碍，影响智能水平	肉、动物内脏、鱼、虾、蛋、乳类、豆类食品、谷类、坚果等
脂肪	占脑重的50%～60%，在大脑活动中起着不可代替的作用。其中含有对大脑发育最重要的脂质是不饱和脂肪酸、卵磷脂	植物油、核桃、鱼、虾、动物内脏等
糖类	是大脑活动能量的来源，具有刺激大脑的活动能力的作用	白糖、红糖、蜂蜜、甘蔗、萝卜、主食、红薯、大枣、甜菜、水果
维生素A	可以促进脑的发育，缺少会导致智力低下	肝脏、鱼、海产品、鸡蛋、牛奶
B族维生素	通过帮助蛋白质代谢而促进脑部活动	芦笋、肉、蛋、花生、牛奶、动物肝脏、五谷杂粮、绿叶蔬菜
维生素C	在胎儿大脑发育期起到提高脑功能敏锐度的作用	樱桃、猕猴桃、西蓝花、草莓、柿子、柠檬、西红柿、苦瓜等
维生素E	具有保护细胞膜的作用，还能防止不饱和脂肪酸的过氧化	坚果、植物油、麦芽、谷物、新鲜绿叶蔬菜、动物内脏、豆类、蛋黄、瓜果、瘦肉、花生等
钙	具有保证大脑顽强工作以及对大脑产生异常兴奋起到抑制，使脑细胞避免有害刺激的作用	牛奶、乳酪、绿色蔬菜、大豆、小鱼干、芝麻等
碘	是胎儿神经系统发育的必要原料	碘盐、海带、海蜇、紫菜、苔条、淡菜等海产品

牛奶，孕期必不可少的营养品

▶▶▶ 孕妈妈补钙最好喝牛奶

在整个怀孕期间，孕妈妈的体内需要储存50克钙才能保证胎儿的正常发育。孕妈妈虽然可以从饭菜中摄取钙，可是那远远不够。营养学家认为补钙的最佳方法是每天喝200～400毫升的牛奶。牛奶中的钙最容易被人体吸收，并且还含有磷、钾、镁等多种矿物质，十分符合孕妈妈的营养需求。

由于牛奶在加工过程中营养成分会被破坏，所以专家建议选择采取瞬时超高温灭菌以及利乐砖无菌包装技术的牛奶，因为这种加工包装工艺，能够使牛奶中的营养得到最大限度的保存。

▶▶▶ 不爱喝牛奶或有乳糖不耐症的孕妈妈喝酸奶

不喜欢喝牛奶或有乳糖不耐症的孕妈妈，可以用酸奶来代替牛奶。酸奶不但保留了牛奶中的营养成分，还将牛奶中的乳糖分解了，是牛奶的最佳替代品。有乳糖不耐症的孕妈妈若是想喝牛奶，可以先在餐后少量饮用牛奶，减少一次摄入的乳糖量，延长牛奶在胃肠道里停留的时间，减轻胃肠道的不适。

─ /爱心提示/什么叫乳糖不耐症 ─

某些人由于肠道内缺乏乳酸酶或者乳酸酶的活性减弱，无法分解和代谢乳糖（一种糖类，常见于牛奶和其他奶制品中），从而在喝牛奶或者其他奶制品时会出现一系列症状，如肠鸣、腹胀、腹痛、腹泻等。这种由于乳糖消化吸收不良而产生的一系列症状就称为乳糖不耐症。

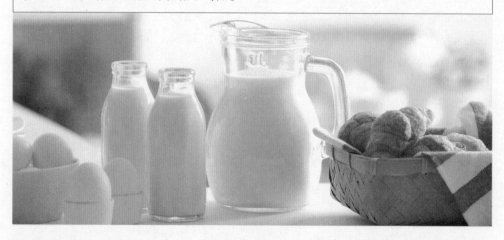

怎样确保孕期饮食卫生

进入孕期，饮食卫生对孕妈妈的影响也增大，若误食含有害物质的食物，会对胎儿产生较大的负面影响。孕期的饮食卫生，除了要求食物本身卫生，还要注意餐具卫生、就餐环境卫生以及食物添加剂是否有害等。

1. 蔬菜、水果应充分清洗干净，并用水冲洗干净残留的洗洁精，必要时可以放入清水中浸泡一下，去除表面的农药或者洗洁精残留物质。水果应去皮后再食用，以避免农药污染。

2. 用专用的水果刀来削水果皮。切忌用菜刀削水果皮，因为菜刀常接触生肉、鱼、生蔬菜，会把寄生虫或寄生虫卵带到水果上，给孕产带来安全隐患。最好是将切生熟食、切肉与蔬果的案板分开。切生肉后洗手，还要注意清洗案板和刀具，以免间接感染病菌。

3. 尽量选用新鲜天然食品，避免食用含食品添加剂、色素、防腐剂的食品。尽量饮用白开水，避免饮用各种含咖啡因和可乐型的饮料。

4. 吃完东西后要漱口，尤其是水果。因为有些水果含有多种发酵糖类物质，对牙齿有较强的腐蚀性，食用后若不漱口，口腔中的水果残渣易造成龋齿。

5. 未经高温消毒的方便食品如热狗、生鸡蛋、生鱼片等要避免食用，以防止感染李斯特菌、弓形虫。

6. 家里的炊具应尽量使用铁锅或不锈钢炊具，避免使用铝制品及彩色搪瓷制品，以防止铝元素、铅元素对人体细胞的伤害。

7. 减少外出就餐，尤其是一些卫生条件差的排档、烧烤摊等，不仅食物、餐具、环境卫生不达标，就餐人员也比较复杂，不小心的话，很容易造成疾病的传播。必须在外吃工作餐的时候，尤其要挑选一个卫生放心的就餐之处，然后有选择地进食。

─ /爱心提示/**外出吃海鲜一定要注意生熟** ─────────

吃海鲜时，一定要注意海鲜是否干净、新鲜，是否彻底蒸熟煮透。如果有异味，怀疑变质或半生，应立即停止食用。

孕2月日常生活保健指导

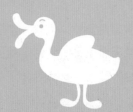

怎样防止先兆流产的发生

▶▶ 什么是先兆流产

先兆流产指的是孕早期（孕12周之前）出现的阴道少量出血，时有时止，并且伴随着轻微的下腹疼痛与腰酸。先兆流产很可能会引发流产，不过如果发现及时、治疗得当的话胎儿也能保得住。

▶▶ 先兆流产的原因

1. 大多数流产都是由孕妈妈过度劳累以及不当的性生活导致的。

2. 准爸爸或者孕妈妈的生殖细胞不够健全，就会导致胚胎早期死亡，无法足月分娩。

3. 怀孕期间孕妈妈的情绪很不稳定，经常处于悲伤、愤怒之中，就会使得大脑皮层的活动功能被扰乱，导致子宫收缩，将胚胎挤出子宫，或者胎死腹中。

4. 孕妈妈在怀孕期间患了流感、风疹等急性传染病，细菌病毒产生的毒素就很有可能导致流产。另外内分泌失调，比如黄体、甲状腺的功能失调，生殖道炎症都有可能会引发流产。

▶▶ 如何预防先兆流产

1. 性生活时会压迫腹部，刺激宫颈，引起宫缩，因此在怀孕的前3个月最好禁止性生活。

2. 孕妈妈在怀孕期间避免做太重的体力劳动，如提水等。多休息，减少活动，不过也不是说要整天躺在床上不动，也应该适当活动。

3. 多吃有营养、容易消化的食物及蔬菜水果补充营养。维生素E具有保胎的功效，孕妈妈可以多吃一些含维生素E丰富的食物，比如松子、核桃、花生等。

4. 少去人多的地方，预防疾病的传染；减少与手机、电脑等接触的时间，避免接触有害化学物质。

▶▶▶ 发现先兆流产的迹象怎么办

孕妈妈如果发现自己有先兆流产的迹象，应尽快到医院检查，以明确病因和胎儿的状况，但要尽量减少不必要的阴道检查，以减少对子宫的刺激。

如妊娠反应阳性，结合体温和B超检查认为适合保胎时，应在医生的指导下进行保胎治疗；如阴道出血量多于月经量，或其他诊断查明胎儿已死亡或难免流产，应尽早终止妊娠，防止出血及感染。

/爱心提示/**给有流产史的孕妈妈的建议**

有流产史的孕妈妈再次怀孕时，可以在医生的指导下服用少量的孕激素来安胎。

孕期适用的安全护肤品

要想知道自己以前用的护肤品是否适合怀孕时使用，孕妈妈不妨提前给自己的护肤品做个测试。

▶▶▶ 洗面奶测试方法

通常而言，洗面奶要选择酸碱适度的洗面奶，因为这样的洗面奶性质比较温和，不会刺激皮肤。而碱性太强的洗面奶，尽管有很好的清洁力，可是对皮肤却有很强的刺激性，容易造成皮肤角质层变薄，变敏感。那么怎样检测自己使用的洗面奶碱性是否过强呢？可以拿一张酸碱度（pH）试纸，取少量洗面奶涂在试纸上，若是试纸在几分钟之后变成了蓝色，就表示此产品碱性很强，怀孕时不能再使用；如果试纸未变颜色，说明此产品的酸碱度适中，怀孕时可以继续使用。

/爱心提示/**不要选择泡沫丰富的洗面奶**

如果是在商场里挑选洗面奶，可以看它的说明上是否写有"有丰富泡沫"字样，如果写了则表示该产品碱性较强，因为含碱性成分的洗面奶在洗的时候通常都有比较丰富的泡沫。

▶▶▶ 化妆水测试方法

看化妆水是否适合怀孕时使用，同样要借助于pH试纸。滴1~2滴化妆水到试纸上，测试结果若是接近皮肤的酸碱度值5.5，就说明此产品温和无刺激；如果测试结果大于7，就表示此产品碱性成分很多，对皮肤有很强的刺激。

▶▶▶ 精华素测试方法

拿一张平时用的化妆棉，将精华素滴在上面，然后观察其渗透力：精华素向下渗透得越快，说明它的渗透力就越强，皮肤吸收起来就越容易；如果精华素仅仅是在表面扩散无法渗透到下面，就说明此产品的渗透力差，不容易被皮肤吸收。

▶▶▶ 用甘油代替护肤品是孕妈妈不错的选择

怀孕时孕妈妈既想护理皮肤，可又怕护肤品对胎儿不利，不妨用甘油来代替护肤品。甘油温和无刺激，安全性也好，就算是敏感性皮肤的孕妈妈也可以放心使用，也不会对胎儿产生不良影响，而且它的滋润、保湿效果非常好。不过在使用时要将甘油进行稀释，通常是用甘油和纯净水按1∶20的比例混合就可以了。

▶▶▶ "液体黄金"——橄榄油也可以选择

被称为"液体黄金"的橄榄油有很好的保湿、防晒的作用，并且不含香精成分，可以放心使用，孕妈妈若是出门的话可以在洗完脸后抹一点。

洗澡时，安全放首位

怀孕后孕妈妈的汗腺和皮脂分泌会比平时旺盛，所以经常需要洗澡以清洁皮肤。孕妈妈洗澡可不能像平时那样随便，要特别注意，若是在洗澡时不注意方法的话，会对母体和胎儿造成危害。

▶▶▶ 选择合适的沐浴产品

沐浴产品应该是中性、温和、没有浓烈香味、保湿性好的产品，免得伤害敏感的皮肤。如果使用具有浓烈香味的沐浴产品，不仅会刺激皮肤，闻起来也会觉得不舒服。因此浴室里最好也不要放味道浓烈的芳香剂。

▶▶▶ 选择淋浴而不是坐浴

孕妈妈洗澡要采用站立淋浴的方式，而不能坐浴。因为孕妈妈的内分泌功能发生了变化，阴道内具有杀菌功效的酸性分泌物变少，自然防御功能下降。这个时候如果采用坐浴的方式，水中的细菌、病毒就很容易进入阴道和子宫内，引起阴道炎、输卵管炎或者是尿路感染等疾病。

▶▶▶ 洗澡的时间不宜太长

洗澡的时候浴室封闭，湿度大，氧气的供应会相对不足，加上热水的刺激，全身的毛孔张开，时间一长就容易造成孕妈妈脑部供血不足而出现头晕、眼花、胸闷等症状，胎儿也会因此而缺氧、胎心率变快，严重的话会给胎儿神经系统的发育带来危害。所以孕妈妈洗澡时间，最好控制在20分钟之内。

▶▶▶ 洗澡的水温不宜太高

孕妈妈应坚持经常洗澡，保持身体清洁，但洗澡的水温不宜过高，以免影响胎儿脑部的发育。

胎儿生活在羊水中，通过脐带与母体相连。羊水有保持宫腔内恒温、恒压的作用，从而使胎儿正常发育。如果孕妈妈洗澡时水温过高，就会使母体体温暂时升高，羊水的温度也随之升高，这对胎儿不利。因此孕妈妈洗澡时水温最好与体温相近。

> ── /爱心提示/用橄榄油滋润乳房皮肤 ──
>
> 洗完澡后给乳房抹一些橄榄油，可以让乳房的皮肤滋润而有弹性，分娩后经得起宝宝的吮吸，不然容易发生乳头皲裂。

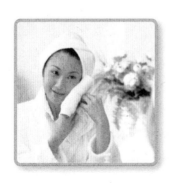
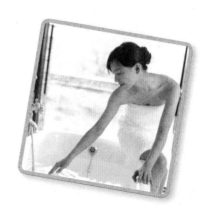

孕妈妈使用空调、电扇须知

▶▶▶ **不宜长时间吹电扇或者开空调**

孕妈妈在怀孕期间新陈代谢比平时旺盛，皮肤散发的热量也增多，加上孕妈妈的基础体温比一般人高出0.3~0.5℃，因此耐热力也比一般人差。如果孕妈妈长时间对着电风扇或者空调吹，就会使动脉血压暂时上升，增加心脏的负担。并且由于头部的血管比较丰富，对冷刺激比较敏感，长时间地吹就会出现头痛头晕、疲倦无力等症状。正确的做法应该是将电风扇调成摇头旋转，并且放在离孕妈妈较远的地方，风量也不宜太大；开空调时应该穿上长衣长裤，晚上则要盖上空调被，不能将肚子裸露在外面。

▶▶▶ **出汗多时不能马上吹电扇或者开空调**

身体出汗多时，全身皮肤的毛孔就会变得疏松，汗腺大张，如果此时马上吹电扇或者开空调，就会使得邪风进入人体内，轻者伤风感冒，重者高烧不退。一般人可以通过打针吃药来治疗，可孕妈妈此时不能轻易打针吃药，因为一旦用药不慎，就会给胎儿的健康带来危害。所以孕妈妈要避免在出汗多时吹风扇或者开空调，而要等到汗收了之后再吹，以免引发疾病。

┌─ /爱心提示/**空调要定期清洗** ─────────────

使用一段时间后，空调的过滤网、蒸发器和送风系统上会积聚大量灰尘、污垢，产生大量的细菌、病毒。这些有害物质随着空气在室内循环，污染空气，传播疾病，严重危害人体健康。因此空调在使用一段时间或换季停机时，必须清洗，保证有一个健康、清新的空气环境。

能否练瑜伽，因人而异

▶▶▶ **练习孕期瑜伽的好处**

孕妈妈练习瑜伽可以增强体力和肌肉张力、增强身体的平衡感，同时刺激控制激素分泌的腺体、加速血液循环，还能很好地控制呼吸，有益于改善睡眠、消除失眠，形成积极健康的生活态度。另外还可以让分娩过程变得轻松简单，有助于孕妈妈在产前保持平和的心态，还可帮助产后重塑身材。

▶▶▶ 并非每个孕妈妈都适合练瑜伽

应该说瑜伽并不是使怀孕和分娩更为安全顺利的唯一方式，只是在孕期帮助孕妈妈获得更好的锻炼。在练习孕期瑜伽前，不管是否有过练习瑜伽经验，都应先取得医生的建议，最好在经验丰富的瑜伽教练指导下进行练习。

┌─ /爱心提示/ **不适合练瑜伽时可用其他方式代替** ─────────
│
│　　如果孕妈妈不适合练习瑜伽，还有很多运动方式可以代替，比如散步也是一
│　种对孕妈妈很好的锻炼和休息方式。
└──

▶▶▶ 孕期瑜伽从什么时候开始最好

建议孕妈妈从怀孕第4个月开始锻炼，怀孕头3个月，胎儿尚处于胚胎阶段，活动量不宜大，以免引起流产。

对没有流产史、积极健康又有瑜伽练习经验的孕妈妈，只要觉得准备好了，经医生允许就做些轻柔的瑜伽练习。

▶▶▶ 给孕妈妈推荐3种适合的瑜伽体式

蝶式

适合阶段：初级，孕早期、孕中期、孕后期皆可练习。

锻炼作用：舒展髋部、骨盆和大腿内侧肌肉。

做法：

上身直立坐下，两脚脚板相对靠拢于会阴部位，放松肩部，两膝如蝴蝶拍动翅膀一样上下运动，向下运动时使两膝尽量靠近地面。

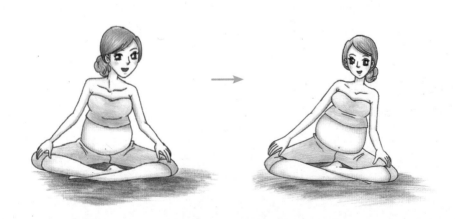

桥式

适合阶段：初级，孕早期、孕中期皆可练习，不适合孕后期。

锻炼作用：增强脊柱的力量和灵活性。

做法：

1. 平躺于地面上，两腿弯曲，脚跟尽量靠近臀部，双脚稍分开并相互平行，手臂放在身体两侧紧贴臀部，手心朝下。

2. 先做一次深呼吸，等再次吸气时收紧臀部，抬起骨盆，并慢慢向上抬起臀部，脊柱缓慢离开地面。

3. 每次吸气时抬起一段脊柱，直到臀部抬到最高的位置。

孕妈妈用手支撑腰部，收紧臀部，抬起骨盆，并慢慢向上抬起臀部，直到臀部抬到最高的位置。

注意：在锻炼过程中，下颌不要朝上，以免对颈椎造成压力，臀部和大腿肌肉要收紧，以保护背部下方的肌肉不受损伤。

新月式

适合阶段：中级，孕早期、孕中期、孕后期皆可练习。

锻炼作用：可以舒展臀部，增强脊柱的灵活性，也可以舒展胸部，刺激肾脏和肾上腺。

做法：

双膝跪立，吸气，呼气时右腿向前伸直。再吸气向前举起手臂，然后把手举过头顶，呼气时，弯曲右膝成弓步，左臀放低，身体向上舒展，伸直手肘，但是肩部要放松。

孕妈妈双膝跪立，右腿向前伸直。

孕妈妈左膝跪立，弯曲右膝成弓步，左臀放低，身体向上舒展，把手举过头顶，伸直手肘。

注意：如果有颈椎疾病，练习时不要低头，如果有高血压，手不要举过头顶，只需双手合掌放在胸前。

专家热线常见疑问解答

很多瑜伽体式指导上会标示每次练习15～20分钟，按说明做还是按感觉做好呢？

瑜伽的练习因人而异，必须以个人的需要和舒适度为准，练习时如有不适感应缩短练习时间，或改用其他体式，不用局限于特定的练习时间。

适当做些家务，也是锻炼身体

▶▶▶ **孕妈妈适当做家务的好处**

大多数人都有一个误区，说到锻炼就必须是要参加体育活动，如跑步、打球等，其实做家务也是一种锻炼身体的方式。做家务能使一些平时活动不到的肌肉群得到锻炼，对预防一些常见病有好处。所以孕妈妈可以通过做家务来锻炼身体。

▶▶▶ **孕妈妈做家务的注意事项**

1. 动作尽量缓慢，尤其是到了孕后期，肚子越来越大，身体也越来越笨重了，尤其要慢，并且做任何家务都不要直接压迫到肚子。

2. 做家务活时要避免长时间地站立，最好是做15～20分钟家务活之后休息几分钟，不要一下子将所有的家务活都做完，可分段来做。

3. 要求不能太严格，而要以身体感到舒适为原则，如果身体出现不舒服的状况，如肚子突然出现阵痛或者呼吸急促（每分钟超过30次）等，就说明活动量已经超出了自己所能承受的程度，要立即停下来休息。

┌─ /爱心提示/下列孕妈妈不适合做家务 ─────────────

1. 医生告知有早产、需要卧床休息的。

2. 即便做些简单的家务，也会出现子宫收缩的。

3. 体重过大、过于臃肿的。

4. 有活动性出血或者出现破水的。

└──────────────────────────────────────

▶▶▶ **家务活应该怎么做**

扫地、拖地 由于孕妈妈弯腰不方便，所以在打扫时选择清洁用具非常重要。扫地、拖地时要选择长度适宜，不需要弯腰的器具，扫把的长度最好到腰部，而拖把的长度则介于胸部与颈部之间，并且打扫时不要蹲下或者跪在地上。不建议孕妈妈清洁浴室，因为浴室通常比较滑，孕妈妈有可能滑倒。

晾晒衣服 由于孕妈妈不适合做过度屈膝或过度伸展的动作，所以如果晾晒衣服的晾衣架太高，孕妈妈需要踮起脚尖才够得到的话，最好就不要勉强，交给家里其他的人来做吧，或者换用可以升降的晾衣架。

厨房家务 孕妈妈收拾一下餐桌是没有问题的，可是由于此时孕妈妈对油烟比较敏感，所以厨房里的活最好还是不要做了，以免引起恶心、呕吐。

孕3月，有点孕味了

孕3月胎儿发育周周看

▶▶ 第9周的胎儿

从本周开始，胚胎可以被称作"胎儿"了，这是胎儿发育的一个临界点。

胎儿长出了胳膊和腿，小尾巴开始逐渐变短直至消失，器官系统开始发育并逐渐形成，可谓初具人形，但还不能知道是男是女。胎儿的两只小手在腕部呈弯曲状，并在心脏区域交叉；腿在伸长，脚蜷曲交叉在身体前部。虽然这个时候胎儿开始能够活动，还会不断地变换姿势，但身为孕妈妈的你还感觉不到。

这时胎儿的内在精神也开始产生，这可是关键时刻，因为孕妈妈的情绪将与胎儿的发育息息相关，所以作为孕妈妈的你一定要避免坏心情，尽量让自己保持身心愉悦、积极乐观、平静温和。

▶▶ 第10周的胎儿

这时的胎儿身长大约4厘米，体重可达到10克左右，已经很像个小人儿了。

基本的细胞结构已经形成，身体的各部分如胳膊、腿、眼睛、生殖器和胃肠系统都已初步发育。小家伙的眼皮还没有张开，黏合在一起。手臂更长，肘部更加弯曲，手腕和脚踝已经清晰可见，还会在妈妈肚子里做简单的"体操"，左右腿会交替做类似踢腿的屈伸动作。

▶▶ 第11周的胎儿

小人儿已经完全成形，身长增长到4～6厘米，体重达到14克左右，四肢已经可以在羊水中自由地活动，能做更多的"体操动作"。

这个时期小家伙的头显得格外大，和身体的长度基本相同。眼和耳郭等已发育成形，尾巴完全消失，不但长出了手指、脚趾，手指甲和头发也长出来了。双手能伸向脸部，并且把拇指放进嘴里津津有味地吮吸，或者是噘噘大脚趾和小脚趾，还会经常踢踢腿，舒展身体。胎儿的睾丸或卵巢已经长成，开始出现性别差异。

胎儿的各类器官，比如大脑、心脏、肝脏、胃肠、肾脏也发达起来，脊柱也在发育中。

▶▶▶ 第12周的胎儿

胎儿一直在很努力地成长，他的变化是惊人的，孕妈妈摸着自己的肚皮时，可要好好称赞一下宝贝哟。

这周胎儿身长增至约6.5厘米，头几乎占了整个身体的一半，并且会动了。小手小脚上的蹼状物逐渐消失，手指和脚趾完全分开。骨骼和关节正在形成，已经能清晰地看到膝盖和脚后跟。随着肾脏和输尿管的形成，胎儿可以排泄了。胎盘令胎儿与孕妈妈的联系更加稳定，流产的危险性越来越小。

胎儿已经步入脑迅速增长期，这是脑细胞快速增殖的第一阶段，此后的3个月，对胎儿来说主要是大脑的发育，脑的重量会不断增加。

过完这周，孕早期就结束了，最危险的流产期也会过去，孕妈妈和宝贝都将迎来一个新的生命阶段。

孕3月孕妈妈身体的微妙变化

▶▶▶ 子宫如拳头般大小

怀孕第3个月，孕妈妈的子宫如拳头般大小，但肚子从外表看隆起仍然不明显。

▶▶▶ 阴道分泌物增加

孕妈妈阴道的分泌物，也就是白带比平时略微增多，通常为无色，或淡黄色，有时为浅褐色，并时而出现外阴瘙痒及灼热症状。

▶▶▶ 胀气、便秘或腹泻

由于直肠受到压迫，这个阶段孕妈妈往往精神忧虑，情绪不稳定，易出现毫无原因的便秘或腹泻。

▶▶▶ 乳房变化

孕妈妈乳房除了胀痛外，还进一步长大，乳晕和乳头色素沉着更明显，颜色变黑。

/爱心提示/顺利度过妊娠反应强烈期

这时已经到了妊娠反应的后半期，症状不久就会自然消失。家人尤其是准爸爸应对孕妈妈更多地体贴与关怀，帮助孕妈妈顺利度过这一时期，而孕妈妈也要抱着积极乐观的态度来面对。

孕3月营养与饮食指导

胎儿发育离不开镁

▶▶ 孕妈妈补镁对母胎健康的意义

胎儿发育离不开镁元素。芬兰和美国的研究发现，镁缺乏对母胎健康非常不利。孕妈妈妊娠期缺镁，有可能导致子宫胎盘系统的血管痉挛，可发生胎儿宫内发育迟缓。此外孕期缺镁还可引起流产、早产和胎儿发育异常、胎儿精神及生理障碍。因此孕妈妈应该重视补镁，多吃含镁丰富的食品，这对母胎都非常有利。

▶▶ 科学补镁每一天

如果孕妈妈体内镁含量太高，就容易造成镁中毒，严重者还有可能抑制呼吸和心跳。所以补充镁时要特别注意。

一般情况下，只要营养均衡，孕妈妈可以多吃富含镁的食物，从食物中就可获取所需的镁。如果食物摄取不足，就需要额外补充。补镁应该咨询医生，医生会根据孕妈妈的具体情况推荐含镁的制剂。

另外当镁摄取量过多时，人体会由肾脏排泄出金属离子，所以多喝水会有助代谢。

▶▶ 富含镁的食物

补镁宜多食香蕉、香菜、小麦、菠萝、花生、杏仁、扁豆、蜂蜜、绿叶蔬菜、黄豆、芝麻、核桃、玉米、苹果、麦芽、海带等。

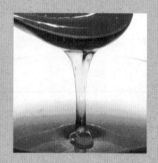 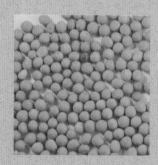 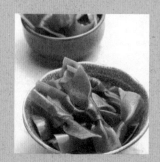

孕妈妈要注意补铁

孕妈妈从怀孕第4个月开始，由于胎盘血循环的建立，血容量和红细胞总数都在不断增加，到临产前3个月增加得更多。这会导致血液中的血红蛋白相对降低，或由于铁、叶酸、维生素等营养物质摄入不足引起血红蛋白不足，当血红蛋白低于一定数值时即可出现贫血。

为了防止孕妈妈贫血，就要不断供给造血原料铁元素，保证母体和胎儿都有足够的铁储备，一般建议怀孕28周时开始补充铁剂。孕妈妈每日口服两次硫酸亚铁，每次300毫克，同时服用维生素C100毫克，就可防止母胎缺铁和贫血。

▶▶▶ 铁对人体的作用

1. 铁是血红蛋白的组成成分，血红蛋白参与氧的运输和储存。人体内铁的储存不能满足正常红细胞生成的需要而发生的贫血称为缺铁性贫血。

2. 直接参与人体能量代谢，对人体免疫系统有影响。

▶▶▶ 孕妈妈如何补铁

1. 若服用铁剂，要在饭后30分钟后再服用。因为有些人服用铁剂有比较严重的胃肠道反应，如恶心、呕吐、腹痛、腹泻、便秘等。补铁制剂应选择对人体肠胃刺激小、吸收好、口感好的产品为佳。

/爱心提示/服用铁剂可能会使大便和牙齿变黑

口服铁剂期间，可能会出现牙齿和大便发黑的现象，这是正常的，无须惊慌而停药。如果服用的是含铁糖浆制剂，可在服药后用清水漱口，减少药物在牙齿附着和口腔内滞留而引起牙齿变黑。

---

2. 多食用含铁丰富的食物。豆制品含铁量较多，肠道的吸收率也较高，要注意摄取。主食多吃面食，面食较粳米含铁多，肠道吸收也比粳米好。其他含铁丰富的食物有蛋黄、海带、紫菜、木耳和动物血等。

3. 多吃蔬菜和水果，因为蔬菜水果中富含维生素C、柠檬酸及苹果酸，这类有机酸可与铁形成配位化合物，从而增加铁在肠道内的溶解度，有利于铁的吸收。

4. 多用铁炊具烹调饭菜。做菜时尽量使用铁锅、铁铲，这些传统的炊具在烹制食物时会产生一些小碎铁屑溶解于食物中，形成可溶性铁盐，容易让肠道吸收铁。

孕妈妈要注意补碘

碘是人体必需的微量营养素，是甲状腺合成甲状腺激素的基本原料。甲状腺激素不但能够促进人体的生长发育、维持正常生理活动，并且对人脑神经系统的发育起着重要的作用。

▶▶ 孕妈妈为什么会缺碘

碘在地球上的分布是非常不均匀的，通常是沿海低洼地区碘过多，而内陆山区则碘较为缺乏。在中国除部分沿海地区外，各个省市差不多都存在不同程度的环境缺碘现象，如果不注意碘的补充，通常就会引发缺碘性地方性甲状腺肿的流行。

另外，怀孕时孕妈妈对碘的需要量会增大，如果孕妈妈挑食、偏食，或不吃碘含量高的海产品，就更容易发生缺碘。

▶▶ 缺碘对孕妈妈和胎儿的影响

由于胎儿在前5个月不能自行分泌甲状腺激素，发育所需的甲状腺激素都来源于孕妈妈。如果孕妈妈碘摄入不足，所生成的甲状腺激素就无法满足胎儿的需要，会使得胎儿全身的脏器及骨骼系统的发育停滞，还会严重损害胎儿的中枢神经系统以及内分泌系统，造成死胎、流产、早产以及先天性畸形。

─ ╱爱心提示╱ **智力残疾80%以上是缺碘造成** ─

我国现有智力残疾人中80%以上是因缺碘造成。在碘缺乏环境中出生的儿童平均智商比非缺碘区至少低1/10。

▶▶ 孕妈妈补碘适宜量

孕妈妈补碘的关键时间是在孕早期3个月，最好是怀孕前补充，怀孕5个月后再补充碘意义则不大了。补碘要注意把握量，过量同样对胎儿不利。国际上推荐孕妈妈每天摄碘的适宜量为0.2毫克。

▶▶ 常用补碘方法

1. 食用加碘盐是补充碘的一个重要途径，不过在食用过程中要注意下面几点：加碘盐应该随吃随买，一旦拆封就要用密闭的容器装起来，不用的时候将盖子盖紧；炒菜时不要一开始就放盐，而要等到菜快要炒好装盘时再放盐，这样才能不破坏食物的营养，盐中的碘才能发挥效用；不能用油来炒碘盐。

2. 由于炒菜时盐放得太多对身体不好，尤其是孕妈妈吃菜要清淡，所以通过盐来补充碘很有限，还需要吃一些碘含量高的食物，如海带、紫菜、鲜带鱼、干贝、淡菜、海参、海蜇、龙虾等海产品来补碘。

3. 如果缺碘比较严重，可以在医生的指导下服用含碘的制剂（如碘油）来补充碘。

饮食不宜过精，适当吃点粗粮

▶▶▶ 吃粗粮有益健康

粗粮中保存了许多细粮中没有的营养，膳食纤维比较多，富含B族维生素等。对于孕妈妈来说，适当补充些粗粮，不但可弥补细粮中所没有的营养，而且粗粮里的纤维素有促进肠胃蠕动、帮助消化的作用，可以防止孕期便秘。

> ┌ /爱心提示/粗粮不宜和奶制品、补钙（铁）剂一起吃 ─────────
>
> 粗粮不能和奶制品、补充铁或钙的食物或药物一起吃，最好间隔40分钟左右。因为人体摄入过多的纤维素，会影响对微量元素的吸收。如果把燕麦片和补铁剂或者补钙剂一起吃，就会影响铁、钙的吸收；在吃奶制品时如果同时吃纤维素含量比较高的粗粮，也会影响人体对钙的吸收。

▶▶▶ 适合孕妈妈吃的粗粮

玉米 玉米含有丰富的不饱和脂肪酸、淀粉、胡萝卜素、矿物质、镁等多种营养成分。孕妈妈经常食用，可以加强胃肠蠕动，促进身体新陈代谢，加速体内废物排泄。它还富含谷氨酸，能促进脑细胞的新陈代谢，排除脑组织中的氨。

红薯及其他薯类 富含淀粉、钙铁等矿物质，而且其所含的氨基酸、维生素都要远远高于那些精制细粮。红薯还含有一种类似于雌性激素的物质。孕妈妈经常食用，能令皮肤白皙、娇嫩。

糙米 糙米胚芽含有蛋白质、维生素以及含锌、铁、镁、磷等矿物质，这些营养素都是孕妈妈每天需要摄取的。

荞麦 荞麦比其他谷类更能提供全面的蛋白质。铁、锰、锌等微量元素和膳食纤维的含量丰富。含有丰富赖氨酸成分，能促进胎儿发育，增强孕妈妈的免疫功能。

杂豆类 如黄豆、绿豆、黑豆、赤小豆、芸豆、豌豆等。

▶▶▶ 粗粮并不是越多越好

粗粮不容易消化，孕妈妈过多摄入粗粮会导致营养缺乏，长期过多摄入纤维素，会使人的蛋白质补充受阻，降低孕妈妈免疫抗病的能力。因此每天粗粮的摄入量以60克为宜，且最好粗细搭配，比例以60%粗粮、40%的细粮最为适宜。

▶▶▶ 吃粗粮要补水

粗粮中的纤维素需要有充足的水分做后盾，才能保障肠道的正常工作。一般多吃1倍纤维素，就要多喝1倍水。可以增加肠道蠕动，减少有害物质对肠壁的侵害，减少孕妈妈便秘及产后其他肠道疾病的发生。

外出就餐注意卫生和营养搭配

▶▶▶ 外出就餐注意事项

1. 选择干净、卫生的就餐场所，可以观察其餐桌下方和餐厅墙角，看看桌底是否干净、是否积累灰尘和油渍，墙角是否堆有杂物、是否有油渍和灰尘。

2. 嘈杂的地方很不适合孕妈妈，因此就餐地点应选择远离歌厅、舞厅等娱乐场所的地方。

3. 自带餐具，一次性筷子不要用。一次性筷子制作过程中为了让筷子看起来更白更干净，往往使用硫黄熏、药水泡，同时还用石蜡抛光。因此餐厅提供的一次性筷子最好不要用，一次性牙签也是同样状况。

▶▶▶ 孕妈妈怎么点菜

多选择蔬菜 在餐馆吃饭，菜中的糖、盐、脂肪以及淀粉含量远远超出自己家里做的饭菜。特别是有些快餐食品，热量和脂肪含量很高，但膳食纤维、矿物质和维生素的含量很低。孕妈妈在外就餐时可选择有蔬菜的快餐品种以补充维生素和矿物质。

注意营养平衡 在外就餐时首先应从营养的角度考虑孕妈妈所需的饮食结构，要荤素搭配、粗细搭配、酸碱搭配。肉类不宜太多，要多吃富含钙、铜、镁、铁等营养素的新鲜蔬菜水果；还要为自己点些主食，使蛋白质、脂肪、糖类三者摄入量维持均衡。

深海鱼可以多吃点 孕妈妈可以点一些深海鱼做成的菜，如金枪鱼、沙丁鱼、三文鱼等，这些深海鱼能够提供胎儿大脑发育所必需的DHA、EPA等。

冷荤菜肴最好少吃 凉拌菜色彩鲜艳，又很可口，非常适合夏天食用，但对孕妈妈来说却未必如此，尤其是一些肉类凉菜，如酱肘子、卤牛肉等。因为这类菜肴味道改变很多，无法保证原料的质量和新鲜度。

用酸奶代替碳酸饮料 碳酸饮料含有二氧化碳，会刺激胃液分泌，容易造成腹胀而影响食欲。碳酸饮料中基本上都加有柠檬酸和磷酸，长期大量饮用会影响人体对钙的吸收，影响胎儿骨骼发育。孕妈妈点酸奶或鲜榨果汁或蔬菜汁等都是不错的选择。

远离油炸食品 市售的油炸类食物，用的往往是"回锅油"，这种反复沸腾过的油中有很多有害物质。

▶▶▶ 孕妈妈别忘记饭后吃个水果

为了弥补新鲜蔬菜补充的不足，孕妈妈最好在饭后30分钟吃个水果，以补充体内维生素的缺乏。水果可以自带。

> ─ /爱心提示/孕妈妈不要吃打包剩菜 ─
>
> 剩菜，特别是炒熟的绿叶菜隔夜会产生致病的亚硝酸盐；高蛋白高脂肪的剩菜，更是吃不得。空气中的有害细菌会在2个小时内附着在剩菜上开始繁殖，蛋白质和脂肪在细菌的作用下，大部分都会产生有害物质，如硫化氢、胺、酚等，这些物质对人体有害。从健康的角度出发，孕妈妈最好不要吃打包剩菜。

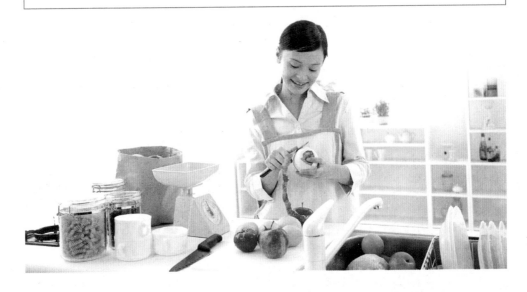

孕期要少吃哪些调味品

孕妈妈要少吃食盐、味精、醋以及一些热性调料。

▶▶▶ 不宜多吃食盐

食盐摄入量与高血压发病率有一定关系，食盐摄入越多，发病率越高。孕期过度摄入食盐，容易并发妊娠高血压综合征，严重者可伴有头痛、眼花、胸闷、眩晕等自觉症状，甚至发生子痫而危及母胎安康。专家建议孕期每日食盐摄入量应控制在6克以内。

▶▶▶ 不宜多吃味精

味精主要成分是谷氨酸钠，血液中的锌与其结合后便从尿中排出，味精摄入过多会消耗大量的锌，不利于胎儿神经系统的发育。

▶▶▶ 不宜多吃醋

过多的醋和酸性食物是导致畸胎的元凶之一。尤其是怀孕最初半个月左右，大量的酸性食物，可使体内碱度下降，从而引起疲乏、无力。而长时间的酸性体质，不仅使母体容易罹患某些疾病，最重要的是会影响胎儿正常的生长发育，甚至可导致胎儿畸形。

▶▶▶ 不宜吃热性调料

怀孕后吃小茴香、大茴香、花椒、桂皮、辣椒、五香粉等热性调料，以及油炸、炒等热性食品，容易消耗肠道水分，使胃肠腺体分泌减少，造成便秘。发生便秘后，会用力排便，令腹压增大，压迫子宫内胎儿，易造成胎动不安、胎儿发育畸形、羊水早破、自然流产、早产等不良后果。

／爱心提示／孕期少吃姜

鲜生姜中的姜辣素能够刺激胃肠黏膜，使消化液分泌增多，有利于食物的消化和吸收。姜辣素对心脏和血管都有刺激作用，能使心跳及血液循环加快，汗毛孔张开，有利于体内的废物随汗液排泄，带走体内余热。但根据中医"热者寒之"的原则，孕妈妈还是少吃姜为好。

孕3月日常生活保健指导

细数孕期不宜佩戴的首饰

孕妈妈在怀孕后就要放弃一些美丽的装饰品了，尤其是首饰，因为怀孕期间，孕妈妈体内新陈代谢改变，手指、胳膊、下肢等都会相应变粗，变大。

▶▶ 戒指

戒指的圈型大小一般都是固定的，孕期手指变粗后，戴着太紧可影响肢体血液循环。特别是在孕后期水肿严重时，原本合适的戒指就会变紧了，如果没有及时摘掉，很可能就摘不下来了，时间长了不仅影响血液循环，还会导致局部皮肤损伤。

▶▶ 玉镯

玉镯也会发生同样的问题，由于肢体变粗，原先可以活动自如的玉镯勒住腕部无法拿掉，也会给孕妇在手术室待产带来许多不必要的麻烦，如妨碍输液、静脉穿刺等。

▶▶ 项链

夏天佩戴金属项链，由于汗渍等容易造成皮肤过敏，会给孕妈妈带来不能预期的麻烦。

▶▶ 特殊材料制成的首饰

如坊间流行的磁石和锗粒，以及其他声称有磁疗作用的首饰。因材制采用带有辐射的金属或矿石，虽然经过加工处理，正常人佩戴没多大影响，但是胎儿是很敏感的，为了孩子的健康，孕妈妈最好不要佩戴。

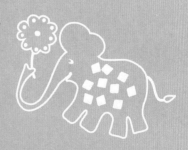

健康使用手机，减少辐射伤害

孕早期是胚胎组织分化、发育最为关键的时期，如果孕妈妈长期不正确地使用手机，可能会对胎儿器官发育产生影响。孕妈妈在妊娠早期应尽量少使用手机，以避免对胎儿造成危害。在使用时可参考以下建议：

1. 手机的充电器在充电时，周围会产生很强的电磁波，能杀死人体内的免疫细胞，所以孕妈妈应远离手机充电插座30厘米以上，切忌放在床边。

2. 在信号接通的瞬间最好把手机放在离头部远一点的地方，这样可以减少80%～90%的辐射量。

3. 在通话过程中，让手机与大脑相距15厘米。建议最好使用耳机，以避免手机天线靠近头部，从而减少辐射的直接危害。有座机的时候最好改用座机通话。

4. 不要把手机挂在胸前，或者靠近腹部，因为即使在待机状态下，手机周围也存在电磁波辐射，虽不及接通时危害大，但长时间也会对孕妈妈和胎儿带来一定伤害。

有些花草对孕妈妈有害，不能养在家中

在家中养些花花草草，赏心悦目，但是有些花草却不适合孕妈妈，家里如果有这些花草，一定把它们都"请"到阳台上去。孕妈妈还要记得，在办公室也要远离这些植物，以免对自己和胎儿造成不良的影响。

▶▶▶ 孕妈妈不宜养的花卉

松柏类花木以及玉丁香、接骨木、兰花、百合等 所散发的气味能刺激人的肠胃，影响食欲，孕妈妈闻到会有恶心呕吐感。

洋绣球花、五色梅、天竺葵等 会使孕妈妈的皮肤过敏而引发瘙痒症。

夜来香以及丁香类 在晚上能散发出大量刺激嗅觉的物质，孕妈妈长期闻此花香，会头晕目眩、郁闷不适。

月季花 孕妈妈若长期接触月季的气味，可能会发生气喘烦闷。

紫荆花 孕妈妈若长期接触其花粉，会诱发哮喘症或加重咳嗽症状。

有毒的花卉 如郁金香、一品红、夹竹桃、水仙、含羞草等，接触过久会使孕妈妈皮肤红肿，或者昏昏欲睡、毛发脱落等。

▶▶▶ 孕妈妈可以养的花草

吊兰、龟背竹 它们可以净化空气，还能吸收甲醛，清除有害气体。

仙人掌、芦荟 它们白天晚上都能释放氧气，可以令空气更清新，并且没有浓重的气味。芦荟还可以吸收装修和家具造成的甲醛。

▶▶▶ 孕妈妈养花须知

1. 不要在卧室内摆放花草。大部分花草在夜间会释放二氧化碳，吸收氧气，降低室内氧气浓度，不适合孕妈妈。而且花香会使人神经兴奋，长期放在卧室，会影响孕妈妈的睡眠。

2. 夏天不要养喜水喜阴的花草，否则会导致室内湿气过重，也容易滋生蚊虫。

3. 养花时需要做的粗重活，比如搬花盆、给花松土，孕妈妈就不要去做了，交给准爸爸吧。

厨房污染重，孕妈妈尽量远离

因为孕妈妈的味觉比较敏感，厨房是油烟重地，会加重孕妈妈的妊娠反应，所以孕妈妈还是尽量远离，而且如果厨房里使用电磁炉、微波炉等电器，孕妈妈也要注意防辐射。

▶▶▶ 厨房粉尘油烟危害大

烹调食物会产生大量的油烟，另外煤气或液化气燃烧后会产生二氧化碳、二氧化硫等多种有害物质，厨房就变成了污染重地。而且在粉尘和煤烟中，含有一种强烈的致癌物——苯并芘。这些有害物质进入孕妈妈体内，并通过血液进入胎盘，会严重影响胎儿的发育。

因此孕妈妈要少进厨房，如果需要进厨房，待在里面的时间越短越好。做饭时要打开窗户，保持厨房内空气流通。多采用煮、炖、蒸来做饭，少用煎炸、爆炒等产生油烟多的烹调方式。

▶▶▶ 抹布暗藏致病菌

一条全新的抹布使用1周后，细菌数量高达22亿个，包括大肠杆菌、沙门氏菌、霉菌等多种致病菌。而我们用于厨房的抹布常常是随手放在水池边，经常处在潮湿的环境下，更容易滋生细菌。

可是抹布不能不用，该怎么办呢？建议每隔3~5天给抹布消消毒。方法很简单，将抹布洗干净后用沸水煮30~40分钟，或用消毒液浸泡30分钟就可以了。厨房里可以多备几块抹布，分别用来擦水池、台面、餐桌等，做到"专布专用"，这样可以避免交叉污染。

▶▶ 水龙头也要消毒

厨房水龙头上的有害菌可能比厕所抽水马桶手柄上的还要多。这可不是夸张，厨房的水龙头长期接触油渍、污垢，而且总是处于潮湿状态，就会滋生大肠杆菌、金黄色葡萄球菌等致病菌。

因此水龙头要每周用消毒液刷洗1次。如果安装有过滤装置，要将过滤网拧下，用漂白剂稀释溶液浸泡，再用清水冲洗干净。

/爱心提示/**家用电器的摆放位置有讲究**

电脑最好单独摆放在书房，避开卧室。妥善收纳各种电源线。电视机离沙发不要太近，保持在2米左右，保护眼睛并避开电视机工作时发出的X射线。

选好口腔护理用品，安全清洁口腔

▶▶ 孕妈妈如何选用牙刷

1. 选用软毛保健牙刷。孕妈妈怀孕后体内的激素变化可能会使牙龈出现轻微的肿胀，使用软毛的保健牙刷，可避免牙龈出血；而且每3个月要更换一次牙刷。

2. 同时备有细小刷头的牙刷或单头牙刷。牙刷毛难以接触到的牙面，较难刷干净，可以使用刷头细小的牙刷或单头牙刷清洁。

▶▶ 孕妈妈如何选择牙膏

孕妈妈如果没有明显口腔疾病，可以选用含氟牙膏。不建议孕妈妈随意长时间使用药物牙膏，特别是强消炎类的牙膏，因其含有较多的化学物质。

头发变浓密，要细心呵护

有些孕妈妈发现怀孕期间头发变得浓密了，长得也快了，这是因为孕激素的增加改变了头发生长的自然周期，使妊娠期本该正常脱落的头发"寿命"延长。可是也会有孕妈妈发现头发容易掉落，怎么才能更好地呵护头发呢？

1. 定期洗头，使用温和的洗发水。洗发后不要用干毛巾使劲揉搓头发，最好让头发自然晾干。

2. 头发打结时，可先涂上护发素再将头发梳开。

3. 使用宽齿的梳子，避免过度使用吹风机、卷发器。

4. 使用天然材质的梳子，如木梳、牛角梳。

5. 多吃些利于头发生长的食物，比如黑豆、黑芝麻等。

6. 外出时戴太阳帽或使用遮阳伞，避免头发受到紫外线的伤害，变得干枯、易断。

抑制色素沉积，赶走妊娠斑

▶▶▶ 妊娠斑的形成

许多孕妈妈在怀孕4个月后，脸上会长出褐色的斑，主要出现在鼻梁、双颊，有的长在前额部，多数呈蝴蝶形，这就是孕期妊娠斑，也叫蝴蝶斑。

妊娠斑的出现是由于孕期脑垂体分泌的促黑色素细胞激素增加，以及大量孕激素、雌激素，致使皮肤中的黑素细胞的功能增强。通常情况下妊娠斑会在生产后3~6个月自动消失，只有部分特殊体质，以及内脏有特殊疾病的女性可能不见消失，需要到医院诊治。

▶▶▶ 怎么预防妊娠斑

1. 减少阳光照射。日光能加重妊娠斑，孕妈妈夏日外出要做好防晒措施，比如戴遮阳帽，打防紫外线遮阳伞，涂防晒霜等，避免阳光直射皮肤表层。

2. 冷热水交替冲洗。孕妈妈可以用冷水和热水交替冲洗长斑的部位，促进患部的血液循环，加速黑色素分解。

3. 补充维生素。孕妈妈可以多吃富含维生素C的食物，如柑橘、草莓、猕猴桃、西红柿等，还应多吃富含维生素B6的牛奶及其制品。

孕4月，和胎儿成为好朋友

孕4月胎儿发育周周看

▶▶▶ 第13周的胎儿

这一周，胎儿的身长大概达到7.6厘米了，体重比上周略微增加，孕妈妈能够比较明显地感觉到腹部增大，过不了多久就需要穿孕妇装了。

胎儿的神经元快速增加，开始有了神经突触。胎儿的条件反射能力增强，当你用手轻轻地触碰腹部时，胎儿就会蠕动，不过你还无法感觉到他的动作。手开始能够握拳了，脚趾与脚底也能够弯曲了，脸看起来与成人更像了，只是眼睑依然紧紧地闭合着。肝脏已经开始制造胆汁，肾脏也开始向膀胱分泌尿液了。

▶▶ 第14周的胎儿

本周胎儿的身长会达到7.6~10厘米，体重达到28克。

胎儿的头发开始迅速地生长，皮肤上长着一层细细的绒毛，这层绒毛会在胎儿出生后消失。手指上会出现独一无二的指纹印。由于面部器官发育得比较完整了，所以胎儿这个时期能在妈妈的肚子里做许多事情，比如皱眉、斜眼睛、吮吸自己的手指等，这些对他自身大脑的成长都很有利。

▶▶▶ 第15周的胎儿

这一周胎儿身长、体重飞速增长，达到了10~12厘米，体重达到了50克。并且在随后的几周里，胎儿的身长和体重还会迅猛地增长，会是现在的1倍甚至更多。

此时腿长超过了胳膊，手的指甲也完全形成了，并且指部的关节可以活动了。胎儿最大变化就是会在你的子宫里打嗝了，这其实是开始呼吸的征兆，不过由于此时气管里充斥的是流动的液体而不是空气，所以你听不到这个声音。

/爱心提示/去医院做个产检

孕14~18周时，孕妈妈要去医院做个产检，尤其是大龄孕妈妈、曾经有过流产和死产史的孕妈妈，可以通过检查来对胎儿的先天性与遗传性疾病作出判断。

▶▶▶ 第16周的胎儿

这一周的胎儿身长大概达到了12厘米，体重迅速增加到150克，更让孕妈妈开心的是，你能比较明显地感觉到胎动了，有的时候还会有些许的触痛感，这都是正常反应，不用担心。

现在的胎儿会在你的子宫里玩耍了。他最喜欢玩的便是跟他紧密联系的脐带了，有时他会去拉它，把脐带紧紧地拉住使得只能有很少的空气进入。不过你不用担心他会将脐带拉得过紧，让自己没有一点空气和养分，他自己有分寸，不会让自己太难受的。胎儿循环系统、消化系统以及尿道在这一周也完全步入正轨了，他能够不断地吸入和呼出羊水了。

> ┌ /爱心提示/**多与胎儿进行交流** ──────────────
>
> 这一时期是怀孕最有意思的时候的开端，孕妈妈要抓住这段时间多与胎儿进行互动交流，要与胎儿成为朋友，建立良好的母子关系。

孕4月孕妈妈身体的微妙变化

▶▶▶ 腹部开始隆起

这一个月子宫已经像婴儿的头部一般大小，孕妈妈的下腹部开始隆起，原来的裤子或裙子可能会穿着有些紧了，要开始换穿孕妇装了。

▶▶▶ 乳房明显增大

孕妈妈的乳房在这一个月也明显增大，而且乳晕的颜色变得更加深了。除此之外，有的孕妈妈的乳头还能挤出乳汁来，看上去就好像是刚刚分娩后分泌的初乳。

▶▶▶ 早孕反应逐渐消失

早孕反应会逐渐消失，食欲开始增加。并且由于胎盘已经形成，流产的可能性减少了很多，可以说是进入了相对安定的时期，孕妈妈的身心也会变得舒畅很多。不过白带增多、腹部感觉沉重以及尿频的现象依旧存在。

▶▶▶ 基础体温开始下降

从这个月开始，孕妈妈的基础体温开始下降。

孕4月营养与饮食指导

增加主食摄入，保证热量供给

孕中期是胎儿迅速发育的时期。这一时期胎儿不仅身高、体重迅速增加，组织器官也在不断地生长发育，同时孕妈妈的体重也会快速增加，因此需要的热量也随之增加。为了满足胎儿的迅速发育以及保证孕妈妈营养素存储的需要，这一时期孕妈妈要调整饮食，不失时机地补充营养。其中增加主食的摄入，对保证充足的热量是很有必要的。

▶▶ 孕中期孕妈妈的饮食原则

1. 增加主食的摄入。适当增加米饭、馒头等主食的量，同时适当地搭配一些杂粮，如小米、玉米、红薯等。通常而言，孕中期孕妈妈每天摄入的主食应该在350～450克。

2. 增加动物性食物的摄入。动物性食物是优质蛋白质的重要来源，也是胎儿生长发育的物质基础。素食孕妈妈可以用豆类以及豆制品来代替动物性食物，因为豆类以及豆制品所提供的蛋白质质量与动物性食品差不多。

▶▶ 孕中期孕妈妈一天膳食构成

谷类食物	350～450克
大豆制品	100克
鱼、禽、瘦肉	150克
鸡蛋	1～2个
海产品	50～100克
动物肝脏或动物血	25克
牛奶或酸奶	400～500毫升
蔬菜	300～500克
水果	200～400克

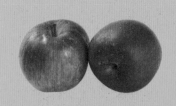

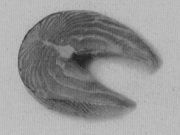

孕妈妈如何健康吃夜宵

孕妈妈对营养的需求量比孕前增多，往往比较容易饿，尤其是晚上。这时就需要适当吃点夜宵，以免饿得睡不着觉。

▶▶▶ 吃夜宵的注意事项

1. 适当地补充能量就可以了，高油脂高热量的食物，如油炸物、烧烤、比萨饼等垃圾食物要避免吃。因为油腻的食物会增加肠胃的负担，影响睡眠甚至是第二天的食欲。水分和糖分含量高的水果以及利尿的食物也要避免吃，否则也会影响睡眠。

2. 吃夜宵与睡眠之间一定要间隔一定的时间，最好在睡觉前2小时就将夜宵吃完。

3. 由于空腹吃甜品会使得胃酸过多，引发胃部不适，所以最好不要用甜品来做夜宵。

4. 夜宵的量一定要小，不能超过全天进食份额的1/5，品种可以多样一点。

5. 不要吃得太咸，否则的话会让你喝大量的水，使得夜尿增多，早晨起来还可能面部肿胀。

/爱心提示/粥是夜宵的首选

粥中的淀粉能够与水分充分结合，不但能提供一定的热量，还能提供一定的水分，并且粥营养美味又容易消化，不会给肠胃造成负担，所以是健康夜宵的首选食物。鱼片粥、猪肝粥、八宝粥都是不错的选择。

科学合理地补充钙质

▶▶▶ 孕妈妈每天需要补充多少钙质

中国营养学会建议孕妇和乳母每日应摄入钙质1000～1200毫克。

▶▶▶ 哪些食物富含钙，该怎么吃

牛奶 500毫升牛奶里面就含钙300毫克，并且牛奶中的钙质很容易被人体吸收，所

以，牛奶可以作为日常补钙的主要食品。需要注意的是牛奶加热时不能搅拌，加热到60~70℃就行。另外其他奶制品如酸奶、奶酪、奶片，也是很好的补钙食品。

蔬菜 有很多蔬菜也是钙含量很高的食物，如100克雪里红含钙230毫克；100克小白菜、油菜、茴香、芫荽或者芹菜含钙大约150毫克。蔬菜在炒的时候要多加水、时间要短，菜不能切得太碎。

豆制品 豆类食品的含钙量也非常高，500克豆浆里含钙120毫克，150克豆腐的含钙量达到了500毫克。不过豆类食品在吃的时候要注意，例如豆浆需要反复煮开7次后才可以食用；而豆腐不能和菠菜同吃，因为菠菜中含有草酸，它能与钙相结合生成草酸钙结合物，降低人体对钙的吸收率。豆制品如果和肉类一起烹煮，不仅美味，而且营养丰富。

海带和虾皮 海带和虾皮都是含钙量很高的海产品，每25克海带含钙达到了300毫克，每25克虾皮含钙更是达到了500毫克，而且它们还可以降血脂，预防动脉硬化。夏天将海带煮熟后凉拌，冬天用海带炖排骨，都是不错的补钙美食。用虾皮做汤或者做饺子馅、包子馅都是日常补钙很好的选择。

动物骨头 动物骨头里含大量的钙质，可是不溶于水，很难被人体吸收，所以在烹煮前要先敲碎它，加醋后用小火慢煮。

▶▶▶ 钙片怎么吃效果最好

1. 如果选择服用钙片来补钙，最好选择剂量小的钙片，每天分2次或者3次口服，比1次服用的效果好。喝牛奶补钙也一样要少量多次，如果将一杯500毫升的牛奶分成2~3次喝，补钙效果要好于1次全部喝掉。

2. 补钙的最好时机应该是在睡觉前和两餐之间。不过要在距离睡觉还有一段时间的时候服用钙片，最好是晚饭后休息半小时就可以服用了，因为后半夜和早晨人体的血钙浓度最低，最适宜补钙。

哪些食物不宜搭配食用

孕妈妈在日常吃饭的时候不可能只吃一种食物，各种各样的肉蛋蔬菜会搭配食用。食物搭配得当，会提升营养价值和吸收；食物搭配不当，则会降低营养价值，甚至会引起身体的不适，严重的话还会导致中毒。

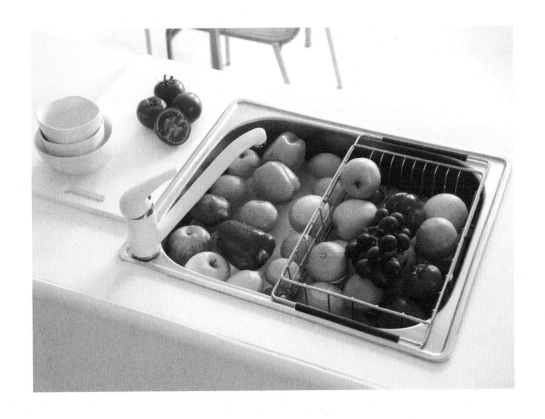

▶▶▶ 将能够提高营养价值的食材搭配食用

猪肝与菠菜 猪肝、菠菜都有补血之功能，一荤一素，相辅相成，对治疗孕期贫血有特效。

鸡肉与栗子 鸡肉补脾造血，栗子健脾，更有利于吸收鸡肉的营养成分，造血功能也会随之增强。老母鸡汤煨栗子效果更佳。

鸭肉与山药 老鸭既可补充人体水分又可补阴，并可消热止咳。山药也是滋阴之佳品，与鸭肉同食，可消除油腻，补肺效果更佳。

鲤鱼与米醋 孕妈妈的身体容易出现水肿。米醋有利湿的功能，若与鲤鱼伴食，利湿消肿的功能则更强。

豆腐与萝卜 这可是绝佳的搭配，因为豆腐属于"植物蛋白肉"，吃多了会引起消化不良，叫做"豆腐积"。萝卜特别是白萝卜的消化功能强，若与豆腐一起食用，会使其营养大量被人体所吸收。

选择健康安全的食用油

孕妈妈吃的食用油主要从营养性、安全性、烹调方法三个方面来考虑，如果能三者兼顾，做出来的菜一定可以营养、美味、健康兼备。

▶▶▶ 怎样从营养上把关

食用油的主要成分是脂肪酸，营养专家推荐的脂肪酸摄入比例为：饱和脂肪酸：单不饱和脂肪酸：多不饱和脂肪酸的比例=1：1：1。

事实上没有哪种油能达到理想水平，总是在某些成分上多一些或少一些，相对来说，亚麻子油、大豆油、玉米油、葵花子油、红花子油、橄榄油、野茶油等含不饱和脂肪酸较多，较为适合孕妈妈食用。

还可以根据孕妈妈自身实际情况选择。

麻油：香味浓郁，有润肠通便的作用，适合便秘的孕妈妈。

花生油：香气浓郁，含亚油酸、卵磷脂等有益成分也较多，但不适合较易上火的孕妈妈，天热时也不宜多食。

玉米胚芽油：其中的维生素E有保胎的作用，在孕早期可以考虑多用一些。

其他中、高档油：孕中期以后是胎儿大脑细胞的快速生长期，可以考虑将大豆油、葵花子油、橄榄油或野茶油等中、高档油混合使用。

> /爱心提示/**橄榄油虽好也不宜长期食用**
>
> 橄榄油是公认的健康油，但其中的不饱和脂肪酸基本上都是单不饱和脂肪酸，多不饱和脂肪酸很少，因此不能简单地认为长期给孕妈妈吃橄榄油才最好。

▶▶▶ 怎样从安全上把关

尽量选用大品牌、标示清晰、外观油色透亮的品种，不过生榨的油在冬天会出现沉淀，这是天气原因引起的，与加工工艺有关，不影响品质。

保证家庭用油安全还要注意的细节有：

1. 油不要烧到冒烟，烟中有致癌物质。

2. 油尽量不重复使用，重复的冷热交替容易使油变质。

3. 油壶用后要盖紧，防止空气接触过多氧化。

4. 油壶不宜放置在过热或阳光直射处。

▶▶▶ 怎样从烹调方法上把关

中式菜品 玉米油、花生油、野茶油、苦茶油等耐热性高的油。

我国的菜品需要炒制或油炸的居多，这就应选用耐热性较好的油，如玉米油、花生油等，否则不仅会破坏营养成分，高温还容易产生有害有毒物质。

西式菜品 牛油、黄油、奶油等荤油。

西式菜品往往不重温度，而胜在香味和卖相，黄油等油相对更香，且能让面点产生起酥的效果，不过这类油孕妈妈不能吃太多，因为饱和脂肪酸和胆固醇含量高。

凉拌菜品 芝麻油、麻油等香油。

这类油香气四溢，可令凉菜更开胃；也可用大豆植物油、橄榄油等颜色清亮的油，但香味则逊色多了。

┌─ ╱爱心提示╱**各种食用油搭配食用最好** ───────────

　　各种食用油都有其独特性，不宜长期食用同一品种的油，应根据孕期需要、口味、菜品要求进行搭配，这样才能保证营养摄入平衡，有利健康。

└──────────────────────────────────

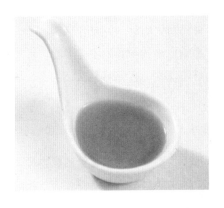
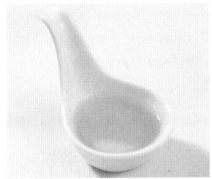

红枣好处多，孕妈妈如何吃

红枣含有丰富的营养物质特别是微量元素和维生素含量丰富，对于孕妈妈补充营养及胎儿生长发育都有很大的帮助。

▶▶▶ 红枣对孕妈妈的诸多好处

促进胎儿大脑发育 红枣中含有十分丰富的叶酸，微量元素锌的含量也很丰富，有利于大脑发育，促进智力发展。

增强免疫力 红枣含有丰富的维生素和矿物质，尤其是维生素C，可增强抵抗力。

安神补血 红枣可促进对铁质的吸收，具有养血安神、舒肝解郁的作用，如果孕妈妈感到精神紧张和烦乱，不妨在汤或粥中加点红枣同食。

降血压 红枣中含有芦丁，可软化血管、降低血压。

健脾益胃 红枣能补益脾胃，多吃红枣能显著改善肠胃功能，达到增强食欲的功效。

▶▶▶ 孕妈妈吃红枣应注意的细节

1. 红枣可煮、可蒸、可生食、可制甜羹，也可调制家常小菜，还可配合其他食品烹调，如果是用红枣进补，则水煮最好，这样不会改变药效，也可避免生吃引起腹泻。

2. 生食红枣时，一定要洗净，否则红枣上可能会残留农药。

3. 红枣是一种容易变质、发酵的食品，尤其是生红枣，一定要注意选择和储藏，变质的红枣不能吃。

4. 红枣可以经常食用，但不可过量，否则会有损消化功能，并引起便秘等症。

5. 红枣糖分多，尤其是制成零食的红枣，患糖尿病的孕妈妈不应多吃。

6. 孕期水肿的孕妈妈不宜多吃红枣，因为红枣味甜，多吃容易生痰生湿，加重水肿。

─ /爱心提示/**自制红枣比红枣零食更健康** ─

市场上有各种红枣零食，它们大多糖分很多，想要吃到更健康的红枣可以尝试自制，例如将红枣去核后用小火烤成脆枣，蒸米饭时放一粒红枣进去，不仅味道香甜，而且滋润养颜。

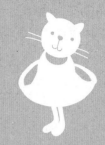

孕4月日常生活保健指导

体形发生变化，换穿合适的内衣裤

孕妈妈的体重日益增加，肚子也越来越大，胸部也会明显变大很多，原来的内衣、内裤都会显得紧绷了，要挑选合适的内衣、内裤了。

▶▶▶ 文胸的选购原则

1. 使用孕妇专用文胸。这类文胸一般是采用全棉材料制成的，触感柔和，罩杯、肩带等都经过特别的设计，不会挤压乳腺、乳头，引起发炎现象。根据乳房的变化适时更换文胸的尺码。通常来说，怀孕5个月之后，文胸的尺码要比怀孕前增大一个尺码以上；怀孕7个月之后，增大约两个尺码。

2. 不要选择普通钢托的和功能性文胸。普通的钢托文胸有可能会使乳导管堵塞或者造成乳腺炎，而导致产后无法产奶。原料中加磁或中草药，以及具备理疗功能的远红外线文胸也不要选。

▶▶▶ 内裤的选购原则

1. 纯棉材质。孕妈妈的内裤最好是纯棉材质的，透气性好，不会刺激皮肤，穿着舒服。

2. 孕后期要选择托护内裤。孕8～10个月时，孕妈妈的腹部会特别突出。这时选择有前腹托护功能的内裤比较舒适。腹壁特别松弛、腹部下垂得很厉害的孕妈妈还可以选择腹带。不管是托护内裤还是腹带都要选择托护部位材质弹性比较好的产品，腹带在晚上睡觉时应该解下，免得影响胎儿的发育。

孕期视力不稳定，保护眼睛很重要

怀孕后由于孕妈妈体内激素发生变化，使得眼睛的内部结构也会出现微小的变化，有可能会导致视力下降。这种情况只是暂时的，如果孕妈妈在孕期注意保护眼睛，视力在产后是能够恢复的，否则就有可能造成不可逆的视力下降。那么孕期如何保护眼睛呢？

▶▶▶ 用眼时的注意事项

1. 连续近距离用眼时间不能太长，看书或者看电视、看电脑40～50分钟后，要停下来闭目休息或看远处3～5分钟，防止眼肌过度疲劳。

2. 长时间用眼后做眼保健操，并要坚持。

3. 室内灯光不能太强，也不能太弱，尽量减少对眼睛的刺激。

4. 近视的孕妈妈要定期到专业的眼镜公司去检查视力，一旦发现视力减退要及时更换眼镜，防止近视的进一步加深。

▶▶▶ 保持合理的饮食结构

少吃糖果与高糖食品，如果糖吃得太多，血液中就会产生大量的酸性物质，这些酸性物质和体内的食盐，尤其是钙相结合，使得血钙减少，这就使眼球壁的坚韧性受到影响，使眼轴很容易伸长，从而助长近视的发生与发展。

多补充蛋白质、钙、磷，多吃胡萝卜、豆芽、橘子、红枣等对预防近视有帮助的食物。

专家热线常见疑问解答

⊚ 怀孕时能戴隐形眼镜吗？

🅐 最好是不戴，因为孕妈妈由于内分泌系统发生改变，角膜组织会出现轻度水肿，使得角膜的厚度增加。而隐形眼镜会阻隔角膜与空气的接触，使得角膜缺氧，敏感度降低，导致视力减退和无故流泪等。另外如果隐形眼镜清洁不彻底，更容易滋生细菌而致角膜发炎、溃疡。

孕妈妈身体各部位的清洗方法

孕妈妈怀孕以后，由于机体内分泌的改变，新陈代谢逐渐增强，汗腺及皮脂腺分泌也会随之旺盛。因此孕妈妈比常人更需要沐浴，以保持皮肤清洁，预防皮肤、尿路感染。但是如果在沐浴时不注意方法，有可能对孕妈妈和胎儿的健康造成影响。

颈部耳后 颈部、耳后是污垢容易堆积的部位，有的孕妈妈喜欢使劲搓，但要注意颈部容易生长小的丝状疣，一旦搓破，会引起感染。所以应用手指指腹轻轻向上来回搓揉。

腋下 腋下汗腺丰富，洗澡时不可用热水刺激，也不宜用澡巾用力搓。可抬起胳膊用温水冲洗，因腋下皮肤组织较松弛，可以把沐浴液揉出丰富泡沫后清洗，再以指腹按揉，促进血液循环。

乳头 孕妈妈要常用温水清洗乳头，但要注意保护乳房。不可用力牵拉乳房及乳头，不可用力搓揉，应以一手往上轻托乳房，另一手指腹顺时针方向轻揉。孕妈妈浴后可在乳部抹些橄榄油，可使乳房皮肤滋润而有韧性。

会阴 会阴部的清洁十分重要，应每天都用清水冲洗，及时去除排泄物、分泌物，也可用性质柔和的洗护用品清洗。孕妈妈在洗浴时应分开大小阴唇，由前往后清洗分泌物。大便后最好也要清洗肛门，洗去肛门褶皱中的污物，还可有效防治痔疮。

腹股沟 淋浴时应该用温水冲洗腹股沟，并用两个手指指腹从上向下抚摩轻搓腹股沟。身体较为肥胖的孕妈妈则要拨开褶皱仔细搓洗。

选购宽松舒适的孕妇装

大部分的孕妈妈在怀孕4个月时，就要开始选购孕妇装了，选购孕妇装要考虑到面料、色彩、款式等问题。

▶▶ 纯棉面料的孕妇装是首选

孕妈妈在孕期容易出汗，所以孕妇装应选择天然纤维材质的，利于通气降热。纯棉面料的吸湿性、透气性都比较好，穿着也舒服，是孕妇装的首选，亚麻面料也是不错的选择。夏天的时候还可以选择泡泡纱面料的，这种面料不但有很好的透气性，还能巧妙地掩盖住身体的臃肿。

孕妈妈最好不要选择纯合成纤维面料的孕妇装，因为这种面料的吸湿性和透气性都不好，易起静电，对胎儿有一定的影响。

▶▶ 孕妇装的色彩要柔和

柔和的色彩看起来赏心悦目，穿上这种颜色的孕妇装可以调节孕妈妈的情绪，让孕妈妈显得有精神，对孕妈妈和胎儿的身心健康有利。米白色、浅灰色、粉红色、苹果绿色等都是不错的选择。

▶▶▶ 孕妇装的款式要宽松

孕妈妈选择孕妇装时要选择宽松的款式，千万不要选择修身式的。宽松的胸腹部、袖口会让孕妈妈感到舒适。衣服最好是开前襟或者是肩部开扣的，上衣和裤子最好是分开的，便于穿脱。在宽松的原则上孕妈妈可以根据个人爱好选择不同款式，但不要选择太夸张的款式。其中背带式的孕妇装由于穿着方便，还能消除对腹部的压力，特别受欢迎。

根据孕期生物钟来安排生活

在一天中的各个阶段孕妈妈身体的反应都是不一样的，有的时候孕妈妈会觉得很困，有的时候又会觉得精神很旺盛，其实这一切跟孕妈妈体内的生物钟有着密不可分的关系。掌握孕期生物钟对孕妈妈合理安排每日活动十分有好处。

▶▶▶ 在恰当的时间做恰当的事

上午10：00～11：00：这个时间段内人类可以最大限度地承受各种疼痛。孕妈妈可以在这个时间段内从事烦琐的家务事或者工作上的难题。

下午1：00～2：00：这段时间，刚吃完午餐记忆力会有所减弱。所以最好在这个时间段小睡片刻，保证每天大约30分钟的午觉。

下午3：00～4：00：这段时间，身体各种功能处于最高运作阶段，最适合出门活动。在家休息的孕妈妈可以选择离家比较近的公园或其他幽静的地方进行散步。

下午5：00：这个时间是一天中食欲最旺盛的时间，孕妈妈可适当地吃一些点心或其他爱吃的食物。

凌晨1：00：这个时间是孕妈妈最容易感受到阵痛的时间。尤其是到了孕晚期的最后1个月，孕妈妈和准爸爸都必须在这个时间保持高度的警惕。

▶▶▶ 将生物钟调整到最佳状态

早上7：30：起床。起床后喝一杯水，可以补充晚上的缺水状态。

早上7：30～8：00：刷牙（早饭之前）。要么就等早饭之后半小时再刷牙。

早上8：00～8：30：吃早饭。早饭一定要吃，而且要吃好吃饱。孕妈妈可参考本书"早餐不但要吃，更要吃好"部分，其中有详细介绍如何吃早餐更营养。

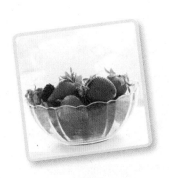
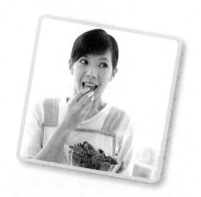

早上8：30～9：00：避免运动。研究发现，在早晨进行锻炼的运动员更容易感染疾病，因为免疫系统在这个时间的功能最弱。

早上9：30：开始一天中最困难的工作，因为这个时候头脑最清醒。

上午10：30：让眼睛离开屏幕休息一下。如果孕妈妈属于电脑一族，则需每工作1小时，就让眼睛休息3分钟。

上午11：00：吃点水果。这是一种解决身体血糖下降的好方法。吃一个橙子或红色水果，能同时补充铁和维生素C。

中午12：00～下午1：00：吃午饭。

下午2：30～3：30：午休一小会儿。

下午4：00：喝杯酸奶。这样做可以稳定血糖水平，有利于心脏健康。

下午5：00～7：00：锻炼身体。根据体内的生物钟，这是运动的最佳时间。

下午7：30：晚餐少吃点。晚饭吃太多，会引起血糖升高，并增加消化系统的负担，影响睡眠。晚饭应该多吃蔬菜，少吃富含热量和蛋白质的食物。吃饭时要细嚼慢咽。

晚上8：30：出去散散步，利于消化。

晚上9：30：看会儿电视放松一下，有助于睡眠，但要注意，尽量不要躺在床上看电视，这会影响睡眠质量。

晚上10：00：洗个热水澡。

晚上10：30～11：30：上床睡觉。如果孕妈妈早上7：30起床，那么在此时间段睡觉可以保证你享受至少8小时充足的睡眠。

专家热线常见疑问解答

Q 什么是生物钟？

A 生物钟是指生物在生长过程中机体自身对时间的记忆。比如你开始用闹钟每天早上6:00起床，可能一个月后你早上6:00起床的时候已经不用闹钟了。

身体状况若允许，可以游泳

只要掌握好游泳的方法、水温、运动量，孕妈妈的身体状况又比较好的话，孕妈妈游泳是有很多好处的。

▶▶▶ 孕妈妈游泳的好处

1. 能够增加肺活量，有利于分娩时长时间地憋气用力，缩短产程。

2. 水的浮力能够支撑沉重的妊娠子宫，从而使腰肌和背肌的负担得到减轻，使孕期常有的腰背痛症状得到缓解或者消除。

3. 可以减少胎儿对直肠的挤压，促使骨盆内的血液回流，有效预防便秘、下肢水肿和静脉曲张的发生。

▶▶▶ 孕妈妈游泳前的准备

1. 换上适宜的泳衣、泳裤，戴好泳帽，最好还戴上游泳镜。

2. 下水之前，要先量血压和脉搏做各种检查，正常的话才能下水游泳。

3. 入水前或出水后应选择防滑拖鞋，到了池边再脱掉，出水后就立刻穿上防滑拖鞋。入水时动作轻慢，切不可跳入水中。

▶▶▶ 孕妈妈游泳的注意事项

1. 孕妈妈游泳的最佳时间是在孕5~7月，此时已经进入妊娠的稳定期，胎儿的各个器官已经生长到位，可以适当进行游泳运动了。孕晚期则应停止游泳运动，以免羊水早破或者感染。

2. 选择卫生条件良好的游泳训练场地，场边应有专职的医务人员或救生人员，一旦发生意外，能够得到及时的救助。

3. 水温一般要求在29~31℃，在这种水温下孕妈妈的肌肉不容易抽筋，也没那么容易疲劳，而且这样的温度不至于太热，不会使孕妈妈的体温升高。

4. 选择仰泳的姿势或者是在水中漂浮、轻轻打水，避免剧烈动作，以免劳累。

5. 不要过度伸展关节，也不能潜水，以免发生溺水危险。

/爱心提示/游泳后的注意事项

将身体冲洗干净，并马上解小便，防止阴道炎或皮肤病的发生。游泳后体温略微下降，要注意保暖，还要及时补充水分。

孕5月，身心稳定的黄金期

▶▶ 第17周的胎儿

此时的胎儿长约13厘米，体重大约是170克，形状像个梨。

骨骼都还是软骨。循环系统、尿道还有肺不但逐渐发育，而且已经在工作了。可爱的胎儿会做像并拢指尖这样的更为细致的动作。小家伙很淘气，除了玩玩小手和小脚，也会去拉扯脐带。若是孕妈妈用手抚摩腹部，会感到胎儿的轻微反应，小家伙对触压有了感觉。

这一周可以借助听诊器听胎儿的心跳了，这对于孕妈妈来说，会更深刻地体会到胎儿的存在。

▶▶ 第18周的胎儿

这一周，胎儿的身长接近14厘米，体重大约200克。

此时胎儿的头已占全身长的1/3，眼睛原来偏向两侧，现在开始向前集中。头部及身体上呈现出一层薄薄的胎毛，白色的脂肪逐渐覆盖皮肤。手指脚趾长出指（趾）甲，并呈现出隆起；耳朵的入口张开；牙床开始形成；头发、眉毛齐备；由于皮下脂肪开始沉积，皮肤变成半透明，但皮下血管仍清晰可见；骨骼和肌肉也越来越结实，骨骼差不多已成为类似橡胶的软骨，并开始逐步硬化。

▶▶ 第19周的胎儿

这一周胎儿大约有15厘米长，体重约225克，身体比上个月长了2倍。

小家伙的胸脯不时地鼓起来、陷下去，这是胎儿为了适应以后离开妈妈的"小房子"的生活在努力练习呼吸呢。只是胎儿此时呼吸的不是空气，而是羊水。胎儿越来越不老实了，时不时地踢腿、屈身、伸腰、滚动以及吮吸自己的大拇指。

/爱心提示/开始自己监测胎动

随着胎动的增多，孕妈妈可以自己监测胎动了。孕妈妈要向左侧躺卧，连续计数1小时内的胎动次数，最好每天早晨、中午、晚上各测一次，并在做产前检查时将胎动记录提供给医生参考。

▶▶▶ 第20周的胎儿

胎儿的头发在迅速生长，身体比例终于显得匀称，皮肤渐渐显现出红色，皮下脂肪开始沉着，皮肤不透明了。

各种感觉器官比如味觉、嗅觉、听觉、视觉等也在迅速生长发育，神经元也在胎儿的大脑中发育，神经元数量的增长开始减慢，但是神经元之间的相互连通开始增多。胎儿的心跳十分活跃，手脚可以在羊水中自由地活动。

孕5月孕妈妈身体的微妙变化

▶▶▶ 下腹突出，臀部丰满

怀孕5个月时，孕妈妈的子宫又长大了一些，用手触摸肚脐和耻骨之间可感到有一团硬东西，这就是子宫的上部。此时下腹部明显突出，可测得子宫底高度在耻骨联合上缘的15～18厘米处。臀部也因脂肪的增多而显得浑圆，从外形上开始显现出较从前丰满的样子。

▶▶▶ 头发性质改变

怀孕后，由于激素的变化，孕妈妈头发的生长速度一般会加快，显得比以前多且有光泽。但另一种可能是油性的发质变得更油，干性的发质变得更干、更脆，而且头发也掉得较多。

▶▶▶ 肤质发生变化

由于孕激素和雌激素分泌的变化很大，孕妈妈的皮肤也会有很大的改变。有的孕妈妈皮肤滋润光泽，有的则越发油腻甚至长出小痘痘，干性皮肤则更加干燥以至有皮屑脱落。

▶▶▶ 指甲长得快，易断

内分泌的变化，使孕妈妈的指甲长得很快，而且很脆、易折断。

▶▶▶ 乳房形状变化

伴随着乳房的胀大，左、右乳头之间的距离开始逐渐变宽，双乳开始向腋下扩展并下垂。乳头很干燥，有时会内陷。有些孕妈妈还能挤出黏稠、颜色微白的液体。

孕5月营养与饮食指导

孕妈妈每日尽量吃全五色食材

时下非常流行五色食物保养五脏法，五色食物减肥法等，其实道理是一样的，人们意识到不同色彩的食材含有不同的营养元素，因此孕妈妈也应该学学这五色养身法，每日争取吃全五色食材。

▶▶ 红色食物

红色食物有助于减轻疲劳，并有驱寒作用。红色食物还能护心。如红甜椒、红苹果、红枣、西红柿等。

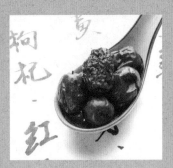

▶▶ 白色食物

具有非常好的养肺抗癌的功效，并含有丰富的抗氧化物，具有抗衰老的作用。如山药、大白菜、牛奶、白肉（鱼、禽类）、米面、豆腐、冬瓜、花菜等。

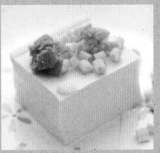

▶▶ 黄色食物

能让人集中精神，具有健脾作用。比如蛋黄、小米、玉米、木瓜、柑橘、香蕉、胡萝卜、黄豆等。

▶▶ 绿色食物

具有调和身体功能的功效。大部分蔬菜都拥有绿色的能量，可以维持人体的健康和活力，而且提供大量的纤维素，有助于清理肠胃。

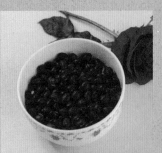

▶▶ 黑色食物

能够养肾。如紫米、黑芝麻、黑豆、紫菜、黑木耳、茄子等。

大豆及豆类制品不可过量食用

▶▶▶ 大豆要适量食用

大豆营养丰富，是质优价廉的营养品。一般人们认为食用大豆是安全的，这其实是一个误区。食用大豆也必须适量（一般干豆类每天食用不要超过50克），过量食用会产生不良反应。因为大豆中含有植物雌激素，吃多了可能会造成男性胎儿生殖器官畸形或性功能出现障碍。

▶▶▶ 食用豆制品也要注意

豆浆 豆浆中的植物性蛋白质和铁、铜的含量均高于牛奶中的含量，同时还富含多种维生素，孕妈妈常喝豆浆可防止贫血或低血压。但豆浆也含有某些抗营养因素，不仅不利于人体对养分的消化吸收，反而有害健康。另外豆浆性质偏寒，体质虚寒、消化不良、嗝气和肾功能不好的孕妈妈最好少喝。

> /爱心提示/豆浆不可以放红糖
>
> 豆浆里不能加红糖，因为红糖里有多种有机酸，它们和豆浆里的蛋白酶结合，容易使蛋白质变性沉淀，不容易被人体吸收，而白糖就不会有这种现象。

豆腐 豆腐营养丰富，含有铁、钙、磷、镁等人体必需的多种微量元素，还含有糖类、丰富的优质蛋白，素有"植物蛋白肉"之美称。但是豆腐毕竟是豆类制品，吃太多会引起消化不良及加重肾脏的排泄负担。

滥服鱼肝油会致胎儿畸形

▶▶▶ 孕妈妈不要滥服鱼肝油

孕妈妈怀孕后都会担心缺乏营养元素，一般都特别紧张，尤其是家里人，总会给补这补那。但是告诫各位孕妈妈，想要补什么营养元素最好先去征求医生的意见，不要自己滥补。比如鱼肝油，就不是可以随便补的。

鱼肝油含维生素A和维生素D，因此常用来防治维生素A和维生素D缺乏症。对于一个正常人来说，人体需要维生素A的量极微，日常的饮食已能满足生理需要。孕妈妈是否需要服用鱼肝油应在医生指导下进行，如果滥服鱼肝油，导致维生素A和维生素D服用超标，则会造成体内的胎儿畸形，比如会导致胎儿先天性心脏病以及眼睛和耳朵和腭部畸形，还有可能生出智障儿。维生素D补充过多（每日超过15毫克）还容易造成孕妇的软组织钙化。

▶▶▶ 如何正确服用鱼肝油

如果因治病需要，孕妈妈服用鱼肝油应按医嘱服用。可以减少分量和次数来服用。如果鱼肝油的正常用量是一天3次，一次1勺，那么可以改为两天1次，一次1勺。

其实最好的补充营养是通过饮食调节，孕妈妈应该牢记这个原则，多吃自然食品，而不要迷信各种补药。

孕妈妈应少吃盐

▶▶▶ 过量摄盐的危害

加速钙质流失：盐的主要成分是钠，而钠是导致人体钙质流失的杀手。人体的肾每天会将使用过的钠随着尿液排到体外，每排泄1000毫克的钠，大约也会同时耗损26毫克钙。据研究钠通常会使女性的骨钙每年流失约1/100，而患有高血压的孕妈妈体内钙质流失更严重。

导致感冒：吃得过咸，会减少人体口腔中唾液的分泌，导致口腔黏膜水肿、充血、病毒增多，易引起上呼吸道感染，最终引起感冒。

易患胃病：胃黏膜会分泌一层黏液来保护自己，但这种黏液怕盐，如果吃得太咸，日积月累，胃黏膜的保护层就没有了。长期下去，就会导致胃溃疡、胃炎，甚至胃癌。

引起高血压：现代医学证明，吃得过咸可以导致高血压。据调查日本东京北部地区居民平均每天吃盐25克，患高血压的人占全体居民的30%～40%；生活在北极圈的爱斯基摩人，每天吃盐量低于5克，几乎没有患高血压的。

加重肾脏负担：怀孕期间，孕妈妈的肾脏除了处理自身废物外，还要处理来自胎儿的一些废物，所以负担比较重，盐摄入多就更容易加重肾脏负担。

加重水肿：孕妈妈怀孕晚期一般都会出现水肿，如果盐摄入过多，加重水钠潴留，更容易加重水肿且使血压升高，甚至引起心力衰竭等疾病。由于钠离子是亲水性的，会造成体内水的潴留，开始时这会使细胞外液积聚，如果积聚过多，会导致孕妈妈水肿。

▶▶▶ 孕妈妈每日吃盐量

在一般情况下，女性孕前和孕后在钠的摄入上差别不是很大。世界卫生组织规定，成人每日钠盐摄入量应不超过6克，一般情况下，孕妈妈的食盐摄入量控制在每日6克内。

但如果孕妈妈除有下肢水肿外，还伴有高血压、蛋白尿等妊娠高血压症状时，则应该严格限制食盐的摄入。通常主张轻症者每天食盐摄入量控制在5克以下，重症者应控制在2克以下。同时妊娠期间不应服用利尿剂，以免造成钠的损失。

／爱心提示／减少用盐量的方法

1. 炒菜时不宜先放盐，而应把盐直接撒在菜上。

2. 利用酸味来诱发食欲，如用醋拌凉菜。

3. 将气味强烈的食材（如青椒、西红柿、洋葱、香菇）和味道清淡的食物一起烹调。

适量食用坚果，给孕妈妈添营养

坚果中富含蛋白质、脂肪、糖类以及维生素、各种矿物质、膳食纤维等营养成分。另外它们还含有多种不饱和脂肪酸，包括亚麻酸、亚油酸等人体的必需脂肪酸。可以清除自由基、调节血脂、提高视力，还能补脑益智。吃坚果对改善脑部营养很有益处，对腹中的胎儿也能起到补脑作用，特别适合孕妈妈食用。

▶▶▶ 哪些坚果适合孕妈妈

核桃仁 多吃核桃仁可以补脑、健脑，以及增强机体抵抗力。核桃仁还有镇咳平喘的作用。所以经历冬季的孕妈妈，可以把核桃仁作为首选的零食。核桃仁可以生吃，可以做成琥珀核桃仁，或者煮粥时放入一些。

花生 花生富含蛋白质，而且易被人体吸收。花生仁的红皮还有补血的功效。花生可以与红枣、莲子等一起做成粥或甜汤，也可以做成菜肴，比如宫保鸡丁。为了补血不要把花生仁的红色种皮剥掉。

瓜子 多吃南瓜子可以防治肾结石；中医认为西瓜子性味甘寒，具有利肺、润肠、止血、健胃等功效；葵花子所含的不饱和脂肪酸能起到降低胆固醇的作用。

松仁 含有丰富的维生素A和维生素E，以及人体必需的油酸、亚油酸和亚麻酸，还含有其他植物所没有的皮诺敛酸。它不但具有益寿养颜、祛病强身之功效，还具有防癌、抗癌之作用。孕妈妈可以直接生吃，或者做成美味的松仁玉米来吃。

榛子 含有不饱和脂肪酸，并富含磷、铁、钾等矿物质，以及维生素A、维生素B_1、维生素B_2、烟酸，经常吃可以明目、健脑。

开心果 开心果富含不饱和脂肪酸以及蛋白质、微量元素和B族维生素，属于低糖类膳食。买来的开心果是炒制好的，直接食用即可。

▶▶▶ 每天食用50克，多吃无益

坚果对孕妈妈和胎儿虽然有诸多好处，但凡事要有度，过犹不及。由于坚果类食物油性大，孕妈妈消化功能在孕期会减弱，如果食用过多的坚果，就会"败胃"，引起消化不良，甚至出现"脂肪泻"，适得其反。因此孕妈妈每天吃坚果达到50克就可以了，不要吃太多。

▶▶▶ 如何选购坚果

孕妈妈可以用"嗅"、"看"、"尝"来判断坚果炒货产品的质量。

嗅：如果坚果有哈喇味，说明产品已变质，就不要购买。

看：一般还是选择色泽接近自然状态的产品会更安全，比如开心果，就不宜选择颜色太白的。好的坚果炒货应该颗粒大小比较均匀，没有空壳、虫蛀、霉变的颗粒。

尝：好吃不好吃，尝一下就知道了。这可是最直接的方法。如果味道过咸或过甜等，或者吃起来感觉有刺鼻的味道就不要购买。

哪些食物可以帮助孕妈妈改善睡眠

孕期睡眠不好时，最好的方式应该是通过饮食调理或生活方式调理改善。可以帮助孕妈妈改善睡眠的食物有：

▶▶▶ 牛奶：睡前喝一杯牛奶

牛奶中含有两种催眠物质，一种是能够促进睡眠的色氨酸，另外一种是具有类似麻醉镇静作用的天然吗啡类的物质。

喝牛奶时可以加一点点糖，因为牛奶中的色氨酸很难进入人的大脑，如果加些糖，可以帮助色氨酸进入大脑，在睡前喝一杯可以让孕妈妈睡得更熟。

▶▶▶ 小米：睡前半小时进食

小米有较高的色氨酸含量，同时小米进食后能使人产生温饱感，促进胰岛素的分泌，能提高进入人脑的色氨酸的数量。

如果将小米熬成稍稠的粥，睡前半小时适量进食会对改善睡眠很有好处。

▶▶▶ 葵花子：可经常睡前食用

葵花子含多种氨基酸和维生素，可调节脑细胞的新陈代谢，改善脑细胞的抑制功能，睡前嗑些葵花子，可镇静安神、促进睡眠。

与葵花子相似的食品还有蜂蜜、莲子、核桃仁、红枣、豆类、百合、食醋等，均可经常在睡前食用。

▶▶▶ 含铜食物：可适当多吃

矿物质铜和人体神经系统的正常活动有密切关系，当人体缺少铜时，会使神经系统的抑制过程失调，致使内分泌系统处于兴奋状态，从而导致失眠。

孕妈妈可多吃一些含铜量丰富的食物，如乌贼、鱿鱼、蛤蜊、蚶子、虾、动物肝肾、蚕豆、豌豆和玉米等。

/爱心提示/ **孕妈妈失眠不可擅自服用安眠药**

孕妈妈失眠，如果经过饮食和生活方式调理还不见改善，可能与疾病有关，此时应咨询医生，不可擅自服用安眠药，以防对胎儿造成不利影响。

孕5月日常生活保健指导

孕期眼睛易出现哪些变化

怀孕后，孕妈妈的内分泌、血液、心血管、免疫乃至新陈代谢，都会在不知不觉中发生种种改变，以适应胎儿的生长需要，孕妈妈的眼睛也会受到一些影响，最常见的变化有：

▶▶ 眼角膜变化

因为水肿的原因，孕期角膜厚度增加的可能性增大，角膜弧度也开始变陡，眼泪变得不容易流出了，眼睛经常感觉干涩。随着角膜和晶状体的水分的增加，眼睛近视的度数也会加深，视力疲劳和眼睛模糊的程度会加大。

保养眼睛须知

这时不建议孕妈妈改变眼镜度数换新眼镜，因为这种度数的加重是暂时的，产后6周会逐渐恢复，孕期正确的做法是多让眼睛休息。

▶▶ 眼周色素加深

也就是我们平时说的黑眼圈加深，但这一般只是生理上的加重，在分娩之后就会逐渐恢复，也并非每个人都会出现，孕妈妈不要担心。

保养眼睛须知

孕妈妈可以适当多吃一些胡萝卜，胡萝卜可补充维生素A，这对眼球和眼肌都有滋补作用，可改善黑眼圈，同时也能有效增进视力。

▶▶ 眼干涩

由于孕期泪液分泌减少，泪液中的黏液成分增加，眼睛得不到正常润滑，容易干涩，症状常见的有灼痛、发痒、怕光等，眼泪不经意间就会流出。

保养眼睛须知

千万不要盲目地认为眼干涩是眼睛发炎了，更不可盲目地使用眼药，应该到医院进行精确的检查，听取医生的建议。可以多吃一些胡萝卜及绿色或黄色蔬菜、红枣等，食疗是改善眼干涩的有效良方。

▶▶▶ 眼睛酸痛

在孕期，如果过度用眼常出现眼胀痛，如果眼胀痛伴随眼红、怕光、视力下降，要及时就医，以排除虹膜睫状体炎；眼球转动疼痛伴随视力明显下降，要警惕视神经炎；头痛的同时发生眼痛和视觉异常，要到神经内科就诊。

保养眼睛须知

用眼时要注意休息，经常看看远处，并注意坐姿，坐在椅子上时肩膀和背部要放松舒展，如果长期重度眼胀、眼酸，可能是其他疾病引起的，应及时就医。

📞 专家热线常见疑问解答

Q 哪些孕妈妈需要特别注意眼睛变化？

A 第一次怀孕、年纪太大或太小以及患高血压、糖尿病的孕妈妈，都要注意眼睛并发症，眼睛比较敏感，容易因为眼睛变化而衍生并发症，因此以上孕妈妈最好每2～3个月就检查一下视力。

护理乳房，保护好宝宝的"粮袋"

母乳是宝宝最好的粮食，很多妈妈也都会在产后选择母乳喂养，但有时候会因为各种乳房问题而导致妈妈不能顺利哺乳，比如乳头内陷、乳腺管不畅通、乳头皲裂等。妈妈只有在孕期提前对乳房进行护理，才能避免产后哺乳时一些不必要的麻烦。

▶▶▶ 坚持清洁和按摩乳房

从孕5月起，孕妈妈的乳头中一般就能挤出初乳了，会在乳头上结成痂。孕妈妈在这段时间最好每天洗澡，要是天冷，可以做局部的清洁。在清洁完之后要做乳房按摩，坚持到宝宝出生的时候，就能顺利地进行母乳喂养了。

▶▶▶ 正确地清洁和按摩乳房

清洁：先将乳痂清除掉，然后用温热的毛巾将表面的皮肤清洁干净，用热毛巾对清洁好的乳房进行热敷。

按摩：将拇指同其他四指分开然后握住乳房，从根部向顶部轻推，将乳房的各个部位都做一遍，最后挤压乳晕和乳头就能挤出初乳，每天这样做可以保证乳腺管畅通。

养护：用温和的润肤乳液将清洗干净并按摩完毕的乳房再进行一次按摩，这次按摩的重点是乳头，要给它一定的压力，用两三个手指捏住乳头然后轻捻，手指要沾上乳液，使乳头的皮肤滋润，这样当宝宝咬住它并用力吸的时候就不会裂开，从而避免造成额外的伤痛。

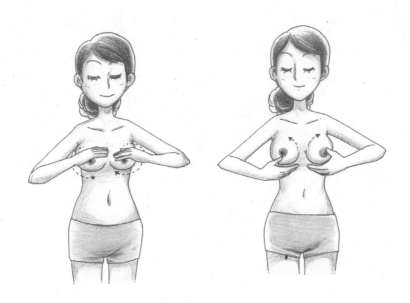

▶▶▶ 纠正乳头内陷

乳头内陷明显会导致产后哺乳发生困难，甚至无法哺乳，乳汁淤积，继发感染而发生乳腺炎。因此乳头内陷的妈妈，应该于怀孕5～6个月时开始设法纠正。

推荐给孕妈妈乳头内陷的纠正方法

方法一：用一手托住乳房，另一手的拇指和中、食指抓住乳头向外牵拉，每日2次，每次重复10～20次。

方法二：将两拇指相对地放在乳头左右两侧，缓缓下压并由乳头向两侧拉开，牵拉乳晕皮肤及皮下组织，使乳头向外突出，重复多次。随后将两拇指分别在乳头上下侧，由乳头向上下纵向拉开。每日2次，每次5分钟。

方法三：用一个5毫升空注射器的外管扣在乳头上，用一橡皮管连接另一个5毫升注射器，利用负压抽吸方法也有助于乳头外突。

体形脚形变化，换双舒适合脚的鞋子

孕妈妈身体变化很大，体形越来越笨重，脚部负担也越来越重。双脚更不堪重负，肿胀、干燥，甚至疼痛现象时有发生。这时一双舒适合脚的鞋子对孕妈妈来说非常重要。

▶▶▶ 面料柔软舒适

春秋季节可以选择布料鞋，因为布料的透气性、吸汗性比较好，也更为柔软，可弯曲性更高，行走起来比较省力。冬天穿保暖性好的鞋子，皮革鞋为首选，最好选择柔软轻薄的牛皮、羊皮鞋。

/爱心提示/冬季孕妈妈最好少穿长靴

孕妈妈身体末梢血液循环较差，而长靴又是包裹小腿和脚部的设计，一般比较紧，透气性也不好，这会更加阻碍脚部血液循环，引发冻疮。如果要穿，最好选择踝部和腿部比较宽松的长靴。

▶▶▶ 款式要宽松

最好选择圆头的鞋子，且要有一定的肥度，尺码最好比脚大1码。如果要去买鞋，宜在下午3：00～4：00，因为这时是一天中脚部肿胀度最大的时候，依这时的脚形买鞋，才不至于使鞋码偏小。

▶▶▶ 鞋跟2厘米左右

一般认为怀孕后要穿平底鞋，其实不然，孕妈妈鞋跟理想的高度为2厘米左右，且后跟要宽大、结实、有弹性。因为孕妈妈由于腹部的压力，重心会自然后移，穿平底鞋时脚跟先着地，脚尖后着地，不能维持足弓吸收震荡，容易引起肌肉及韧带的疲劳和损伤。

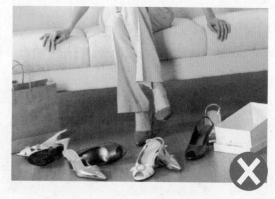

孕妈妈驾车安全守则

怀孕后反应一般都会变得迟钝，而驾驶汽车需要全神贯注，这会让孕妈妈感到更加疲劳、紧张、焦虑，也不利于胎儿。驾车时长久的坐姿，也会影响孕妈妈身体的血液循环。为了避免各种意外，孕妈妈们最好不要自己开车。必须自己驾车时一定要遵守以下安全守则：

▶▶ 限制车速

孕妈妈要时刻牢记肚子里还有个宝宝，因此要把爱开快车的习惯改掉，时速不要超过60千米，最好不要开车上高速公路。

▶▶ 只走熟悉的路线

熟悉的路况可以令孕妈妈得心应手，而不会过于紧张。

▶▶ 避免紧急刹车、转弯

孕妈妈开车时要注意平稳操作，加速、转弯和刹车时都要保证车辆的平稳性。这样才能避免方向盘冲撞腹部，并保护胎儿不受激烈的摇摆和晃动，也尽可能地避免事故的发生。

▶▶ 系上安全带

有些孕妈妈认为系安全带会压迫到胎儿，因此驾车或乘车时不系安全带，其实这是不正确的。只要方法得当，系安全带对胎儿是没有影响的，而且这样才能真正保护胎儿。

┌─ /爱心提示/**孕妈妈系安全带的方法** ─────────────

　　孕妈妈的身材特殊，系安全带的方法也必须适当，需要注意一些细节：安全带的肩带置于肩胛骨的地方，而非紧贴脖子，安全带的肩带部分以穿过胸部中央为宜，不要压迫到隆起的肚子。安全带的腰带置于腹部下方，固定髋部而不要压迫胎儿。身体姿势要尽量坐正，以免安全带滑落压到胎儿。

▶▶▶ 孕早期和孕晚期不宜开车

孕早期由于早孕反应比较严重，孕妈妈常会恶心、呕吐、疲倦，而开车需要高度集中注意力，这种情况显然是不适合开车的。而到了孕晚期，孕妈妈的腹部已经变得很大，极易撞上方向盘或仪表板，造成损伤。当身体不适或者预产期临近时绝对不要驾车，以免途中突遇紧急分娩或因故流产。

给出门旅游孕妈妈的提示

在孕中期身心相对稳定的时候，孕妈妈是可以出门旅行的，但一定要做好周密的安排和相关的准备。

▶▶▶ 交通工具

尽量乘坐平稳宽大、附洗手间设施的交通工具，如火车、大型轮船等。旅途中孕妈妈应注意定时做腿部运动，促进血液循环。

短途旅行可以乘坐汽车，但一定要系好安全带。如果是长途旅行，最好不要乘坐汽车，改乘火车，这样能够避免颠簸引起流产。怀孕32周以内的孕妈妈是可以乘飞机的，乘机时最好选择紧靠通道的座位，这样便于经常起立活动下肢，防止水肿，也便于去洗手间。

▶▶▶ 住宿条件

尽量选择在星级宾馆住宿，要留意附近有没有医院。避免住宿在没有卫生保障、附近没有医疗机构的地方。

▶▶▶ 饮食准备

孕妈妈常常会感到饥饿，总是想吃东西。因此临行前一定要在包里放些干果和小点心等健康小零食。最好事先请医生开一些补充维生素和矿物质的药物，以防在长途旅行中不能正常补充新鲜水果、蔬菜和足够的蛋白质；也可以带一小袋奶粉，预备在没有鲜奶的时候喝。此外别忘了带些水。

▶▶▶ 预防疾病的侵袭

　　孕妈妈感冒发热、腹泻脱水是引起流产的主要原因。因此孕妈妈外出长途旅行一定要根据气候变化情况，及时增减衣服，防止着凉感冒。旅途中应讲究饮食卫生，饭前便后洗手，不吃生冷不洁的食物，不喝生水，尤其不要控制不住自己的欲望而乱吃车站、码头上那些小商贩的食物。

┌─ ╱爱心提示╱旅途中遇到紧急情况的处理方法 ─

　　孕妈妈发生腹痛、阴道出血等情况时，一定要及时终止旅游，立即就医。如果是与怀孕有关的意外，如流产、早产、妊娠并发症等，应先在当地稳定病情，陪同的家属可以请妇产科医师协助与当地医疗机构联系，视病情来决定留在当地或转回本地治疗。如果孕妈妈在国外旅游发生意外，家属可以请卫生机构或驻外机关协助处理。

▶▶▶ 需要携带的必备物品

　　宽松的衣裤、舒适的鞋袜、帽子、托腹带、护垫、产前检查手册、保健卡、平时产前检查医院和医师的联络方式、需要每日服用的维生素、对怀孕安全的抗腹泻药、口服的肠胃药、小袋的奶粉、孕妈妈怀孕周数的证明、防晒霜、润肤乳液、纸内裤、水、健康小零食、干净的毛巾和个人洗漱用品、护照或身份证、钱、纸巾等。

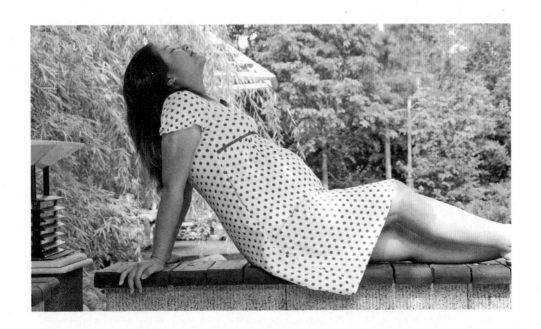

孕6月，给胎儿最好的关爱

▶▶ 第21周的胎儿

胎儿21周了，恭喜孕妈妈，安全度过了怀孕的一半时间啦！和宝宝相处得很愉快吧！

本周胎儿身长16～18厘米，体重300～350克。从这时起，胎儿的体重将会大幅度增加。眉毛和眼睑清晰可见，手指和脚趾也开始长出指（趾）甲。小家伙现在看上去变得滑溜溜的，他的身上覆盖了一层白色的、滑腻的物质，这就是胎脂。它可以保护胎儿的皮肤，以免在羊水的长期浸泡下受到损害。胎儿的听力达到一定的水平，他已经能够听到妈妈的声音了。如果是女宝宝，她的阴道现在已经形成了，并且会持续发育到出生。

小家伙现在非常爱动，平均一个小时可以动四五次呢！夜深人静的时候，可以强烈地感觉到。

> ⌐ /爱心提示/**脑迅速增长期**
>
> 妊娠的3～6个月是脑细胞迅速增殖的第一阶段，称为"脑迅速增长期"。主要是脑细胞体积增大和神经纤维增长，使脑的重量不断增加。

▶▶ 第22周的胎儿

本周的胎儿可以算作很健壮啦。身长19～22厘米，体重400克左右，看上去已经很像小宝宝的样子了。由于体形依然偏小，他的皮肤依然是皱皱的、红红的，这褶皱也是为皮下脂肪的生长留有余地。

嘴唇、眉毛和眼睫毛已各就各位，清晰可见，10个小手指上也已长出了娇嫩的指甲。恒牙的牙胚在发育。视网膜已经形成，具备了微弱的视觉。听力已经基本形成，他已经能够辨认孕妈妈的说话声、心跳声和肠胃蠕动发出的声音。

肺中的血管也在形成，呼吸系统正在快速地建立。胰腺及激素的分泌也正在稳定的发育过程中。男孩女孩各自的外生殖器已经形成，通过超声波已经能够判断出胎儿的性别。内生殖器（精巢和卵巢）也已形成，并各自开始分泌激素。

▶▶▶ 第23周的胎儿

又一周过去了，怎么样，孕妈妈是不是感觉胎儿越来越活跃了？

23周的胎儿看起来已经很像一个微型宝宝了，他的身长大约20厘米，体重大约450克。胎儿在这时候会不断地吞咽，但是他还不能排便，直到出生后才会自己独立完成这件事情。

胎儿在这时候更加喜欢听抒情幽雅的古典音乐。孕妈妈可以做一个实验，放些节奏快声音响的音乐，你会发现胎儿对这种音乐的反应很剧烈，胎动增加、幅度加大；当音乐换成轻柔舒缓时，胎儿会安静下来，可见他对音乐和声音的敏感程度。

▶▶▶ 第24周的胎儿

本周胎儿身长25~30厘米，体重500~550克，开始充满整个子宫空间。

此时胎儿身体的比例开始匀称，头的大小约为身长的1/3，鼻和口的外形会逐渐明显，而且开始长头发与指甲。全身被胎毛覆盖，皮下脂肪也开始形成，皮肤呈不透明的红色。

大脑发育得非常快，味蕾现在可能也在发挥作用了。他的肺里面正在发育着呼吸"树"的"分枝"和肺部细胞。汗腺也在形成。心脏的脉动也增强，力量加大，骨骼、肌肉进一步发育，手、足运动更活泼。呼吸系统也正在发育。他还在不断吞咽羊水，但是通常并不会排出大便，那得等到出生以后了。

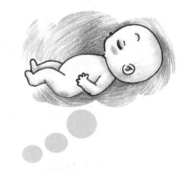

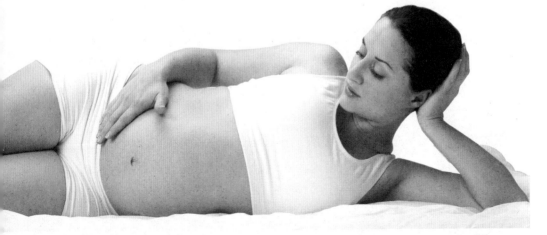

孕6月孕妈妈身体的微妙变化

现在已经进入怀孕的第6个月，到现在孕妈妈无论是身体、生理还是心理都发生了一些变化，让我们一起来看看吧。

▶▶▶ 腹部增大

孕妈妈身形最明显的变化就是腹部越来越大，下腹部隆起更为突出，腰部增粗开始明显，已接近典型孕妇的体形。宫高接近20厘米，子宫底已高达脐部，你自己用手就能明确地判断出子宫的位置。由于子宫增大、加重，孕妈妈的体态渐渐会发生这样的变化：脊椎向后仰、身体重心向前移，别人一看你的样子就知道你是个孕妇了。因为你对自己身体的这种变化还不太习惯，可能会容易出现倾倒。此时你一定要注意自己的重心，任何动作都要更小心一些。

▶▶▶ 腰酸背痛

增大的子宫使腰部负荷增加，加之腰部和腹部肌肉松弛，致使腰椎负担加重，孕妈妈在坐下或站起时常感到有些吃力，腰部和背部容易疲劳，时常觉得腰酸背痛、下半身很累。休息时可将枕头、坐垫等柔软东西垫在膝窝下；睡眠时应躺在平坦结实的床上，最好双腿屈曲；避免做经常弯腰的活动或长久站立，穿柔软轻便的低跟鞋或平跟鞋。注意摄取钙质也会减轻腰背痛，腰痛得厉害时可用热水袋热敷。

▶▶▶ 静脉曲张

由于增大的子宫压迫，腹腔大静脉回流受到影响，大约有50%的孕妈妈会发生腿部静脉曲张。轻微时几乎不会觉得疼痛，但随着症状加深形成的疙瘩会很疼痛，使腿变得更沉重，走起路来步履蹒跚。这时不要穿紧身衣裤，休息时注意把腿搭在椅子和靠垫上。如果已经出现静脉曲张，最好穿上孕妇专用的高弹力长袜，平时注意多按摩腿部。

／爱心提示／过量补充维生素D的危害

维生素D摄入过多，可导致特发性婴儿高钙血症，表现为囟门过早关闭、腭骨变宽而突出、鼻梁前倾、主动脉窄缩等畸形，严重的还伴有智商减退。平时常晒太阳的孕妇可不必补充维生素D和鱼肝油。

孕6月营养与饮食指导

孕妈妈补充营养不能闯的误区

由于传统观念的影响，以及对营养知识了解不够全面，孕妈妈常常会不经意地走向一些营养补充的误区。

▶▶ 误区一：多吃菜，少吃饭

许多人认为菜比饭更有营养，这种观点是极其错误的，米饭、面等主食是能量的主要来源，孕妈妈在孕中期以后一天应摄入400～500克的米面及其制品。

▶▶ 误区二：补钙就要多喝骨头汤

其实，喝骨头汤补钙的效果并不理想，骨头中的钙不容易溶解在汤中，也不容易被人体的肠胃吸收，喝过多骨头汤反而可能因为油腻而引起不适。

▶▶ 误区三：一人吃两人补

许多人认为孕妈妈要努力加大饭量，孕妈妈吃得多了胎儿就一定健康，其实孕妈妈即使食量加倍，胎儿真正所需要的营养量也不会随之加倍，反而容易导致孕妈妈肥胖。

▶▶ 误区四：有营养的东西摄入越多越好

孕期加强营养是必需的，但营养摄入绝非多多益善，太多的营养摄入会加重身体的负担，导致肥胖和冠心病，造成分娩困难。

/爱心提示/**超市的强化食品要慎选**

超市食品架上经常看见强化食品，就是在食品中补充某些特殊的营养素，这种食品要慎选，每个人对营养的需求是有限的，目前真正纳入政府行为强制推广的只有加碘盐，其他都采取食品生产商自愿添加、国家推广的方式来发展。

▶▶▶ 误区五：盲目购买营养保健品

营养品有无必要主要看身体是否需要，而且许多营养品的吸收效果并不会比普通食物更好（牛奶的补钙效果未必比钙剂差），购买营养品前最好先咨询一下有经验的产科医生。

季节不同，饮食方法也不同

中医养生讲究的就是依照四时更替合理安排人的饮食和生活，孕妈妈当然更不例外。

▶▶▶ 春季多吃甜食，少吃酸

中医认为，春季对应着肝脏，此时肝气旺盛，而酸味入肝。酸味食物有增强肝的功能，会让本来就偏旺的肝气更旺。肝旺就会损伤脾脏的功能，因此春季要少吃一些酸性的食物。

由于甘味入脾，因此甜味的食物就可以补脾脏，可多吃一些红枣、山药等补脾食物，补充气血、解除肌肉的紧张。因此春季多甜少酸利于壮肝益脾。

▶▶▶ 夏季慎食生冷，多吃苦

夏季气候炎热，易出汗，易耗伤气阴，人们会感觉到口干舌燥，所以要适当吃一些苦味的食物来降火。苦味食物能清泄暑热，以燥祛湿，可以健脾，增进食欲。

此外夏季还可以吃点酸味的食物，如西红柿、柠檬、草莓、乌梅、葡萄、菠萝、芒果、猕猴桃之类，它们的酸味能敛汗止泻祛湿，能预防流汗过多而耗气伤阴，又能生津止渴，健胃消食。如能在菜肴中加点醋，醋酸还可杀菌消毒防止胃肠道疾病发生。

▶▶▶ 秋季少吃辛，多吃酸

秋季干燥，养生重在润肺，适合平补，可以多吃芝麻、核桃、糯米、蜂蜜、甘蔗等，起到滋阴润肺养血的作用。还要适当多吃些酸味的水果，如石榴、葡萄等。

▶▶▶ 冬季多吃热食，补温助阳

冬季人体阳气偏虚，阴寒偏盛，阴精内藏，脾胃运化功能较强，因此饮食应温补助阳、补肾益精。热粥、羊肉、萝卜等都是温热益精的典型食物。

孕妈妈上火吃什么好

在天气干燥的时候，孕妈妈稍不留神就会上火，不仅会口干舌燥，还会心绪不宁，有的孕妈妈还会因虚火上升而大发脾气，这时就要注意去火，多吃去火食物。

▶▶ 苦味食物是去火佳品

"苦"味食物是"火"的天敌，若上火则首选食物应是苦味食物。苦味食物之所以苦是因为其中含有生物碱、尿素类等苦味物质，这些苦味物质有解热去火、消除疲劳的作用。

最佳的苦味食物首推苦瓜，不管是凉拌、炒还是煲汤，只要能把苦瓜做得熟且不失"青色"，都能达到"去火"的目的。除了苦瓜，其他苦味食物也有不错的"去火"功效，如苦菜、苦丁茶、芹菜、芥蓝等，同样能清火解暑。

▶▶ 夏季多吃新鲜蔬果

夏季蔬果多，可以多吃甘甜爽口的新鲜水果和鲜嫩蔬菜，如甘蓝菜、花椰菜、西瓜、苹果、葡萄等，它们富含钙、镁、硅等矿物质，有宁神、降火的神奇功效。

▶▶ 专家推荐的其他去火食物

大豆：大豆在滋阴、去火的同时还能补充因为高温而被大量消耗的蛋白质。

西瓜：西瓜性凉，吃了不会引起上火、心烦，而且含有丰富钾盐，能弥补人体大量造成的体内钾盐缺乏。但注意西瓜放入冰箱不要超过3个小时。

牛奶：中医认为牛奶性微寒，可以通过滋阴、解热毒来发挥去火功效，还能补充夏季人体因大量出汗而损失的水分。因此夏季上火可适当饮用牛奶去火。需要注意的是如把牛奶冻成冰块食用，很多营养成分都将被破坏。

草莓：草莓不但好吃，还有去火功效，能清暑、解热、除烦。

╱爱心提示╱去火润肺、排毒养颜——银耳雪梨

取银耳、木耳泡开，将火龙果取果肉，果壳待用，火龙果肉和雪梨切成均匀的块；将以上除火龙果壳外的材料同冰糖一起加满水用小火熬制1小时，将炖好的汤盛入火龙果壳中，撒上熟青豆、枸杞子即可。

孕妈妈冬季要注意补铜

铜是人体必需的微量元素，它能维持神经系统的正常功能。神经系统的许多重要物质需要铜的参与才能正常合成，因而人体缺乏铜时，会导致脑组织萎缩。

▶▶▶ 孕妈妈缺铜的害处

在红细胞的新陈代谢过程中，铜是铁的不可缺少的搬运工。如果人体缺少了铜，铁在人体内的流动就会受到阻碍，无法完成应有的使命——制造红细胞。如果孕妈妈体内含铜不足，就会发生贫血、关节炎、糖耐量下降、胆固醇增加等病症，还会使母体羊膜早破，导致流产。

▶▶▶ 孕妈妈如何补铜

铜的补充在孕晚期的3个月尤为重要，特别是在冬天，补铜能够有效降低早产率。铜在人体内不能储存，必须每日补充。

补铜以食补为主，含铜最多的食物包括海鲜、动物肝脏、粗粮、坚果、蔬菜以及巧克力。其他含铜的食物还包括土豆、豌豆、蘑菇以及木瓜、苹果等。

补充维生素K，预防出血病

维生素K是人正常凝血过程中必需的物质。维生素K缺乏与机体出血或出血不止有关。因此它也有"止血功臣"的美称。

▶▶▶ 孕妈妈缺乏维生素K的后果

人体若维生素K吸收不足，血液中凝血酶原减少，易引起凝血障碍，发生出血症。孕妈妈如果缺乏维生素K，会增加流产率，即使胎儿存活，由于其体内凝血酶低下，容易出血，或者引起胎儿先天性失明和智力发展迟缓甚至死胎，达不到优生的要求。

▶▶▶ 维生素K从哪里来

维生素K既可以从食物中摄取，又能在人体肠道内合成。除了使用口服和肌内注射的方式来补充维生素K外，孕妈妈还可以多食维生素K含量丰富的食物，如菠菜、菜花、大白菜、西红柿及鱼类等。

孕6月日常生活保健指导

通过指甲判断健康状况

孕妈妈身体的一些健康状况，会在指甲上有一定的反映，如果孕妈妈在平时多注意观察指甲上的微妙变化，便可预测身体的一些基本情况。

▶▶ 出现凹痕

如果孕妈妈的指甲上出现凹痕，那么可能缺钙就比较严重了，有时可能还伴随着肌肉痉挛、抽筋，骨头酸痛的现象。这时孕妈妈要多吃一些含钙高的食品，如牛奶、奶酪、鸡蛋、豆制品、海带、紫菜、虾皮等。

▶▶ 甲色苍白

如果孕妈妈的指甲形状像一个小匙子，甲色苍白，那么就有贫血的可能。孕妈妈可以在医生的指导下口服铁剂，严重者可能就需要输血了。

> **/爱心提示/任何指甲油都不宜在孕期使用**
>
> 不管是哪种指甲油，它们都会掩盖指甲的本来的颜色和光泽，而且其中的化学物质对胎儿的影响非常不好。

▶▶ 指甲无光

如果孕妈妈的指甲无光并且全部是白色的，这可能是妊娠合并有肝部疾病的征兆，同时还会常觉得手脚发凉、精神很差、易疲劳，而且皮肤干燥、粗糙。

白指甲的孕妈妈产检的时候别忘了化验肝功能，平时要注意做适当运动，增强血液循环，饮食要规律，减轻肝脏负担。

▶▶ 指甲发黄

如果孕妈妈的指甲发黄，很容易折断，做家务的时候轻轻碰撞一下，指甲就会整片整片地往下掉，那就要警惕有没有妊娠期糖尿病了。

糖尿病的明显症状不容易在孕妈妈身上发现，通常要靠抽血筛查和做糖耐量试验，如果孕妈妈发现指甲发黄、易折断，应请医生检查。

创造利于睡眠的卧室环境

孕妈妈孕期一定要休息好，为了创造一个利于睡眠的卧室环境，应该考虑以下几个方面：

▶▶▶ 灯光

1. 卧室的灯具不用太多，有两三种适当的就行了。一般来说落地灯、壁灯、小型的吊灯，都能营造利于睡眠的氛围。灯光则应以柔和为原则。

2. 为了出入方便而又不影响睡眠氛围，床头最好安一盏起夜灯，这样既能满足照明的需要，又不会过于亮眼，刺激视觉，影响睡眠。

▶▶▶ 声音

卧室是休息的地方，一定要保持安静，因此卧室门窗的隔音效果一定要好。夏季使用空调也一定要注意有很好的静音效果，不然就有可能影响睡眠。

▶▶▶ 颜色

卧室的色调要以宁静、和谐为主旋律。面积较小的卧室，以小花、偏暖色调、浅淡的图案较为适宜。色彩宜淡雅一些，太浓的色彩也难以取得满意的效果，如果房间偏暗、光线不足，最好选用浅暖色调。

▶▶▶ 气味

卧室里的任何要素都要以舒服的睡眠为前提。如果有难闻的气味，休息的效果就要大打折扣了。因此白天一定要给卧室多通风，在房间里放些菠萝皮、柚子皮，也能较快地去除异味。尽量不要用空气清新剂或者其他的化学用品，避免孕妈妈吸入后产生不良反应。

小小静电对孕妈妈身体也有害

生活中我们都有这样的体验，在脱衣服或触碰电器时，会产生噼里啪啦的响声，甚至还会出现闪亮的小光点，这就是静电。周围环境甚至我们的身上都会带有不同程度的静电，当静电积累到一定程度时就会发生放电。

▶▶▶ 静电的危害

静电是由不同物质的接触、分离或相互摩擦而产生的，生活中的行走、起立、脱衣服等，都会产生静电。静电不仅仅是难受一下，它对健康是有负面影响的。持久的静电可引起人体血液的pH值升高，尿中钙排泄量增加，血钙减少。静电对孕妈妈的健康危害最大，可致孕妈妈体内孕激素水平下降，使她们容易感到疲劳、烦躁和头痛等不适，甚至引发流产或早产。

▶▶▶ 什么情况下容易产生静电

1. 若空气比较干燥，相对湿度较低，会让皮肤表面异常干燥，电阻值增大，导致局部有大量电荷堆积。这种情况人体与其他物体的接触容易产生正负电荷，造成静电。

2. 化纤材料属于绝缘体，当化纤与其他物件发生电子转移时，由于其绝缘，电子不在化纤上移动，电荷不易导出，一旦条件成熟，人用手触及金属等导电物，人体静电就会突然释放，手指就会有电击的感觉。

▶▶▶ 预防静电的措施

1. 在室内种些适宜的花草，让环境保持适当的湿度；使用加湿器也是一个较好的办法。

2. 毛质或化纤质地的衣服容易产生静电，孕妈妈最好多准备些纯棉质衣物。

3. 避免长时间待在高楼大厦和电脑聚集的办公室，看电视或电脑时应打开窗户，看完之后应洗手、洗脸，使用保湿性能好的护肤品，以保证皮肤的水分。

4. 卧室内尽量不放或少放家电，避免人体与电器在近距离产生电场而碰触起静电。

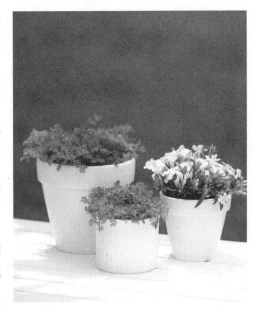

新装房污染严重，孕妈妈要远离

新装修的房屋污染非常严重，美国已将室内空气污染归为危害人类健康的五大环境因素之一，而世界卫生组织也将室内空气污染与高血压、胆固醇过高症以及肥胖症等共同列为人类健康的十大威胁。

▶▶▶ 新房给孕妈妈带来的影响

新房空气中存在500多种挥发性有机物，其中致癌物质就有20多种，致病病毒200多种。孕妈妈接触这些有害物质可以引起头痛、恶心、呕吐、抽搐、呼吸困难等，反复接触可以引起变态反应，如哮喘、过敏性鼻炎和皮炎等，长期接触则能导致癌症(肺癌、白血病)或引起流产、胎儿畸形和生长发育迟缓等。

> /爱心提示/**新车污染同样严重**
>
> 新车中含量最高的污染物质就是甲醛。甲醛是一种无色易溶的刺激性气体，其释放期长达3～15年，经呼吸道吸收。长期吸入甲醛可引发鼻咽癌、喉头癌等严重疾病。

▶▶▶ 远离新房是最好的避免伤害的方法

房子装修后一定要多通风，让有毒气体尽快淡化。也可放些植物或活性炭吸附有毒气体。最好的办法就是远离新装修的房屋，避免有毒物质危害自己和胎儿。

记录胎动规律，监测胎儿健康

▶▶▶ 胎动的类型

翻身运动 胎儿在腹中会左右转动自己的躯干，这就是翻身运动。这种运动平均持续3～30秒，动作强。孕妈妈会感到翻滚、牵拉的感觉。

四肢运动 胎儿有时会有单一的四肢运动，如拳打、脚踢。动作强、时间短，持续1～15秒。孕妈妈会有踢、猛动、跳动的感觉。

短促的高频率运动 这种运动为单纯肢体或胸壁的活动，其力量弱、时间短，通常都在1秒以内。孕妈妈可感到胎儿的颤动、弱的蠕动或打嗝。打嗝是一种胸壁运动，每日1～4次，每次持续1～13秒。

▶▶▶ 胎动的时间和规律

　　胎动是有规律的，一天中有两个时间段胎儿活动最为频繁，一个是上午7：00至9：00，另一个是晚上11：00至第二天凌晨1：00。孕妈妈可于每日早、中、晚在固定的时间内各数1小时，取坐位或卧位，3次相加乘以4，即为12小时的胎动数。12小时内胎动次数在30～40次算正常，低于20次要尽快找医生诊断。

┌─ ╱爱心提示╱**正常胎动的位置** ───────────

　　孕28周以后，胎动的位置多在中上腹部，很少出现在下腹部。如果孕妈妈的小腹下部经常出现胎动，很可能是胎位不正（多为臀位或横位），要及时纠正，否则会造成分娩困难。

▶▶▶ 胎动异常的常见原因及对策

　　1. 胎动突然加快：可能是孕妈妈受剧烈的外伤所致。孕妈妈应少去人多的地方，以免被撞到，还要减少大运动量的活动。

　　2. 急促的胎动后突然停止：可能有脐带绕颈或打结。这时孕妈妈要细心观察胎动，有不良感觉时，立即就诊。

　　3. 胎动突然加剧后停止：提示胎盘早期剥离。建议有高血压的孕妈妈，要定时去医院做检查，依据医生的建议安排日常的生活起居，保持良好的心态，放松心情，减轻精神紧张度。

　　4. 胎动突然减少：可能是孕妈妈发烧了。建议孕妈妈怀孕期间注意休息，特别要避免感冒。有流行性疾病发生时，要避免去人多的地方，每天保持室内的空气流通和新鲜，多喝水、多吃新鲜的蔬菜和水果。

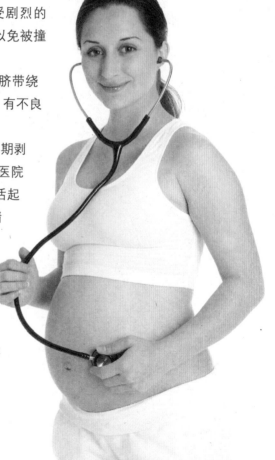

孕7月，美丽快乐的孕妈妈

孕7月胎儿发育周周看

▶▶ 第25周的胎儿

25周的胎儿身长大约30厘米，体重约600克，皮肤很薄而且有不少皱纹，全身覆盖着一层细细的绒毛，几乎没有皮下脂肪，但身体比例已较为匀称。

这时胎儿大脑细胞迅速增殖分化，体积增大，这标志着他的大脑发育将进入一个高峰期。孕妈妈可以多吃一些核桃、芝麻、花生之类的健脑食品，为胎儿大脑发育提供充足的营养。

此时胎儿在孕妈妈的子宫中已经占据了相当多的空间，开始充满整个子宫。

▶▶ 第26周的胎儿

又过去1周了，现在胎儿的坐高约22厘米，身长37厘米左右，体重800克左右。

胎儿可以睁开眼睛了，睫毛也已经完全长出来了。如果子宫外有长时间的亮光，他现在会把头转向光束。大脑的思维部分快速发育。此时已能感到疼痛。味觉感受敏锐。内脏的形状和机能已经接近成人的状态。

这时候的胎动已经比较有规律了，胎儿会在妈妈的肚子中闹得翻天覆地，有时候还会让自己翻一个身，这时孕妈妈的肚子看上去凹凸不平。

▶▶ 第27周的胎儿

这一周的胎儿，体重已有900克左右了，身长大约已达到38厘米，坐高大约为25厘米。

很多胎儿此时已经长出了头发，眼睛也已可以睁开。听觉神经系统也已发育完全，对外界声音刺激的反应也更为明显。但气管和肺部还未发育成熟，不过呼吸动作仍在继续，这对他将来在空气中呼吸是一个很好的锻炼。

如果是男宝宝，他的睾丸尚未降下来；如果是女宝宝则已经可以看到突起的小阴唇。

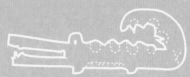

▶▶▶ 第28周的胎儿

28周的宝宝坐高约26厘米，体重1100克左右。

大脑已相当发达，逐渐可以控制自己的身体了。大脑皮质已变得发育进入第二个高峰期，已经建立起来的脑神经细胞可传导脑神经的兴奋。有了明显的头发，皮肤逐渐变得平滑起来，但皮下脂肪仍较少。内耳与大脑发生联系的神经通路已接通，对声音的分辨能力更为提高。

男宝宝的阴囊明显，睾丸已开始由腹部往阴囊下降；女宝宝的小阴唇、阴核渐渐突起。

孕7月孕妈妈身体的微妙变化

▶▶▶ 腰部疼痛

进入妊娠的第7个月，孕妈妈腹部隆起明显，身体为保持平衡略向后仰，腰部易因疲劳而疼痛。

▶▶▶ 易发生痔疮

由于胎盘的增大、羊水的增多，孕妈妈的体重每周可增加500克。增大的子宫对盆腔压迫加重，使下半身静脉回流受阻程度加重，可能会出现痔疮。便秘、腿肚子抽筋、头晕眼花症状在此期时有发生。

▶▶▶ 骨关节松弛

由于激素影响，孕妈妈的骨骼关节松弛，步履较以前笨重。

▶▶▶ 容易贫血

这时期贫血发生率增加，孕妈妈务必做贫血检查，若发现贫血要在分娩前自第28周始，孕妈妈必须每2周到医院检查一次。

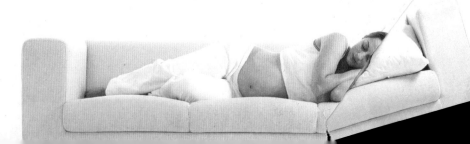

孕7月营养与饮食指导

孕妈妈忌食或少食的食物

▶▶ 易致流产的食物

芦荟　芦荟能使女性盆腔内脏器充血，促进子宫运动，孕妈妈食用后极易引发腹痛，导致流产或严重出血。

桂圆　桂圆性热，而怀孕后易阴虚引起内热，食用桂圆会热上加热，会引起胎动不安，容易导致孕妈妈阴道出血、腹痛、流产或早产。

▶▶ 体积大营养少的蔬果

如今蔬菜水果中的营养成分大不如前，其营养尤其是矿物质含量比50年前的同类农作物平均降低了5%至40%。

对于需要大量摄入营养物质以保证自身健康和胎儿生长发育的孕妈妈来说，应该少吃体积大却营养少的食物，以免造成营养不良，影响自身新陈代谢和胎儿的成长发育。

▶▶ 薯类

薯类植物含有一种叫生物碱的有毒物质。大量摄入后会引起中毒、恶心、腹泻等反应，孕妈妈要适量吃，而长期储存、发芽的薯类一定不要吃，尤其是土豆，土豆皮里聚大量生物碱，因此食用土豆时一定要去皮，炖煮时宜用大火。

果或为热性或为寒性，都有自己的属性，在食用时，孕妈妈最好根据自身的情理的选择。

的性味后再选择食用

温热性

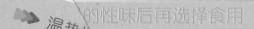

温热性蔬菜：　　葱、韭菜、生姜、洋葱、茼蒿、芫荽、茴香、九层塔、大蒜、辣椒、胡椒等。

温热性水果：芒果、荔枝、龙眼、红毛丹、水蜜桃、椰子肉、金橘、乌梅、樱桃、红枣、榴莲、黑枣、李子（微温）等。

▶▶▶ 寒凉性蔬果

寒凉性蔬菜：萝卜、莲藕、西红柿、茭白、海带、紫菜、苦瓜、竹笋、丝瓜、莴笋、菠菜、大白菜、冬瓜、苋菜、茄子、芥菜、芹菜、黄瓜、空心菜、油菜、包心菜、荸荠、黄花菜、黄豆芽等。

寒凉性水果：梨、杨桃、山竹、葡萄柚、草莓、枇杷、西瓜、香蕉、猕猴桃、甜瓜、柚子、橘子、柿子、桑葚等。

▶▶▶ 甘平性蔬果

甘平性蔬菜：红薯、蚕豆、木耳、土豆、香菇、花生、玉米、胡萝卜、豌豆等。

甘平性水果：百香果、柠檬、番石榴、菠萝、葡萄、莲雾、甘蔗、木瓜、梅子等。

> ／爱心提示／**不同性质蔬果食用不能绝对化**
>
> 将蔬果按照性质分类，并提醒孕妈妈根据自己的体质选择食用，这并不是说寒性体质的孕妈妈一定不能吃寒凉性蔬菜，热性体质的孕妈妈一定不能吃温热性蔬果，只是说不要常吃、多吃，以免体质更寒或更热。

辨别食物寒热的方法

中医认为食物有不同的性质，如寒或者热，不过要怎么辨别它们的性质呢？教大家一些小窍门。

▶▶▶ 看颜色

绿色植物与地面距离接近，吸收地面湿气，因此性偏寒，如绿豆、绿色蔬菜等。颜色偏红的植物，如辣椒、胡椒、红枣、石榴等，虽与地面接近生长，但果实能吸收较多的阳光，故而性偏热。

▶▶▶ 看味道

从味道上来看，味甜、味辛的食品，由于接受阳光照射的时间较多，所以性热，如大蒜、柿子、石榴等。味苦、味酸的食品，大多偏寒，如苦瓜、苦菜、芋头、梅子等。

▶▶▶ 看生长环境

水生植物偏寒，如藕、海带、紫菜等。而一些长在陆地中的食物，如花生、土豆、山药、姜等，由于长期埋在土壤中，植物耐干，所含水分较少，故而性热。

▶▶▶ 看生长的地理位置

从生长的地理位置来看，背阴朝北的食物吸收的湿气重，很少见到阳光，故而性偏寒，如蘑菇、木耳等。而一些生长在高空中的食物，或东南方向的食物，比如向日葵、栗子等，由于接受光热比较充足，故而性偏热。

▶▶▶ 看生长季节

食物寒热还与生长季节有关。在冬天里生长的某些食物，由于寒气重，故而性偏寒，如大白菜、香菇、白萝卜、冬瓜等。在夏季生长的某些食物，接收的雨水较多，故而性寒，如西瓜、黄瓜、梨、柚子等。

> /爱心提示/**根据体质选择蔬果**
>
> 温热性蔬果，适合寒性体质；寒凉性蔬果，适合热性体质；甘平性蔬果，适合各种体质。

各种米类要经常换着吃

日常生活中，人们吃得最多的米恐怕就是粳米了。而专家告诉我们，不同种类的米营养价值不尽相同，功效自然也不一样。所以各种米要经常换着吃，不能只吃粳米，尤其是孕妈妈，各种米都要吃全。

▶▶▶ 粳米滋补

粳米就是普通粳米，含有人体必需的淀粉、蛋白质、脂肪、维生素B$_1$、烟酸、维生素C及钙、铁等营养成分，可以提供人体所需的营养、热量。

▶▶▶ 糙米助消化

糙米就是将带壳的稻米在碾磨过程中去除粗糠外壳而保留胚芽和内皮的"浅黄米"。其蛋白质、脂肪、维生素含量都比精白米多。

▶▶▶ 黑米补肾

黑米含有蛋白质、脂肪、B族维生素、钙、磷、铁、锌等物质，营养价值高于普通稻米。它能明显提高人体血红蛋白的含量，有利于心血管系统的保健，有利于儿童骨骼和大脑的发育。

▶▶▶ 玉米保健

德国营养保健学会的一项研究表明，玉米的营养价值和保健作用是所有主食中最高的。它不仅含有糖类、蛋白质、脂肪、胡萝卜素，还有维生素B_2（核黄素）、维生素B_1等营养物质。玉米中的长寿因子谷胱甘肽在硒的参与下，能生成谷胱甘肽氧化酶，具有恢复青春、延缓衰老的功能。

▶▶▶ 糯米排毒

糯米又叫江米，含有蛋白质、脂肪、糖类、钙、磷、铁、维生素B_2、淀粉等营养成分。

▶▶▶ 小米养胃

小米又称粱米、粟米、粟谷。其富含蛋白质、脂肪、糖类、维生素B_2、烟酸和钙、磷、铁等营养成分，非常容易被人体消化吸收，被营养专家称为"保健米"。

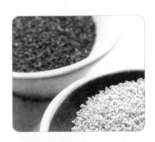
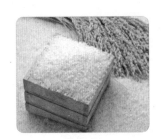
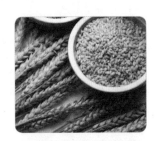
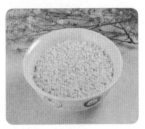
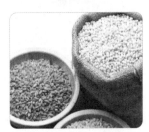
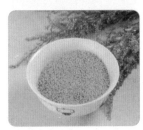

孕7月日常生活保健指导

（ 侧卧睡姿，减轻子宫右旋 ）

▶▶ 左侧卧减轻子宫右旋

由于子宫是一个右旋的器官，会压迫右侧输尿管，怀孕后子宫增大，这种情况会更为严重，可能出现尿液逆流现象，并致肾盂积水。孕妈妈患急性肾盂肾炎，以右侧多见也是这个原因。孕期睡觉时尽量采取左侧卧位，既可减轻子宫对输尿管的压迫，防止肾盂积水，又可以改善子宫右旋，减轻子宫血管张力和对主动脉、髂动脉的压迫，避免胎盘缺血缺氧。

▶▶ 朝胎背相反方向侧卧

若孕妈妈已经知道胎儿的体位，在孕晚期及临产前，睡眠时不仅要注意保持侧卧位，还要注意侧卧朝向与胎背方向相反，这种睡姿有利于增加胎儿在母体内的活动度及机体血液循环，促进胎儿正常发育，更有利于维持胎儿正常胎位和胎头入盆，对自然分娩的顺利进行非常有益。

不过孕妈妈不可能整夜都朝向一个方向侧卧，可以向两侧睡卧。但最好是在入睡前及夜间醒来后再次入睡时，仍按照朝向与胎背相反的方向侧卧，以提高自然分娩率，降低难产率。

> ── ╱爱心提示╱**仰卧会影响血液循环** ──
>
> 仰卧时沉重的子宫会压迫下腔静脉，使回心血量及心输出量减少，从而出现低血压，这时孕妈妈会感觉头晕、心慌、恶心、憋气等，并伴有面色苍白、四肢无力、出冷汗等症状。

（ 脐带绕颈无须过分担心 ）

脐带是孕妈妈和胎儿之间相互联系的唯一通道。脐带的一端连于胎儿的腹壁脐轮处，另一端附着于胎盘。胎儿借助脐带悬浮于羊水中，通过脐带血循环，从母体获得氧气和所需营养物质，同时排出体内的废物。因此脐带发育对胎儿的健康发育起着至关重要的作用。

▶▶▶ 脐带绕颈的原因

胎儿在妈妈的腹中可不那么老实，在空间并不大的子宫内，胎儿会翻滚打转，经常活动。有的胎儿动作比较轻柔，有的胎儿特别喜爱运动，动作幅度较大时有可能会发生脐带缠绕。

▶▶▶ 脐带绕颈的危害

脐带绕颈属于高危妊娠，随时可能引起胎儿宫内窘迫。孕晚期若脐带有多处缠绕，胎儿就会非常危险。缠绕较紧会影响脐带血流通过，进而影响到胎儿体内氧气和二氧化碳的代谢，使胎心率先增快后减慢、胎儿缺氧。

▶▶▶ 脐带绕颈不用过分担心

多数孕妈妈都对脐带缠绕有恐惧感，担心胎儿有危险，其实出现这种情况不用过分担心。即使在孕妈妈被告知有脐带缠绕的迹象时也不要惊慌，一定要保持冷静，以免因惊恐使母体产生不良性激素，影响母婴健康。

其实胎儿是非常聪明的，当他感到不适时，会采取主动方式摆脱窘境。脐带缠绕较紧时，他就会向别的方向运动，寻找舒适的位置，左动动、右动动，当他转回来时，脐带缠绕就自然解除了。当然如果脐带绕颈圈数较多，胎儿自己摆脱的机会就会少一些。

▶▶▶ 如何及时发现脐带缠绕

1. 孕期检查发现胎位经常变化，即头位或臀位经常转换时，应该警惕脐带缠绕。

2. 若脐带缠绕过紧，会导致胎儿缺氧，而胎儿缺氧最早期的表现是胎动异常，即胎动会异常增加或明显减少。

专家热线常见疑问解答

Q 胎儿有脐带绕颈时能顺产吗？

A 如果脐带绕颈不紧并有足够长度，胎心监护也很正常，是可以进行顺产的。只有在脐带绕颈过紧，脐带相对过短，胎头不下降或胎心明显异常时，才考虑是否需要手术。

孕妈妈最好不使用蚊香、杀虫剂

夏天将至，随着气温的升高，蚊虫活动也越来越多了，怎么防止蚊虫叮咬呢？

▶▶▶ 对蚊香、杀虫剂说"不"

目前市面上的蚊香包括盘式蚊香、片形电蚊香、液体电蚊香等。盘式蚊香的载体是木屑等，污染大，产生烟熏，适合在室外、阳台等处使用。电蚊香的载体则是碳氢化合物，污染相对较小。

然而即使污染低的杀虫类产品，在散发气味或烟雾时还是会释放出一些有害物质，建议孕妈妈最好不要用蚊香或者杀虫剂。

▶▶▶ 几种日常的防蚊虫方法

1. 在孕妈妈卧室里用蚊帐是最安全保险的方法。

2. 将晒干后的残茶点燃，可以驱除蚊虫。

3. 在室内安装橘红色灯泡，蚊子害怕橘红色的光线，可用对色彩达到驱蚊效果。

4. 将阴干的艾叶等搓成绳索，点燃后放在室内，其烟味可驱蚊。

┌─ /爱心提示/**孕妈妈不宜用风油精** ──────────────

　　风油精中含有樟脑，而樟脑具有一定的毒性。孕妈妈由于生理上的变化，体内的葡萄糖磷酸脱氢酶的含量降低，无法将这些有毒物质及时排出体外，会对母体内的胎儿产生极大危害，严重时可导致胎儿死亡引起流产。此类用品还有清凉油、花露水等。

└────────────────────────────────

▶▶▶ 蚊虫叮咬伤处理方法

1. 用大蒜或薄荷叶挤出汁擦在被咬处，这些天然的东西不会给孕妈妈带来伤害。

2. 用肥皂水或盐水涂抹在蚊子叮咬后的地方，可以有效治疗蚊子叮咬后引起的痒痛。

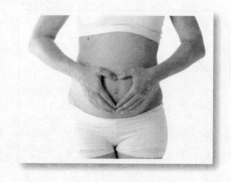

不要被不好的梦境困扰

梦是协调人体心理平衡的一种方式，是人在某一阶段的意识状态下所产生的一种自发性的心理活动。梦对人的活动、情绪和认识都有较明显的作用。

▶▶▶ 孕妈妈的梦

孕妈妈会做一些与胎儿有关的梦，一般将这种梦叫做胎梦。不过孕妈妈不要把胎梦看得过于神秘，更不要迷信胎梦。俗话说日有所思，夜有所梦。胎梦可以看做是孕妈妈睡眠状态下某种心理活动的延续，表示孕妈妈想达成某种愿望，比如想要男孩或者女孩，希望孩子健康、聪明等。

对未来宝宝怀有美好憧憬的孕妈妈梦到宝宝是很正常的事。不过有的孕妈妈因为做梦过多影响了睡眠质量，导致白天精神不佳，甚至有时还会做些惊恐、吓人的噩梦，这种情况对母体和胎儿都是十分不利的。

▶▶▶ 休息、放松，避免噩梦

孕妈妈很容易疲劳，休息和睡眠可以使能量得以补充，恢复体力。高质量的睡眠有助于孕妈妈缓解精神压力，增强神经系统和免疫系统的功能，也能降低患产后抑郁症的概率。因此孕妈妈必须每晚保持8小时以上的睡眠时间。

如果孕妈妈睡眠时间多梦，甚至做噩梦，造成白天精神不佳，或者因为梦境而产生心理负担，建议孕妈妈放松身心，正确对待孕期的顾虑，消除不必要的精神负担，正确看待胎梦。如果真的有无法排解的疑虑和心理负担，应该马上找医生咨询或治疗，使身心处于健康状态，愉快地度过孕期。

适当晒太阳，促进体内钙质吸收

太阳光中有红外线、可见光和紫外线。紫外线能穿透人体的皮肤表面，作用于皮下的脱氢胆固醇，合成维生素D，维生素D可以促进肠道对钙的吸收，从而帮助骨骼生长，预防佝偻病。在缺乏维生素D的情况下，人体对钙的吸收就会大打折扣。所以勤晒太阳对于孕妈妈而言是一个方便又经济的补钙良方。

▶▶▶ 不要隔着玻璃晒太阳

帮助合成维生素D的紫外线无法穿透普通的玻璃，隔着玻璃晒太阳实际上只得到了阳光的温度，起不到补钙的效果。因此孕妈妈尽可能在自然条件下晒太阳。

▶▶▶ 尽量保证每天的日晒时间

晒太阳是孕妈妈的每日必修课，冬季每天不少于1个小时，夏季每天不少于半小时。对那些久坐办公室或在地下室等场所工作的孕妈妈更为重要。

▶▶▶ 掌握每天最佳日晒时间

上午9：00~10：00，下午4：00~5：00，是每日最佳日晒时间。正午时阳光中的紫外线过强，长时间日晒会对皮肤造成伤害。

▶▶▶ 避免盛夏暴晒，冬季不足

晒太阳也要考虑季节因素。夏季时尽量避免直晒暴晒，可以在树阴下享受散射，外出衣着尽量透气、轻便。到了冬季，则要尽量外出晒太阳。

多活动关节，避免身体僵硬

孕妈妈孕期常遇到腰背不适、身体水肿、关节僵硬等问题，这时候就需要多活动活动关节，延缓肌肉衰老，保持关节的灵活性。可以从一些轻松的运动开始，并在妊娠19周后逐渐增加运动的时间和次数。下面就给孕妈妈介绍几组简单易行的关节运动方法。

▶▶▶ 脚踝运动

脚踝运动能柔软足部关节，强健脚部肌肉，帮助孕妈妈支撑起急剧增加的体重，能够更轻松愉快地行走。

1.两脚并拢，腿和地面垂直。脚心贴于地板，脚尖努力上翘，保持一次呼吸再回到原来的姿势。这节运动每次3分钟，每日3~5次。

2.坐姿，将一条腿放于另一条腿上，以上侧腿的脚踝为支点，上下活动足尖。足尖向下时，使其与膝盖处于同一直线上。

▶▶▶ 腰关节运动

此动作能强健肋部肌肉，柔软腰部关节，方法为：仰卧，两膝并拢，微曲。将并拢的双膝缓缓倒向一侧。双肩不要离开床面。早晚各进行5次。

▶▶▶ 肘关节运动

单臂平举于体侧，掌心向上，握空拳，向上最大限度地弯曲肘部，然后放下。做20～30次后换另一只手臂。

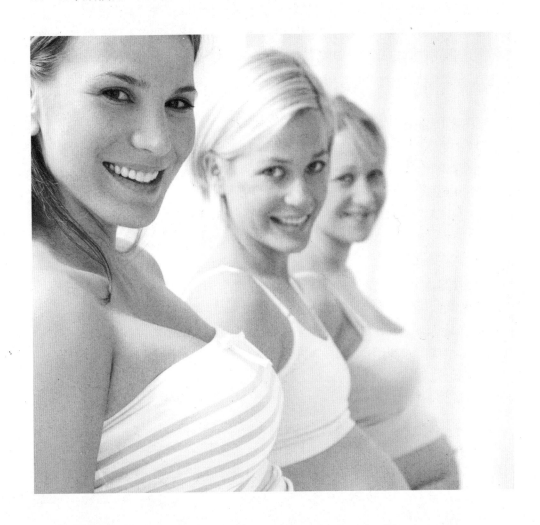

孕8月，进入孕后期

孕8月胎儿发育周周看

▶▶▶ 第29周的胎儿

这一周胎儿体重已经有1300多克，坐高26～27厘米，如果加上腿长，身长大约已有43厘米了。

胎儿的皮下脂肪已初步形成，手指甲也已很清晰。此时如果有光亮透过妈妈子宫壁照射进来，胎儿就会睁开眼睛并把头转向光源，这说明胎儿的视觉发育已相当完善。

这时的胎儿开始顽皮了，可以自己在妈妈的肚子里变换体位，有时头朝上，有时头朝下，还没有固定下来，大多数胎儿最后都会因头部较重，而自然头朝下就位的。

▶ 第30周的胎儿

现在胎儿大概有44厘米长、重1500克，皮下脂肪继续增长，不再像个小老头了。

胎儿的重要器官——脑部在继续快速地发育，大脑和神经系统已经发达到一定的程度。他的眼睛可以开闭自如，大概能够看到子宫中的景象，而且还能辨认和跟踪光源。

男宝宝的睾丸这时正在从肾脏附近的腹腔沿腹沟向阴囊下降的过程中，女宝宝的阴蒂已突现出来，但并未被小阴唇所覆盖，那要等到出生前的最后几周。

▶▶▶ 第31周的胎儿

从现在起，胎儿的身高增长趋缓而体重迅速增加。他还将在皮下积蓄一层脂肪，为出生做准备。脸部的皱纹减少了很多，胳膊和腿都变得丰满起来。

胎儿的肺部和消化系统已基本发育完成。随着胎儿的快速增长，他的活动空间也越来越小，胎动也变少了，每小时大概会动10次。

▶ 第32周的胎儿

本周胎儿的身长为41～44厘米，体重1600～1800克。

他可能已经长出了满头的头发或者说绒毛，脚趾甲也全部长出来了。皮肤变得比以前透明和粉红。肺和胃肠功能接近成熟，已具备呼吸能力，能分泌消化液。胎儿喝进的羊水，经膀胱排泄在羊水中，这是在为他出生以后的小便功能进行锻炼呢。

神经系统开始发达，对体外强烈的声音会有所反应。妈妈子宫内的空间已经快被占满了，他的手脚动不开了。因此动的次数比原来少了，动作也减弱了，再也不会像原来那样在孕妈妈的肚子里翻跟斗了。别担心只要还能感觉得到胎儿在蠕动，就说明他很好。

孕8月孕妈妈身体的微妙变化

▶▶▶ 行动不便

妊娠32周以后，孕妈妈进入了孕晚期，腹部越来越大，行动变得迟缓。孕晚期胎儿在腹中的位置不断下降，孕妈妈会感到下腹坠胀，消化功能可能变差了，同时还可能伴有水肿、便秘、尿频等症状。由于激素的关系，孕妈妈的脸部可能会长出褐斑及雀斑，乳头周围、下腹部、外阴的颜色也会越来越深。不用太担心，多数色素沉淀在产后会逐渐消失。

▶▶▶ 假宫缩

孕晚期孕妈妈的子宫肌肉会偶尔收紧，这是一种无节奏的、不规则的收缩，在这个阶段，它不应该出现得很频繁，而且也不痛，每次会持续30~60秒。这种收缩在临近预产期的前几周内会变得更加频繁，有时甚至还伴有疼痛。有时候很难区分这种宫缩和分娩中的真正宫缩，这种收缩也被称为"假宫缩"。

如果收缩变得频繁起来，即使不感到痛，也可能是早产的信号。如果出现以下几种情况，就应该去医院检查：阴道分泌物增加或异常（特别是分泌物呈黏液状、水状，或粉色，或伴有淡淡的血色），出现腹痛或来月经一样的疼痛，每小时的宫缩超过4次，骨盆部位的压力增加或下背部疼痛加剧。若这些现象是你以前从来没有出现过的，一定不要掉以轻心，去医院确诊吧。

专家热线常见疑问解答

Q 孕晚期出现严重便秘，需要去医院吗？

A 孕晚期的孕妈妈活动减少，胃肠的蠕动也相对减少，食物残渣在肠内停留时间长，就会造成便秘，甚至引起痔疮。便秘如果严重的话，要去医院。老是不解大便，毒素就会被身体吸收。

孕8月营养与饮食指导

▶▶ 多吃含矿物质丰富的食物

　　孕晚期的孕妈妈特别要多吃含铁和钙丰富的食物。含铁丰富的食物有动物的肝脏、菠菜和蛋黄等。动物的肝脏中含有血红素、铁、叶酸和维生素等，是孕晚期补充铁的较好选择。含钙丰富的食物有海鱼、海米和虾仁等。

▶▶ 增加蛋白质的摄入

　　增加蛋白质的摄入可以防止产后出血，增加泌乳量。

▶▶ 补充必需的脂肪酸和DHA

　　DHA是胎儿大脑、眼睛发育和维持正常功能所需的营养素，在人体内不能合成，必须从食物中获得。鱼肉中DHA含量较高，孕妈妈应多吃鱼。

▶▶ 吃含有丰富维生素、无机盐和纤维素的食物

　　绿叶蔬菜、水果含有较多的维生素C和果胶，多吃蔬菜水果，有助于防治便秘。

▶▶ 少吃或不吃盐腌渍类食物

　　咸蛋、咸鱼、咸菜等盐腌渍食物含有对人体有害的物质，加工食品如腊肉、火腿、香肠、腐乳等也要少吃或不吃。

▶▶ 糖类

　　糖类能维持身体热量需求。孕晚期胎儿开始在肝脏和皮下储存糖原及脂肪。此时如糖类摄入不足，将造成蛋白质缺乏或酮症酸中毒，所以应保证热量的供给，增加主粮的摄入，如粳米、面粉等。

一般来说，孕妈妈每天平均需要进食400克左右的谷类食品，在米、面主食之外，要适当增加一些粗粮的摄入，比如小米、玉米等。

▶▶▶ 膳食纤维

膳食纤维能促进肠道蠕动，从而防止便秘的发生。逐渐增大的胎儿给孕妈妈带来负担，孕妈妈很容易发生便秘，进而可能发生内外痔。为了缓解便秘带来的痛苦，孕妈妈应该注意摄取足够量的膳食纤维，以促进肠道蠕动。全麦面包、红薯、芹菜、土豆、胡萝卜、豆芽、菜花等各种新鲜蔬菜水果中都含有丰富的膳食纤维。

▶▶▶ 维生素B_1

如果维生素B_1不足，容易引起孕妈妈呕吐、倦怠、体乏，还可影响分娩时子宫收缩，使产程延长，分娩困难。维生素B_1在豆类、糙米、牛奶、内脏中的含量比较高。

／爱心提示／服用维生素后多喝水

大多数维生素都是水溶性的，所以孕妈妈在服用维生素制剂后要多喝水，以促进其在肠道内的溶解吸收。

▶▶▶ 各类必需脂肪酸

孕晚期是胎儿大脑细胞增殖的高峰，需要充足的亚油酸转化为花生四烯酸，满足大脑发育所需。另外DHA为神经突触发育所必需，多吃海鱼有利于DHA的供给。

孕妈妈冬季宜吃哪些食物

▶▶▶ 葡萄干

葡萄干内含大量葡萄糖，对心肌有营养作用。由于钙、磷、铁的相对含量高，并有多量维生素和氨基酸，可补气血、暖肾，对贫血、血小板减少有较好疗效，对神经衰弱和过度疲劳有较好的滋补作用。

▶▶▶ 蜂蜜

冬天气候干燥，而蜂蜜可以润肺，还有促进消化吸收、增进食欲、镇静安眠、提高机体抵抗力的作用，非常适合孕妈妈食用。但蜂蜜含糖，有糖尿病的孕妈妈则不宜食用。

▶▶▶ 牛肉

牛肉性温，在寒冷的冬季食用能够迅速补充热量。孕妈妈一周吃3~4次瘦牛肉，每次60~100克，可以预防缺铁性贫血，并能增强免疫力。

▶▶▶ 虾

冬天机体比较容易缺钙，而虾含有很高的钙质，如果孕妈妈对虾没有不良反应，冬天可以常吃虾。

▶▶▶ 羊肉

羊肉营养价值高，含有丰富的蛋白质、脂肪、钙、磷、铁、钾、烟酸（尼克酸）等，所产生的热量高于猪瘦肉、牛肉等肉食，是补血益气的佳品。在冬天多吃羊肉大有裨益，它具有增加热量、补虚抗寒、补养气血、温肾健脾、防病强身等作用。《千金方》中说："羊肉主暖中止痛，利产妇。"不过羊肉性温产热量高，孕妈妈不宜过多地食入，以免助热伤阴，引起不适。

睡前宜食的催眠食物

有些食物能缓和紧绷的肌肉，平稳紧张的情绪，让人获得平静，在睡前吃有助于放松，提高睡眠质量，使人摆脱失眠困扰。

▶▶▶ 富含类松果体素的食物

人的睡眠质量与大脑中一种叫松果体素的物质密切相关。夜晚黑暗会刺激人体合成和分泌松果体素，它会经血液循环而作用于睡眠中枢使人体产生浓浓睡意。天亮时，松果体受光线刺激就会减少，使人从睡眠状态中醒来。这类食物包括甜玉米、西红柿、香蕉。

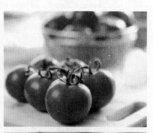

▶▶▶ 馒头或面包

色氨酸会转化为有催眠作用的5-羟色胺，如果孕妈妈白天犯困，晚上睡眠不安稳，可以在睡前吃一块馒头或面包，提高体内色氨酸的含量，帮助入睡。

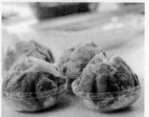

孕8月日常生活保健指导

还有两个月宝宝就要出世啦，这个时候开始着手准备宝宝用品刚刚好。赶紧列一个表吧，看看需要为宝宝买些什么。

▶▶ 衣物

内衣2~3套，外套、毛衣、棉衣各2件，袜子3双，软帽2顶，尿布20~30块或纸尿裤若干包。

▶▶ 床和床上用品

婴儿床1张，最好买可移动的、栅栏较高的小床；被子2床，不要太厚，规格为1米×1米；夹被或毛毯1条；毛巾被1条；褥子2床；小棉垫3~5块，规格为30厘米×25厘米。

▶▶ 盥洗用品

澡盆1个；小盆2个，分别用来洗脸和洗屁屁；大浴巾1条；小毛巾3条；婴儿洗浴用品1套；痱子粉1盒；水温表1支。

▶▶ 喂养用品

奶锅1个；奶瓶2~3个；奶嘴3个；奶嘴护罩3个；奶瓶刷1个；锅1个，用来煮奶瓶和奶嘴用；水果刀1把；小勺1个；小碗1个。

▶▶ 药品

75%酒精1小瓶；2%碘酒1小瓶，处理脐部及一般伤口；鞣酸软膏1盒，处理及预防臀红；制霉菌素药水1瓶，治疗鹅口疮；消毒用品1套，包括消毒纱布10块、绷带1卷、棉签1包；橡皮膏1小盒。

及时纠正胎位不正

▶▶▶ 胎位不正有哪些表现

胎儿在子宫内的位置叫胎位。正常的胎位应为胎体纵轴与母体纵轴平行，胎头在骨盆入口处，并俯屈，颏部贴近胸壁，脊柱略前弯，四肢屈曲交叉于胸腹前，整个胎体呈椭圆形，称为枕前位。除此之外，其余的胎位均为异常胎位。

常见的胎位不正有胎儿臀部在骨盆入口处的臀位，胎体纵轴与母体纵轴垂直的横位，或斜位、枕后位、颜面位等。

▶▶▶ 胎位不正造成分娩困难

胎儿位置不正，不易随着孕妈妈的用力娩出，也不能自我调整位置以适应产道的变化。

这将给分娩带来程度不同的困难和危险，故早期纠正胎位，对难产的预防有着重要的意义。

> ╱爱心提示╱**横位、臀位最好剖宫产**
>
> 横位如未及时处理，会导致脐带脱垂，胎死宫内，甚至有子宫破裂的危险。臀位有破水后脐带脱垂的可能，分娩过程中有后出头危险，会造成胎儿宫内窒息，甚至死亡。这两种胎位均应选择剖宫产。

▶▶▶ 如何纠正胎位不正

在孕28周之前，胎位可能会通过胎儿自身的活动转正，如果到孕30周之后胎位还没有转正，就可以通过一些练习来尝试调整胎位。

1. 膝胸卧位式：排空膀胱，放松裤带，跪在铺着棉絮的硬板床上，头放在床上，脸转向一侧，双手前臂伸直，手撑开平放于床面，胸部尽量与床贴紧，臀部抬高，大腿与小腿成直角。每日早、晚各1次，每次15分钟。7天为一个疗程，再复查胎位。

2. 侧卧式：习惯左侧卧睡的孕妈妈，换成右侧卧睡，而习惯右侧卧睡的则可以换成左侧卧睡。7天一个疗程，使不正的胎位得以矫正。

保护腰部不受伤害

腰部是承受胎儿力量的主要支柱，特别是孕妈妈在怀孕后期，体重增加快速，再加上胎儿的重量，对腰部和膝关节都会造成不小的负担，因此孕妈妈在孕期要特别注意保护好腰，以免引起腰部酸痛。

▶▶▶ 避免腰痛的生活原则

孕期的腰痛没有危险性，适当休息，少活动，必要时可用托腹带托起增大的子宫，减少腰肌的受力，必要时可用骨盆恢复带固定骨盆，就会有所改善。

首先，在孕早期时就要坚持做适当运动，如晚餐后和准爸爸一起到外面散步，以加强腰背部的柔韧度。

其次，少干活，多休息。还要少拎重物，避免长时间保持一个姿势，避免腰背部受凉。

再次，注意保暖，平卧睡觉时，可在膝关节后方垫个枕头或软垫，使髋关节、膝关节屈曲起来，帮助减少腰背后伸，使腰背肌肉韧带得到充分休息。孕妈妈不要穿高跟鞋，穿高跟鞋会加重腰痛。

最后，看电视时让椅背与坐垫呈120度角，让身体稍稍有些后仰。坐在沙发上腰后面垫个小靠垫。特别强调，如果腰背痛持续不能缓解，最好去看医生。

▶▶▶ 缓解腰部酸痛的方法

1. 双手扶椅背，在慢慢吸气的同时使身体的重心集中在双手上，脚尖立起，抬高身体，腰部挺直，使下腹部靠住椅背，然后慢慢呼气，手臂放松，脚还原。每日早晚各做5~6次，可减少腰部的酸痛。

2. 仰卧，双腿弯曲，腿平放床上，利用脚和臂的力量轻轻抬高背部，可以减轻怀孕时腰酸背痛。怀孕6个月后开始做，每日5~6次。

3. 仰卧，双膝弯曲，双手抱住膝关节下缘，头向前伸贴近胸口，使脊柱、背部及臂部肌肉成弓形，伸展脊椎然后再放松，怀孕4个月后开始做，每天练数次。这是减轻腰酸背痛的最好方法。

4. 双膝平跪床上，双臂沿肩部垂直支撑上身，利用背部与腹部的摆动活动腰背部肌肉。在怀孕6个月后开始做，可放松腰背肌肉。

练习有助顺产的拉梅兹呼吸法

1951年法国医生拉梅兹（Lamaze）博士在一次偶尔接触到"心理预防法"之后，通过进一步研究，发现了利用呼吸分散注意力，能减轻分娩痛苦，因此发明了较为实用的拉梅兹分娩呼吸法。一般来说，孕妈妈怀孕7个月时就应该开始进行拉梅兹呼吸法的训练，由准爸爸陪伴进行，效果将会更好。

▶▶▶ 基本姿势

在平坦的地上铺一条毯子或在床上练习，室内可以播放一些舒缓的胎教音乐，在音乐声中，孕妈妈可以选择盘腿而坐，让自己的身体放松，眼睛注视着同一点。

▶▶▶ 第一阶段——胸部呼吸法

想象分娩的整个过程。用在分娩开始，宫颈口开3厘米左右时。此时孕妈妈的子宫每5～20分钟收缩一次，每次收缩长30～60秒。

此时的呼吸方式为：鼻子深吸一口气，随着子宫收缩开始吸气、吐气，反复进行，直到阵痛停止才恢复正常呼吸。

▶▶▶ 第二阶段——嘻嘻轻浅呼吸法

用在婴儿一面转动一面慢慢由产道下来的时候、宫颈口开7厘米以前。子宫开始收缩时，采用胸部呼吸法；当子宫强烈收缩时，采用浅呼吸法，收缩开始减缓时恢复深呼吸。宫颈开至3～7厘米，子宫的收缩变得更加频繁，每2～4分钟就会收缩一次，每次持续45～60秒。

此时的呼吸方式为：用嘴吸入一小口空气，保持轻浅呼吸，让吸入及吐出的气量相等。完全用嘴呼吸，保持呼吸高位在喉咙，就像发出"嘻嘻"的声音。子宫收缩强烈时，需要加快呼吸，反之就减慢。注意呼出的量需与吸入的量相同。练习时由连续20秒慢慢加长，直至一次呼吸练习能达到60秒。

▶▶▶ 第三阶段——喘息呼吸法

宫口开至7～10厘米时，每60～90秒钟就会收缩一次，每次收缩维持30～90秒。这是产程最激烈、最难控制的阶段。

此时的呼吸方式为：先将空气排出后，深吸一口气，接着快速做4～6次的短呼气，就像在吹气球，比嘻嘻轻浅呼吸法还要浅，也可以根据子宫收缩的程度调节速度。练习时由一次呼吸练习持续45秒慢慢加长至一次呼吸练习能达90秒。

▶▶▶ 第四阶段——哈气运动

进入第二产程的最后阶段，孕妈妈想用力将胎儿从产道送出，但是此时医生要求不要用力，以免发生阴道撕裂，等待胎儿自己挤出来，孕妈妈此时就可以用哈气法呼吸。

此时的呼吸方式为：阵痛开始，孕妈妈先深吸一口气，接着短而有力地哈气，浅吐1、2、3、4，接着大大地吐出所有的气，就像在吹一样很费劲的东西。孕妈妈学习快速、连续以喘息方式急速呼吸如同哈气法，直到不想用力为止，练习时每次需达90秒。

▶▶▶ 第五阶段——用力推

此时宫颈口全开了，医生也要求产妇在即将看到婴儿头部时，用力将婴儿娩出。

此时的呼吸方式为：长长吸一口气，然后憋气，马上用力。下巴前缩，略抬头，用力使肺部的空气压向下腹部，完全放松骨盆肌肉。需要换气时，保持原有姿势，马上把气呼出，同时马上吸满一口气，继续憋气和用力，直到胎儿娩出。当胎头已娩出产道时，孕妈妈可使用短促的呼吸来减缓疼痛。每次练习时，至少要持续60秒用力。

▶▶▶ 练习拉梅兹呼吸法的诀窍

子宫收缩初期：先规律地用4个"嘻"、1个"呼"的呼吸方式。

子宫收缩渐渐达到高峰时：以大约1秒1个"呼"的呼吸方式。

子宫收缩逐渐减弱时：恢复使用4个"嘻"、1个"呼"的呼吸方式。

子宫收缩结束时：做一次胸部呼吸，由鼻子吸气，再由嘴巴吐气。

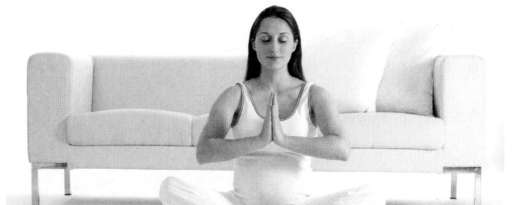

孕9月，准备迎接新生命啦

孕9月胎儿发育周周看

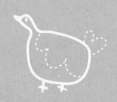

▶▶ 第33周的胎儿

33周时，胎儿身长约45厘米，体重2000～2250克。此时皮肤不再又红又皱了，有的已长出了一头胎发，也有的头发稀少。指甲已长到指尖，一般不会超过指尖。呼吸系统、消化系统发育已近成熟。现在胎儿的头骨很软，每块头骨之间都有小空隙，这是为了在生产时候头部能够顺利通过产道做准备，不过其他部位的骨骼已经变得很结实。头部已经降入孕妈妈的骨盆，紧紧地压在子宫颈上。

▶ 第34周的胎儿

到了这周，胎儿身长约47厘米，体重2300克左右，体形看起来比孕早期圆润了许多。皮下脂肪正在形成，这会帮助胎儿在出生后调节体温。

现在的胎儿看起来光滑多了，原本长满全身的胎毛逐渐消退。头部已经进入骨盆，为不久后的出生做着准备。指甲仍在生长，不过仍然不会超过指尖。呼吸系统、消化系统继续发育，越来越接近成熟。

▶▶ 第35周的胎儿

第35周，胎儿的身长约48厘米，体重2500克左右。

胎儿的身体变成圆形，皱纹减少，皮肤呈现出光泽。指甲仍然在生长，已经接近指尖。胃和肾脏的功能更加发达，能分泌少量的消化液。体温调节能力未发育完全，还要依赖温度恒定的羊水及自身的脂肪等来保持自身的体温。胎儿的头骨现在还很柔软，并未融为一体。这种构造让他的头部十分具有可塑性，既可以从产道中挤出来，又不会对自身造成伤害。

▶ 第36周的胎儿

本周的胎儿大约2800克重，身长46～50厘米。

指甲又长长了，可能会超过指尖。两个肾脏已发育完全，他的肝脏也已能够处理一些代谢废物，但由于肝脏酶系统发育未成熟，代谢某些化学物质有一定程度的困难。

此时的胎儿在孕妈妈腹中活动时，他的手肘、小脚丫和头部可能会清楚地在孕妈妈的腹部突现出来，因为此时的子宫壁和腹壁已变得很薄了。因此会有更多的光亮透射进子宫，这些光亮会让胎儿逐步建立起自己每日的活动周期。

孕9月孕妈妈身体的微妙变化

▶▶▶ 身体容易疲惫

33周以后，孕妈妈会发现自己身体明显沉重，动作显得更笨拙、迟缓，也更容易感到疲惫。此时腹部向前挺得更为厉害，身体的重心移到腹部下方，只要身体稍失衡就会感到腰酸背痛。

子宫底的高度上升到肚脐之上，心脏负担逐渐加重，血压开始升高，心脏跳动次数增加，身体新陈代谢时消耗氧气量加大，孕妈妈不仅呼吸变得急促起来，活动时也容易气喘吁吁。

▶▶▶ 容易吃饱

此时孕妈妈的子宫顶压膈肌，使得胃变得更小，进而孕妈妈会感到饭量减少，很容易就吃饱。食欲也开始减退，胃部的不适感增加。

▶▶▶ 体重增加快

孕晚期是孕妈妈的体重增长最快的时间，提醒孕妈妈尽量不要过量进食，以免胎儿长得过大，造成难产。

▶▶▶ 睡觉难受

孕晚期最头疼的问题就是睡觉了，似乎哪一种姿势都不够舒服。左侧卧胎儿会难受，可能会不时地踢妈妈的肚子表示不满；而右侧久了又会觉得身体酸麻；要是仰卧，孕妈妈过不了多久就会觉得喘不过气来了。

▶▶▶ 便秘

进入孕晚期，增大的子宫压迫肠道，导致胃肠蠕动缓慢，孕妈妈或多或少会出现便秘的状况，只要情况不太严重，就不用过分担心。多喝水，多摄入高纤维的食物进行调节，安心地等待胎儿出世吧。

孕9月营养与饮食指导

孕妈妈要少吃速冻食品

速冻食品虽然方便快捷，却存在不少卫生和安全方面的隐患，孕妈妈最好少吃。

速冻饺子营养易流失

按照速冻食品包装上的说明，一般的饺子在零下18℃下可以保存3个月时间。其实这里面有两层含义：只要出厂后一直保存在零下18℃，那3个月之内就不会发生明显的质量问题；如果出厂后没有一直保存在零下18℃，那么不保证3个月之内发生品质下降。也就是说，速冻食品在零下18℃下有3个月的保鲜期，绝不意味着它真能保质3个月。

在冷冻条件下，微生物基本上不会繁殖，但口感、鲜味却在慢慢变化，脂肪会缓慢氧化，维生素也在缓慢分解。食用这样的速冻食品并没有进行营养的补充，如果过多地食用此类食品，会造成孕妈妈和胎儿营养的缺乏。

速冻食品容易受污染

如果购买散装的速冻食品，在销售人员拆除大包装散卖和顾客挑选过程中，都不可避免人与食品的接触，造成细菌污染。

散装食品与空气接触面积大，还会造成水分蒸发、产品干裂与油脂的氧化、酸败等现象，空气中存在的微生物、病毒等很可能污染食物，导致食用不安全。

超市冰柜温度难保证，导致维生素损失

速冻食品一般要求在零下18℃保持，但是超市的冰柜是敞开的，人们翻来翻去，温度不可能一直保持在零下18℃。买回家的路上，环境温度比冰柜高，产品虽然没有完全融化，但温度也会随之升高，这就会导致维生素大量损失和微生物快速繁殖。

买回家中冷冻时，冰箱也难以保证适度的温度，而食物在-1～-8℃存放时，很多维生素的损失比在0℃～4℃还要快。

孕妈妈应多吃菌类食品

菌类属于山珍，营养丰富。常见的菌类有平菇、香菇、茶树菇、牛肝菌、杏鲍菇等，孕妈妈可以多吃一些以增加免疫力。

▶▶ 菌类营养丰富

1. 含有丰富的单糖、双糖和多糖，分子多糖可以显著提高机体免疫系统的功能。

2. 菌类的蛋白质含量占干重的30%～45%，大大高于其他普通蔬菜，通过吃菌类摄入蛋白质还避免了动物性食品的高脂肪、高胆固醇风险。

3. 含有多种维生素，尤其是水溶性的B族维生素和维生素C，脂溶性的维生素D的含量也较高。

4. 菌类中的铁、锌、铜、硒、铬含量较多，经常食用野山菌既可补充微量元素的不足，又克服了盲目滥用某些微量元素强化食品而引起的微量元素流失。

5. 菌类含有丰富的食物纤维，能帮助孕妈妈缓解便秘，防止肥胖。

▶▶ 菌类的清洗

由于菌类表面有黏液，容易沾有泥沙。清洗时可在水里先放点食盐搅拌使其溶解，然后将菌类放在水里泡一会儿再洗，或者放在淘米水中洗，这样泥沙就很容易洗掉。清洗前一定要把菌柄底部带着较多沙土的硬蒂去掉，这个部位用盐水泡过也不易洗净。

▶▶ 菌类的烹饪

菌类食物口感好，适合做菜或做汤。常见的菌类食物，随意与肉类搭配，炖鸡、炒鱿鱼、炒肉丝等均可。个头小、味道甜的茶树菇、杏鲍菇、袖珍菇等最适合炒制；个大、肉厚、味道清淡的菇类则适合炖制，如平菇、百灵菇。

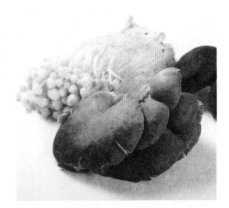

菌类生长过程中可能带有部分有害物质，故食用前最好先用沸水烫一下，将有害物质去除，然后再做焖炒。

孕9月日常生活保健指导

定下分娩的医院，不要随意改换

在选择分娩医院时，可从如下两个方面加深对医院的了解，然后再确定是否在这家医院分娩。

首先，孕妈妈应从多方面了解产科医院，衡量医院水平。通过多种渠道，了解当地多个产科医院的情况。如咨询有过生产经验的朋友、熟人或亲戚，也可以通过网络查询等，分别了解一下产科医院的相关情况，如硬件设施、医生的技术水平等——有关住院条件、床位是否紧张、配餐和病房是否可以自由选择、紧急抢救设备或血源是否充足、能否选择分娩方法、分娩时家人能否陪伴、产后有无专人护理、剖宫产率是否很高、新生儿的检查制度是否完善、产后有无喂养专家指导等，这些都是评判一个医院医疗和服务水平高低的重要指标。

其次，孕妈妈应了解自身情况，根据自身情况选择医院。如果孕妈妈有妊娠期高血压疾病、妊娠期糖尿病、胎膜早破等产科并发症，适宜在妇产专科医院分娩。孕妈妈如果合并有胰腺炎、心脏病等内外科疾病，适宜在综合医院的产科分娩，因为专科医院缺乏这样的医疗设备和技术力量，治疗这类疾病的药品也少。不过如果孕妈妈患有妊娠急性脂肪肝、急性重症肝炎等疾病，以及发现有各类肝炎、梅毒、艾滋病、澳抗阳性等合并传染病，应当前往消毒和隔离条件较好的传染病专科医院产科待产。

/爱心提示/**不要随意更换医院**

孕妈妈最好从产前检查、分娩直到产后随诊都坚持定期去一家医院。这样医生会对孕妈妈在整个孕期、临产前及分娩时各个方面情况做详细检查记录，对孕妈妈的情况很熟悉。一旦在分娩时发生什么情况，能够从容处理。

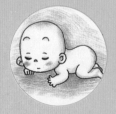
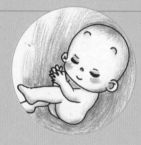

勤数胎动，及时发现异常情况

▶▶▶ 接近分娩，胎动减少

孕晚期监护胎儿在子宫内会否缺氧的主要方法是孕妈妈自数胎动、胎心监护、超声生物物理评分和脐动脉血流测定。最简单实用、方便、能随时进行的就是孕妈妈自数胎动了。孕36周后，由于子宫空间相对小，胎头入盆等因素，胎动次数较前几周减少20%～30%。

▶▶▶ 如何对胎动计数

数胎动时可采取任何体位，一定要思想集中，及时做好计数标记。胎动的强弱和次数，个体间的差异很大，要按孕妈妈习惯感受的胎动计数。每天早、中、晚固定时间各测1小时胎动数，3次相加的总数乘以4，即为12小时胎动数。

▶▶▶ 孕晚期胎动次数

一般胎动≥3次/小时、12小时胎动≥20次为正常。胎动≤3次/小时，12小时胎动≤20次则为异常。孕妈妈可将每周的胎动次数算出平均数，如果每天胎动次数大于平均数的50%，或小于平均数的30%，也为异常胎动。如果胎动频繁或无间歇地躁动，可能是胎儿宫内缺氧的表现。

腹部过大可在医生指导下使用腹带

一般情况下最好不要使用腹带，避免使用不当造成的伤害。但若孕妈妈羊水过多、双胎或身材矮小致腹部过大，以致形成了悬垂腹，身体重心明显前移，脊柱负担过大，活动不便或疲劳感增加时，则需使用腹带托起下垂的腹部。这种支托有利于下肢血液循环通畅，减少下肢水肿与下肢静脉曲张的发生或减轻程度。

▶▶▶ 腹带的系法

取仰卧位，先将腹带反折一次，由左至右卷起。由左腹处开始卷，左手紧捏布的下端，置于左腰骨处，卷一圈。再用右手握住布的中央，布的下方紧贴腹部，上方稍稍放松，再缠第二圈。第二圈缠完后，从左边置放在腹腰骨上，让布往上反折。最后以安全别针固定，或把布尾折入内部，也可用绳子束缚。

▶▶▶ 使用腹带的注意事项

1. 布料要选用柔软的纯棉织品。

2. 选购腹带时最好注意尺码，最好选能调整尺码的。松紧要适度，太松不起作用，太紧会妨碍孕妈妈的呼吸与消化功能，且对胎儿发育极为不利。

3. 最少准备两条，方便换洗，新买的腹带最好洗过再用。

4. 腹带位置应稍低一点，要完全包住髋部，将下垂的腹部向上兜起，发挥支托作用。

运动以平稳和缓为原则

孕妈妈这段时间还是应该坚持运动，不过运动强度和动作幅度都不能太大，免得造成损伤。

▶▶▶ 运动一定要平稳和缓

随着妊娠月份的增加，孕妈妈肚子逐渐突出，使身体的重心向前移，背部及腰部的肌肉常处在紧张的状态，这时进行运动的目的就是舒展和活动筋骨，一定要注意安全，本着对分娩有利的原则，千万不能过于疲劳。这时的运动掌握一个总的原则就是平稳和缓，防止运动伤害。

▶▶▶ 适合的运动有哪些

体操、孕期瑜伽、棋类是此时最适合的运动项目。

体操不是常用的第几套体操，而是一些简单的伸展运动。比如坐在垫子上屈伸双腿，平躺下来轻轻扭动骨盆等简单动作。这些动作虽小，但是作用显著。可以加强骨盆关节和腰部肌肉的柔软性，既能松弛骨盆和腰部关节，又可以使产道出口肌肉柔软，同时还能锻炼下腹部肌肉，有利于顺产。

孕期瑜伽不是要去挑战高难度的动作，最主要的是进行呼吸吐纳的练习，这对分娩时调整呼吸很有帮助。

棋类活动身体是静止的，可是思维是非常活跃的，既能锻炼大脑思维，又能够起到安定心神的作用。

▶▶▶ 运动的强度

这段时间运动要控制好强度。脉搏不要超过140次/分，体温不要超过38℃，时间以30～40分钟为宜。不要久站久坐或长时间走路。孕6月后，子宫及胎儿的重量会给孕妈妈的脊椎很大压力，引起背部疼痛，因此要尽可能地避免俯身弯腰的运动。

顺产是孕妈妈最好的选择，在孕晚期做一做顺产分娩操，将对顺利生产有不小的帮助。

练习顺产分娩操

▶▶▶ 呼吸练习

吸气，尽量让肋骨感觉向两侧扩张，感觉两侧已经到极限了，开始吐气。吐气时让肚脐向背部靠拢。这种呼吸方法可以锻炼身体深层的肌肉，有助于加强腹肌和骨盆底部的收缩功能，同时也锻炼了肺活量，使孕妈妈生产时呼吸得更加均匀平稳。

▶▶▶ 力量型训练

孕妈妈的体重不断增加，膝盖承受的压力越来越大，这时就需要做些运动来增加腿部的力量。推荐的运动是蹲举动作，这一动作能锻炼腿部耐力，还能增强呼吸功能及大腿、臀部、腹部收缩功能。

▶▶▶ 柔韧性训练

选择小重量的哑铃和杠铃，一边双臂托举，一边配合均匀呼吸。这个动作既能锻炼手臂耐力，加强身体控制，又能增强腹肌收缩功能和腰部肌肉的柔软性。

▶▶▶ 针对性训练

孕妈妈生产时需要用要腰部和背部的力量，可通过以下两个动作训练背部力量。

1. 坐姿划船：平坐在椅子上，双手向后拉动固定在前方的橡皮筋，来回水平运动。

2. 坐姿拉背：平坐在椅子上，双手向下拉动固定在头顶的橡皮筋。

每个动作重复15次左右，每周3～4次。

这两个运动可以有效增强臂力及背部肌肉力量，让臂肌和背肌能够均匀用力，有助顺产。

孕10月，激动时刻就要来临

孕10月胎儿发育周周看

▶▶ 第37周的胎儿

现在胎儿的重量大约3000克，身长51厘米左右。不过这也因人而异，只要胎儿的体重超过2500克就算正常。通常从B超推算出来的胎儿体重，比从母腹大小判断出来的要准确一些。有时医生的判断与实际体重相差较多，但只要胎儿发育正常，不必太在意他的体重。

此时由于胎儿几乎占满了整个子宫空间，所以活动频率有所下降，不过仍可以感觉到他的大动作。胎儿在母腹中的位置在不断下降，部分胎毛已经褪去，其余的出生后才脱落。

▶▶ 第38周的胎儿

这一周胎儿重量约3200克，身长也有52厘米左右，是个大宝宝啦。

他的头在妈妈的骨盆腔内摇摆，因为周围有骨盆的骨架保护，是很安全的。这样的方式也为他腾出了更多的地方长他的小胳膊、小腿、小屁股。

大部分胎儿这时应该是长了头发，有1~3厘米长。有些胎儿的头发又黑又多，有的又稀又黄，当然也会有些胎儿一点头发都没长，除了营养因素外，遗传也是重要原因之一。

胎儿身上大部分白色的胎脂逐渐脱落、消失，皮肤变得光滑。这些物质及其他分泌物随着羊水一起被吞进胎儿肚子里，储存在他的肠道中，变成黑色的胎便，在他出生后的一两天内排出体外。

▶▶ 第39周的胎儿

这周出生的胎儿就已经是足月儿了。

他现在的体重应该已有3200~3400克，不过现在体重在3500克以上的新生儿很常见，有些甚至达到4000克以上。这跟人们营养状况的改善有很大关系。一般情况下男宝宝比女宝宝的平均体重略重一些。如果此时还未出生，胎儿现在还在妈妈肚子里继续长肉呢，这些脂肪储备有助于他出生后的体温调节。

到此时为止，这个小家伙的身体各部分器官已发育完成。他小小的肺部是最后一个成熟的器官，要在出生后几个小时内他才能建立起正常的呼吸模式。

孕妈妈还会发现此时胎儿在肚子里安静得多了，不太爱活动了。因为此时他的头部已固定在骨盆中，他更多地将会是向下运动，压迫孕妈妈的子宫颈，想把头伸到这个世界上来。

▶▶▶ 第40周的胎儿

这一周是大多数胎儿降生的时刻，不过真正能准确地在预产期出生的婴儿只有5％，提前2周或推迟2周都是正常的。怀孕第40周的胎儿身长约50厘米，体重3200～3400克。他身体显得更大，并蜷曲着，子宫内的空间越来越小。

大脑发育已经完善，眼睛活动协调，视力增加。胸廓饱满、皮下脂肪沉积、肢体强壮，皮肤变得柔软光滑，大部分胎脂脱落，胎毛几乎完全脱落。小肠中有一些消化道的分泌物，加上胎毛、色素及一些脱落的细胞，称之为胎便，正常情况下，在出生后24小时内排出。肾上腺素会在最后几周内分泌大量的激素来帮助肺泡发育，为出生做准备。女宝宝外生殖器发育良好，男宝宝睾丸已经下降至阴囊内。

孕10月孕妈妈身体的微妙变化

▶▶▶ 体重仍在增长

体重还在继续增长，这是孕妈妈在为胎儿提供营养和为自己分娩积蓄力量，不过千万不要让增长失控。

▶▶▶ 皮肤变粗糙

这时候孕妈妈一来是身材变得更臃肿了，二来皮肤似乎也没有以前好了。孕妈妈的脸会变得黑黑的，有些还会发黄，没以前水灵，不仅如此，毛孔也变大了，皮肤变得粗糙起来，有些孕妈妈脸上和背上还会长痘痘。

▶▶▶ 妊娠线更明显

孕妈妈肚子上的妊娠线会越来越明显。其实这条线就是一道颜色比较深的汗毛。不仅是这一条线，孕妈妈全身的汗毛都会比以前重且长。

▶▶▶ 手指肿胀

几乎所有的孕妈妈在妊娠期都会出现手指肿胀的现象，这是妊娠期特有的，不必过于担心。

孕10月营养与饮食指导

不需要刻意增加饮食量

从怀孕第8个月开始到临产前，胎儿的身体长得特别快，他的体重通常主要是在这个时期增加的。所以孕妈妈一定要合理地安排好饮食。

▶▶ 不要刻意增加饮食量

胎儿的大脑、骨骼、血管、肌肉都在此时完全形成，各个脏器发育成熟，皮肤逐渐坚韧，皮下脂肪增多。若孕妈妈营养摄入过多，会使胎儿长得太大，容易在出生时造成难产。饮食量也不需要刻意地增加，按照以前的饮食结构就已经足以为胎儿提供营养，不用担心他会营养不足。

▶▶ 饮食以量少、丰富、多样为主

孕妈妈此阶段的饮食最好以量少、丰富、多样为主。建议少吃多餐，适当控制进食的数量，特别是高蛋白、高脂肪食物，防止血压升高。饮食的调味宜清淡，少吃过咸的食物，每天的盐量应控制在6克以下，不宜大量饮水。

▶▶ 多吃体积小、营养高的食物

孕妈妈应选择体积小、营养价值高的食物，避免吃体积大、营养价值低的食物，以减轻胃部的胀满感。

注意摄入足量的钙和维生素，保证足够的优质蛋白质和必需脂肪酸。尿蛋白高的孕妈妈应限制蛋白质、水分和食盐的摄入，多吃植物油，节制食盐的摄取，要多吃含有优质蛋白质的蛋、牛奶、肉类以及大豆制品等，注意营养均衡。

/爱心提示/体积小、营养高的食物

动物性食品如鸡鸭肉、牛羊肉、动物油、动物内脏等都属于体积小、营养高的食物。不过最好不要过量吃动物内脏。

产前吃些巧克力，迅速补充能量

巧克力是大多数女性都喜爱的食物，每100克巧克力中含有糖类50余克，蛋白质15克，还有微量元素、维生素、铁和钙等。有研究表明吃巧克力能缓解压力，使人心情变得愉快。

▶▶ 巧克力适合孕妈妈产前食用

巧克力很符合孕妈妈产前的生理需要。首先，它含有能很快被吸收利用的优质糖类，其被吸收利用的速度是鸡蛋的5倍；其次，它富含孕妈妈产前十分需要的微量元素和维生素、铁及钙等。它们可以加速产道创伤的恢复，还能促进母乳的分泌、增加母乳的营养成分。

孕妈妈产前需要多补充热量以保证有足够的力量，屏气用力，顺利分娩。巧克力正能满足孕妈妈的这些需求，而且它体积小、发热多、香甜可口，吃起来也很方便。孕妈妈产前吃一两块巧克力，就能在分娩过程中产生热量。

越临近预产期，越加强补铁

接近预产期，孕妈妈和胎儿的营养需要量都在猛增，许多孕妈妈开始出现贫血症状。铁是组成红细胞的重要元素之一，所以越临近预产期，越要注意铁元素的摄入。

▶▶ 铁元素的作用

铁是人体内合成血红蛋白的主要原料之一。如果缺乏会使血红蛋白含量和生理活性降低，引起携带的氧明显减少，从而影响大脑中营养素和氧的供应。

铁还是人体内氧化还原反应系统中一些酶及电子传递的载体，与免疫功能、消化功能以及神经行为等有着密切的关联。

▶▶ 临近预产期如何补铁

1. 多吃含铁量高的食物。孕妈妈要多吃含铁量高的食物，如动物肝脏、瘦肉、绿叶蔬菜、菌藻类、鱼类等，饭后吃一些新鲜水果。

2. 烹饪时使用铁锅铁铲。这种传统的炊具在烹饪食物时，会产生一些小碎铁屑溶于食物中，形成可溶性铁，易被肠道吸收。

3. 注意铁的吸收率，提高有效摄取。存在于肉类、鱼类、肝脏等动物性食物中的铁大多属于血红素铁，易被人体吸收利用，吸收率高达10%~25%；而存在于植物性食物中的铁属于非血红素铁，吸收率只有1%。尽量多利用动物性食物补铁，提高吸收率。此外柠檬酸、维生素C、维生素A、动物蛋白、果糖、山梨醇能促进铁的吸收。吃含铁食物的同时，吃一些含维生素C多的水果，会使铁的吸收率提高4倍以上。

补充维生素B$_1$，缩短产程

维生素B$_1$又被称作硫胺素。在体内维生素B$_1$以辅酶形式参与糖的分解代谢，有保护神经系统的作用，还能促进肠胃蠕动，增加食欲。孕妈妈对维生素B$_1$的摄入量为每天1.5~1.8毫克。

▶▶▶ 维生素B$_1$可缩短产程

最后一个月里，孕妈妈必须补充维生素B$_1$。如果维生素B$_1$不足，容易引起孕妈妈呕吐、倦怠、体乏，影响分娩时子宫收缩，使产程延长，分娩困难。

▶▶▶ 含维生素B$_1$丰富的食物

维生素B$_1$主要存在于种子的外皮和胚芽中，谷类食物一般含维生素B$_1$较多，但谷类食物研磨得越精细，维生素B$_1$的含量就越少。植物性食物中，豆类和花生含维生素B$_1$最多。在蔬菜中，苜蓿、枸杞、毛豆的维生素B$_1$含量较多。动物性食物中，肉及内脏维生素B$_1$很多。干酵母中含维生素B$_1$最高，每100克为6.53毫克，可以作为治疗维生素B$_1$缺乏的补充来源。

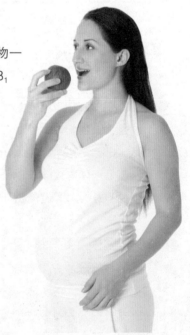

/爱心提示/**补充维生素B$_1$减少外出就餐**

常外出就餐的人最容易缺乏维生素B$_1$，因为外供的面类等食物中所含的维生素B$_1$几乎为零。所以孕妈妈要想补充维生素B$_1$，最好不要常外出吃饭。

孕10月日常生活保健指导

再次检查确认待产包

在即将到来的这一个月里，分娩可能随时发生，准爸爸与孕妈妈需要再次确认一下待产包。

▶▶ 待产包里的孕妈妈用品

衣裤：待产到生产后出院有好几天呢，要准备好孕妈妈的衣裤、帽子和哺乳内衣。

卫生用品：这些东西最好自带，卫生纸最少2卷、产妇卫生巾1包。

洗漱用品和餐具：在医院也要保持孕妈妈的清洁卫生，带好洗脸盆、牙具、毛巾、拖鞋，还要准备好饭盒。

▶▶ 待产包里的宝宝用品

衣物：包被、婴儿服、围嘴，这些是最基本的。

哺乳用品：奶粉、奶瓶、奶瓶消毒器等。

清洁用品：纸尿裤1包、湿纸巾2包、大浴巾和小毛巾各1条、护臀霜1支。

▶▶ 其他物品

证件：带齐必不可少的证件，包括身份证、病历本、医保卡、母子健康手册等。

现金、银行卡：两者都需要准备，并提前了解医院的支付方式。

照相机或摄像机：为妈妈、宝宝拍照、摄像留念，要确保电量充足。

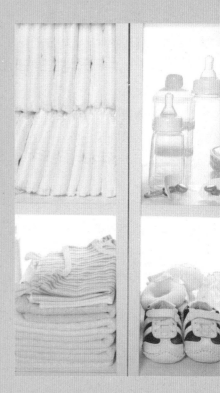

向医院预约导乐分娩

"导乐"一词出自希腊文"Doula"，20世纪90年代引入我国。国外医学界将有过生育经历、富有奉献精神和接生经验的女性称为"导乐"，她们专司指导孕妇进行顺利自然分娩。

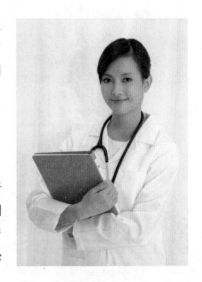

▶▶▶ 导乐的作用

导乐大多从有生育经历的优秀助产士中选拔，经训练上岗，一对一地指导产妇分娩，为产妇进行心理疏导，帮助克服恐惧心理。她们能在关键时期以客观的态度去观察产妇，用科学的方法去指导产妇，用和善的言行去鼓励产妇，消除产妇的紧张恐惧感，树立正常的分娩信心。

导乐的存在，让准爸爸及家属的压力减少了，可依赖导乐去帮助产妇做一切事情，从而轻松地体验产妇的分娩过程。宝宝出生后，导乐还会对新妈妈进行产后伤口护理、母乳喂养和科学育儿等专业指导。

▶▶▶ 向医院预约导乐分娩

如果确认需要导乐分娩，孕妈妈应该提前询问医院是否提供导乐服务，什么时候接受预约。如果医院没有导乐，是否可以从其他地方请导乐，需要办理哪些手续及如何办理等。

▶▶▶ 孕妈妈如何与导乐配合

孕妈妈与导乐的配合非常重要，产前一定要与导乐有过深入的沟通。由于导乐是有经验的专业人士，且能够进入产房陪产，孕妈妈一定要充分地相信她，在导乐的指导和帮助下，一定能够顺利地分娩。

> **／爱心提示／请导乐需要自费**
>
> 导乐的费用各家医院都不太一样，还有一点需要提醒的是，目前导乐还没有被纳入医保范畴。

多走动有助顺产

▶▶▶ 孕最后一个月，要多走动

怀孕的最后一个月，孕妈妈仍然要保持运动，当然不是说要进行大汗淋漓的运动，适量的运动就好，此时推荐的运动是走动。

不说散步或者走路，是走动。哪怕就是在室内的走动就很好了。孕妈妈此时身体达到最笨重的时刻，要走远路或者散步会太累，因此在室内多走走，不要总坐着或者躺着。

▶▶▶ 多走动有助顺产

别小看这一步步的走动，这样小幅度的运动能帮助孕妈妈顺产。

此时宝宝的头部已经入盆，是一个向下的状态，孕妈妈多走动可以帮助胎儿持续这样的状态，也有助于锻炼自己的体力，为分娩时积蓄产力，有助生产的顺利进行。

─ /爱心提示/**时刻有人陪伴孕妈妈** ─

临近预产期，孕妈妈身体越来越沉重，行动也越来越不方便了，此时她非常需要身边有人陪伴。一来防止因为身体不便出现的一些闪失，如摔跤、站立不稳，或者因孕期不适而造成的突发状况等；二来有人陪伴可以照顾到孕妈妈的情绪，缓解产前的压力和不适。

提前了解分娩时可能遇到的尴尬事

临近产前，孕妈妈大多已经了解到不少分娩知识，这些知识告诉孕妈妈该如何迎接分娩的到来。你知道吗，分娩时除了努力配合产程外，还可能要应付一些不经意的尴尬事，我们在这里将它们列出来，希望能让孕妈妈有一些思想准备，知道一切都很正常。

▶▶▶ 尴尬1：遭遇男医生

"遭遇"男接生医生不可避免，但几乎大部分孕妈妈都会觉得非常难为情，在医生眼里，这只是工作，是一件严肃的事，也习以为常，他们会以专业的角度看待孕妈妈，所以孕妈妈要尽快调整心态。

▶▶▶ 尴尬2：被要求脱光光

进入待产室前，护士会为孕妈妈做"备皮"，即在肚子和大腿上部涂上肥皂液，然后剃除那些部位的体毛，为了方便，护士通常会要求孕妈妈脱掉裤子，直至手术完成。

▶▶ 尴尬3：抑制不住地发抖

身体抑制不住地颤抖，牙齿发出咔嗒咔嗒的声音，这种现象通常发生在胎儿血型与自己不一致的孕妈妈身上，并不是因为感到冷，而是分娩时胎儿血会有极少量融入孕妈妈的血液中，令孕妈妈出现颤抖、哆嗦、打冷战的现象。

▶▶▶ 尴尬4：头脑一片空白

在分娩的紧要关头，孕妈妈很容易就会忘掉分娩知识，这时你需要一个可以随时提醒你的人，告诉你怎样放松、怎样呼吸和用力。

▶▶▶ 尴尬5：宝宝第一眼并不可爱

这是必须给孕妈妈打的预防针，现实生活中确实有孕妈妈看到孩子第一眼产生厌恶情绪，宝宝第一眼不可爱是生理因素决定的，长一些日子就会漂亮。分娩后，妈妈可以先好好地休息一下，然后给孩子喂奶，相信那时候孕妈妈看小宝宝会越看越着迷。

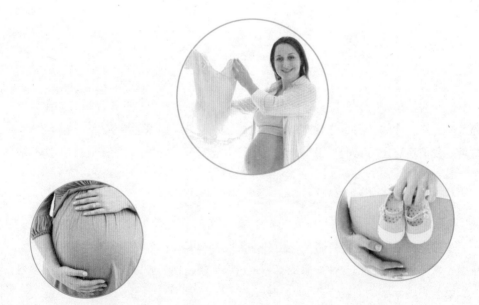

孕期常见不适症状的预防与护理

妊娠感冒

▶▶ 孕期容易发生感冒的原因

孕妈妈在孕期身体细胞免疫力低下，是感冒的易感人群，加上怀孕后呼吸道黏膜容易充血、水肿，更容易发生呼吸道感染；并且孕妇怕热，出汗多，突然到温度较低的环境（如空调房）中，很容易着凉，此时易被空气中长期存在的感冒病毒所感染，发生感冒的临床症状，甚至引起并发症的发生。

▶▶ 孕期感冒对胎儿的影响

1. 孕妈妈感冒时比较容易发热，尤其是在妊娠8周内，此时胚胎的器官刚刚分化、形成，高热导致物理内环境的异常，容易引起胚胎畸形，如胎儿唇裂、心脏病等。

2. 孕妈妈的体温超过38.5℃就属于高热了。高热也有引起胎儿流产、早产的可能。感冒后如有严重的咳嗽、咳痰，可能合并支气管炎，进一步发展可发生肺部感染，此时容易发生流产或早产。另外持续咳嗽还会使宫腔的张力过大，能引起胎膜早破，导致早产。

▶▶ 感冒期间的饮食及日常护理

1. 饮食要清淡、易消化，进食富有营养的食物，如牛奶、蔬菜、水果、汤、粥等，避免进食辛辣、油腻、不易消化的食物，每次进食量不宜过多，可少量多次进餐，进食后稍微活动（如散步）以助消化。

2. 暂时放下手中的工作，充分休息，保证足够的睡眠（每天至少8小时）。

3. 室内要通风，尤其是在冬季，更要保证通风良好。

4. 洗温水浴有助于缓解感冒症状，但要注意保暖。

▶▶ 预防感冒的方法

1. 勤洗手，不用脏手摸脸、嘴巴和鼻子。

2. 保持室内通风透气，并提高相对湿度（可放置水盆或使用加湿器）。

3. 少吃盐，因为钠盐对上皮细胞功能有抑制作用，会降低抗病因子的分泌。

4. 单独使用毛巾、餐具。每次刷完牙要将牙刷清洗干净，并将刷毛朝上，以加速其变干。

5. 尽量少去人多的公共场所，如商场、超市、电影院等，外出乘公共交通工具时尽量戴口罩。

妊娠牙龈炎

▶▶▶ 妊娠牙龈炎的表现

妊娠牙龈炎表现为全口牙龈组织，特别是牙间乳头出现明显水肿、颜色暗红、松软，严重的会有出血现象，甚至产生溃疡，伴有严重的疼痛。

▶▶▶ 孕期易患牙龈炎的原因

怀孕时由于孕妈妈体内雌激素、孕激素等发生变化，影响到组织的新陈代谢，进而使得牙龈对菌斑的反应也发生改变。另外在怀孕期间胎儿会从孕妈妈体内吸收大量的钙、磷、铁等微量元素，如果这些微量元素不足，孕妈妈骨骼与牙齿中的钙，就会脱离出来进入血液，以血钙的形式供给胎儿。孕妈妈牙齿的脱钙现象使得牙齿的耐酸性降低，就很容易发生龋齿。

▶▶▶ 如何预防妊娠牙龈炎

1. 孕妈妈在孕前一定要去口腔科检查，怀孕后也要定期检查牙齿。

2. 孕妈妈要使用软毛牙刷，刷牙时避免大力触碰到牙龈。

3. 孕妈妈要注意补充维生素C，以减少牙齿的出血。一旦患上牙龈炎，要选择松软、容易消化的食物，以避免损伤牙龈。

妊娠皮肤过敏

▶▶▶ 补得过多会导致孕妈妈皮肤过敏

孕妈妈在怀孕期间由于胎儿的分泌物、排泄物的影响出现过敏、水肿等症状都是正常的妊娠反应，可是孕妈妈或许不知道服用过多的补品、吃过敏食物也会引起皮肤过敏。在怀孕期间不要补得太多，以前如果吃某种食物会过敏，怀孕的时候要禁止吃。

▶▶▶ 皮肤过敏不可乱用药物

孕妈妈出现皮肤过敏不会对胎儿造成不良影响，可是如果乱用药物的话，某些药物就有可能进入胎盘，妨碍胎儿的生长发育，导致胎儿出现畸形或罹患疾病。所以孕妈妈一旦出现皮肤过敏，不要私自买药，要立即去医院就诊。

▶▶▶ 皮肤过敏的护理方法

1. 保持个人卫生和环境卫生，每天用温水清洗脸部和身体，穿着透气的纯棉衣裤，千万不要随便抓挠皮肤，这样会加重症状；定期清洗床上用品，室内保持清洁。

2. 避免大吃大喝，少吃油腻食物、甜食以及刺激性食物，多吃蔬菜和水果对抵抗过敏症有很好的效果，尤其是花椰菜和柑橘是很好的抗过敏食物。如果是过敏性体质可以每天喝一杯豆浆。

专家热线常见疑问解答

🅠 怀孕时出现皮肤过敏能不能用皮肤保养品？

🅐 如果正处于皮肤过敏时期则不能使用皮肤保养品，因为无论多么高级的皮肤保养品，都是由着色剂、油脂香料、酒精等材料混合而成的，这些化学物质都或多或少会刺激皮肤，加重皮肤敏感的症状。

妊娠白带增多

▶▶▶ 孕期白带增多是病吗

白带由阴道黏膜的渗出液、子宫颈与子宫内膜腺体分泌物等混合而成。它与月经一样，是女性正常的生理现象。一般来说，没有怀孕的女性白带量比较少，只是阴部会有湿润感而已。不过怀孕之后，女性盆腔的血液供应丰富，白带会出现增多的现象，这是正常的，不必担心。

/爱心提示/ 异常白带要引起注意

白带呈黄色、绿色、乳状，有腥臭味、异味，并且伴有阴道或外阴瘙痒、红、肿、疼等，或者伴有阴道的点状出血灶时就要引起重视，这有可能提示阴道出现炎症或内生殖器发生病变。

▶▶▶ 白带增多时怎么办

首先要注意卫生，每天用温开水清洗外阴，但要注意的是不要清洗阴道里面；每天换洗内裤，有阳光的时候一定要把内裤放在阳光下暴晒，并且内裤最好是选用棉质的，透气性比较好；为了避免交叉感染，孕妈妈应该有单独的浴巾和水盆；大便完之后，应该由前向后擦拭，以免把残留的脏物带到阴道里，引起感染。

其次是要增强营养，多吃蛋白质、维生素、矿物质含量丰富的食物，如新鲜蔬菜、水果、瘦肉等。

妊娠孕吐

▶▶▶ 什么是孕吐

孕吐是早孕反应的一种。大多数的孕妈妈是从孕5周开始发生孕吐，也有更早发生的。孕吐通常最容易发生在早晚，孕妈妈会没有任何原因就发生呕吐。有的时候本来正在安安稳稳地吃饭，可能闻到了什么味道就会出现恶心、呕吐。

▶▶▶ 改善孕吐的方法

1. 不少孕妈妈孕吐反应严重都是由于心理紧张引起的，所以放松心理比什么都重要。要多了解一些孕期知识，多和周围的孕妈妈交流一下经验，互相学习，以解除心理压力；也可以多与医生交流自己的情况，以解除心理压力。

2. 尽量将餐厅的环境布置得赏心悦目，温度适宜，以刺激食欲，减少恶心的感觉。见到想吃的食物要马上吃，免得等一会儿又不想吃了。多喝水，多吃维生素含量丰富的食物，少吃多餐。每天都要吃些新鲜的水果和蔬菜，以免体内堆积太多酸性物质，使胃酸增多，引起孕吐。

/爱心提示/闻喜欢的味道抑制恶心的感觉

在手帕上滴几滴自己喜欢味道的滴剂，如橙汁，当闻到让自己感觉不舒服的味道时赶紧将手帕拿出来闻一闻，可以减轻恶心的感觉。

3. 不能因为吃不下饭，恶心呕吐，乏力，就老是在床上待着，尤其是早上不要赖床，否则会加重孕吐。运动太少，就会使恶心、食欲不佳、乏力等症状更加严重，而因为早孕反应严重又更加不去运动，就会慢慢形成恶性循环。所以不要因为出现了孕吐反应就不去运动；相反运动才能减轻孕吐反应。

4. 在医生的指导下服用维生素B$_6$来缓解孕吐。

妊娠尿频

▶▶▶ 什么是尿频，孕妈妈为什么会有尿频

一个成人每天白天平均排尿4～6次，夜间0～2次是属于正常的，如果超出了这个范围就属于尿频。孕妈妈怀孕之后子宫会慢慢变大，压迫膀胱，使得膀胱的容量减少，即使尿量很少也会让孕妈妈产生尿意，从而发生尿频。大部分孕妈妈都会遭遇尿频的困扰，这是正常的，不用担心。如果在尿频的同时伴有尿痛、尿不尽（小便后仍有尿意），或者发热、腰痛等症状时，就属于病理性尿频了，要去医院检查治疗。

▶▶▶ 如何应对正常的尿频

合理饮水：有些孕妈妈嫌不断地去厕所麻烦，于是就通过少喝水来减少小便的次数，这其实是不对的，因为孕妈妈要保证每天的饮水量才有利于胎儿的正常发育。可以增加白天喝水的量，晚上临睡前的1～2个小时内不要再喝水，减少晚上上厕所的次数。

放松心态：有些孕妈妈的尿频有可能是精神紧张引起的，要通过不断地去厕所来缓解心中的压力。如果尿频只是在白天或者晚上临睡前出现，叫做精神性尿频，最好的解决方法就是放松心态。

多做缩肛运动：在医生的指导下多做缩肛运动，加强骨盆的肌肉力量，以控制排尿。

▶▶▶ 如何应对病理性尿频

要保持外阴部的清洁，每天用清水冲洗外阴，勤换内裤；睡觉时多采用侧卧的姿势，避免仰卧，因为侧卧能够减轻子宫对输尿管的压迫，防止尿液积存而导致感染；若是患了泌尿系统感染，要及时去医院就诊治疗。

妊娠消化不良

孕妈妈怀孕后，由于体内的一些变化，常常会出现食欲不振、恶心、呕吐等消化不良的症状。

▶▶▶ 孕期消化不良的原因

孕期消化不良是正常现象，是因为孕妈妈体内的孕激素含量增加，胃肠蠕动减弱，胃酸分泌减少，加上逐渐增大的子宫压迫胃肠。尤其是怀孕后期，胎儿在不断长大，挤压到胃，这些都会导致消化不良。

▶▶▶ 缓解消化不良的方法

合理调配饮食：食欲不振时要少吃多餐，择己所好，吃一些清淡、易消化的食物，如粥、豆浆、牛奶以及水果等，少吃甜食及不易消化的油腻荤腥食物。待食欲改善后，可增加蛋白质丰富的食物，如肉类、鱼虾和豆制品等。

保持良好心情：任何精神方面的不良刺激，都会引起消化不良。孕妈妈最好多听音乐或观赏美术作品，以使自己心情愉快。为增加食欲，孕妈妈保持适当的活动是必不可少的，每天散散步，做一些力所能及的工作和家务，不仅能增进消化，也有利于胎儿的生长发育。

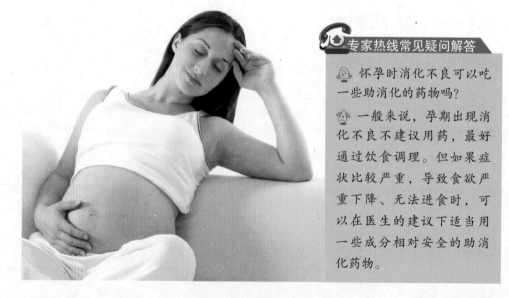

专家热线常见疑问解答

❓ 怀孕时消化不良可以吃一些助消化的药物吗？

💬 一般来说，孕期出现消化不良不建议用药，最好通过饮食调理。但如果症状比较严重，导致食欲严重下降、无法进食时，可以在医生的建议下适当用一些成分相对安全的助消化药物。

妊娠头晕

头晕头痛是孕期常见的症状。孕妈妈往往会头重脚轻，走路不稳甚至晕厥。每个人的体质不同，有的孕妈妈在整个怀孕期间都会被此类问题困扰。引起孕期头晕的原因除了压力和疲劳以外，主要有以下几种：

▶▶ 血压偏低，大脑缺血

在怀孕的早中期，胎盘的形成会使孕妈妈的血压有一定程度的下降。这种生理性血压下降，就使流到大脑的血流量减少，造成大脑血液供应不足，使脑部缺血缺氧，从而引起头晕，尤其是突然站立或乘坐电梯时会发生晕倒。这种一时性的脑供血不足，随着心率的加快、心输出量增加，将会逐渐改善，头晕也会逐渐消失，一般到怀孕7个月时就会恢复正常。

对策：有过这种情况的孕妈妈要尽量不骑自行车，以免跌伤。如果头晕发作，要立即坐下或平卧，以阻止头晕加剧，避免久站。

▶▶ 进食过少，血糖偏低

孕早期由于发生呕吐，所以吃得很少。吃得少往往导致血糖偏低，细胞能量减少，孕妈妈就容易出现乏力、头晕、冷汗、心悸等不适症状。

对策：这类孕妈妈早餐要吃得多些，质量也要好些，保证有牛奶、鸡蛋等，还可随身携带奶糖，一旦出现头晕，马上吃糖可使头晕症状得到缓解。

▶▶ 体位不妥，压迫血管

这类孕妈妈一般仰卧或躺坐于沙发中看电视会感到头晕，而在侧卧或站立时则无此感觉，这属于仰卧综合征。孕妈妈仰卧或躺卧时，沉重的子宫压在其后面的下腔静脉上，影响了下半身的血液循环，导致心脑血供减少，引起头晕、胸闷不适。

对策：孕妈妈如果发生此类头晕，应马上侧卧或半躺坐位，可防止头晕发生。

▶▶ 贫血

孕妈妈贫血时，也会有头晕的表现。

对策：平时应摄入富含铁质的食物，如动物血、猪肝、瘦肉等。一旦发生贫血，应紧急补铁，纠正贫血。

妊娠腹痛

▶▶▶ 怀孕早期腹痛

正常的生理现象：因子宫增大所产生的胀痛感，尤其以初次怀孕的孕妈妈最容易有深切感受。这种胀痛感通常感觉有点闷，不会太痛，有时休息一下就好了，一忙时可能又不舒服了。

异常状况：如果下腹感到的是持续如撕裂般的绞痛时，则有可能是宫外孕的征兆；若是下腹感到的是一阵阵的收缩疼痛，同时伴随阴道出血，就有可能是流产的先兆。

▶▶▶ 怀孕中期腹痛

正常的生理现象：这时的孕妈妈感到不舒服，下腹两侧老是会有抽痛，而且常常是一边疼痛，或两边轮流痛，特别是早晚上下床时候。这是因为子宫圆韧带拉扯而引起的抽痛感，并不会对怀孕过程造成危险。

异常状况：如果下腹有规则的收缩痛，同时感觉到绷紧，就要怀疑是不是由子宫收缩所引起，这时就有可能发生早产。

▶▶▶ 怀孕后期腹痛

正常的生理现象：这时胀大的子宫会压迫到肠胃器官，孕妈妈常常会感到上腹痛、恶心、吃不下东西。两侧的肋骨感到好像快被扒开一样疼痛，甚至会有气喘。同时下腹耻骨膀胱受到子宫的压迫而觉得尿频与疼痛；直肠也因受到子宫的压迫而容易引起腹胀及便秘。这些情况对怀孕过程的安全并不会构成威胁，只要少量多餐或多休息即可避免。

异常状况：如果孕妈妈感到持续性的强烈收缩，有时还有阴道出血时，常有可能发生前置胎盘，或是胎盘早期剥离的危险情况。

▶▶▶ 疾病引起的腹痛

急性肠胃炎、急性阑尾炎、急性胰腺炎、胆囊结石和胆囊炎、肠梗阻、子宫肌瘤、尿道结石等疾病发生时也会有腹痛的症状，当然还伴有其他的症状，如恶心、呕吐、腹泻等。

妊娠鼻出血

▶▶▶ 孕妈妈容易鼻出血的原因

怀孕之后，孕妈妈体内的孕激素会增加，这就使得血管扩张，容易充血。由于孕妈妈的血容量升高，使得鼻腔更容易出血。

▶▶▶ 鼻出血时的处理方法

当鼻子出血时，孕妈妈不要太紧张，要稳定情绪，因为大部分情况下鼻出血都可以自行处理，及时止血。

最常用也是最简单的方法是：如果一侧鼻孔出血，就用手指按压另一侧鼻孔的前部，也就是软鼻子处，按压5~10分钟之后再放手。若是两边都出血，就用两个指头捏住两侧鼻翼，用嘴呼吸。也可以将鼻腔喷液喷到棉球上，将棉球塞入鼻孔帮助止血。

要注意的是，鼻血止住以后，鼻孔里会有不少凝血块，不要急着把它们弄出去，过一会儿再弄。这时候也要尽可能避免用力打喷嚏以及用力揉鼻子，以免再出血。若是经常流鼻血，或者流鼻血超过20分钟都止不住的话，就要去医院进行诊治了。

▶▶▶ 如何预防鼻出血

1. 多吃含维生素C、维生素E的食物，少吃辛辣刺激的食物。

2. 不要养成挖鼻孔的习惯，以免导致鼻黏膜血管受损而出血。

3. 保持室内的湿度，如果天气很干燥，可以用加湿器来增加湿度。睡觉前可以在鼻腔内涂一些维生素E软膏，以避免黏膜干硬。

孕期贫血

▶▶▶ 贫血的症状

贫血的早期症状是常常无缘无故感到乏力；容易疲劳；蹲着站起来时感到眩晕；面色苍白；指甲薄脆。进展期的症状是呼吸困难、心悸、胸痛。

┌ /爱心提示/**孕期一定要做血常规检查** ─────────────

　　大部分贫血孕妈妈都没有症状，只有当病情比较严重时才会出现症状。所以孕妈妈一定要做血常规检查，以尽早发现是否有贫血。

贫血的危害

由于母体可以对低血红蛋白进行代偿，所以轻微的贫血并不会对孕妈妈和胎儿造成很大的危害。但是严重贫血就有可能会导致早产、死胎或者新生儿体重过轻。贫血还会使孕妈妈的抵抗力下降，加之分娩时大量失血，就会使得孕妈妈终生的健康水平下降。

如何预防孕期贫血

1. 怀孕前要积极治疗失血性疾病，如月经过多等。

2. 加强营养，由于孕期最常见的就是缺铁性贫血，因此要多摄入含铁食物。

3. 每次产前检查一定要检查血常规，特别在孕后期要经常检查，做到早诊断、早治疗，以免对胎儿造成影响。

专家热线常见疑问解答

❓ 怀孕时贫血，生下来的孩子会不会也容易贫血？

💡 缺铁性贫血并不是遗传病，并且胎儿会优先摄取营养成分，因此生下来的孩子不一定也有贫血。不过如果怀孕期间孕妈妈贫血严重的话就可能会导致胎儿的生长发育受限、贫血等，出生后若不及时纠正，孩子就有可能会出现贫血。

妊娠小腿抽筋

很多孕妈妈都会有小腿抽筋的现象。据统计大概有50%的孕妈妈偶尔会突然出现小腿抽筋。孕早期小腿抽筋通常不明显，可到了孕中期和孕晚期，则会不断地加重。有些孕妈妈只是偶尔小腿抽筋，有些则经常发作。

小腿抽筋的原因

孕妈妈小腿抽筋一般都是由孕期缺钙导致的。整个孕期，孕妈妈对钙的需求量增加，并且会随着胎儿的生长发育不断增加，因为钙是胎儿生长发育，尤其是骨骼发育必不可少的化学物质。如果孕妈妈钙摄入不足或者本身吸收钙的能力比较差，就会使自己体内的血液中钙的含量下降，从而引起小腿抽筋或手足抽搐。此外如果孕妈妈受寒了或者休息不好，也会出现小腿抽筋的现象。

▶▶▶ 小腿抽筋的预防

1. 在饮食上要适当多吃含钙丰富的食物，并且要多晒太阳，以促进人体对钙的吸收。

2. 避免长时间的站立和走路，走或站一会儿坐下休息一下，以减轻双脚的负担，避免双脚过度劳累。平时走路可以有意识地让脚后跟先着地，小腿伸直时脚趾弯曲些不往前伸，能够减少发作。

3. 若天气较冷则要注意腿部的保暖，临睡前可以用温水泡脚，睡觉时可以用热水袋来暖被褥，将腿部垫高也可以防止抽筋的发生。如果发生抽筋，可以马上将腿伸直，脚尖向上跷，以使抽筋消除。

孕期耳鸣

在怀孕期间，由于孕妈妈黄体酮分泌量增加，容易造成黏膜肿胀而导致耳鸣、鼻子过敏、鼻塞等症状出现。

▶▶▶ 孕妈妈耳鸣分娩后会改善

耳鸣的现象在分娩后通常会得到改善。因此只要耳鸣现象不影响日常生活就不必太担心。如果耳鸣较轻，有时自己按摩耳屏前方的穴位，可使耳鸣消失。

▶▶▶ 耳鸣严重怎么办

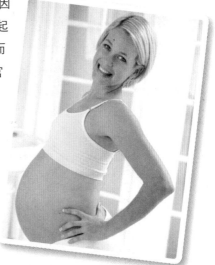

1. 孕妈妈耳鸣如果是病变引起的，有可能是因为贫血、甲状腺功能亢进、糖尿病、各种感染引起的发热等，这些疾病不仅会使身体处于消耗状态而出现耳鸣和头疼，还会影响孕妈妈的全身重要器官的功能和胎儿的发育，所以要及早诊断并积极治疗。

2. 孕妈妈需要接受专科检查，如耳鼻喉科检查，排除耳道异常。如果没有异常，应进行神经科检查，排除脑部病变。

3. 治疗耳鸣应尽量选择食疗和中医，因为在怀孕期间用西药可能会对胎儿造成伤害，所以若需治疗一般不建议用西药治疗。

妊娠瘙痒症

　　妊娠瘙痒症又叫妊娠期肝内胆汁淤积症，好发于怀孕中晚期。导致妊娠瘙痒症的原因是体内雌激素水平升高，使肝细胞内酶出现异常，导致胆盐代谢能力的改变，造成胆汁淤积。

　　妊娠瘙痒症的主要表现为皮肤瘙痒。有些孕妈妈症状较轻，只是感到皮肤稍有瘙痒；有的孕妈妈却是瘙痒难忍，导致坐立不安，非常痛苦。严重时出现黄疸、红色丘疹、风团块、红斑和水疱等，少数患者还会乏力、腹泻、腹胀。

▶▶▶ 妊娠瘙痒症的危害

　　发生妊娠瘙痒症时，胆汁淤积在胎盘，使胎盘的绒毛间隙变窄，胎盘血流量减少，孕妈妈与胎儿之间的物质交换和氧的供应受到影响，引发早产、胎儿宫内发育迟缓、宫内窘迫甚至死亡。

▶▶▶ 妊娠瘙痒症的防治

　　孕妈妈如果的确瘙痒难耐，应该去医院找医生，需在医生指导下用药。医生会给出用药建议。除了用药物治疗外，还可采取以下方法缓解症状：

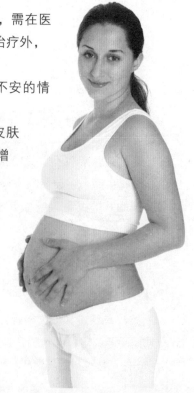

　　1. 孕妈妈要减轻精神负担，避免烦躁和焦虑不安的情绪。精神紧张、情绪激动会加重瘙痒。

　　2. 孕妈妈尽量避免搔抓止痒。过分抓痒会令皮肤出现抓痕，使表皮脱落出现血痂，日久会导致皮肤增厚、色素加深，继而加重瘙痒，甚至还能引起化脓性感染。

　　3. 注意卫生，保持皮肤清洁，不要穿着不透气的化纤内衣，避免进入湿热的环境。

　　4. 皮肤出现瘙痒时可用毛巾热敷后涂抹一些炉甘石洗剂，并认真记录胎动，密切监测胎儿的情况，一旦出现异常，要及时采取相应的救治措施。

　　5. 洗澡时切忌用温度过高的水或使用碱性肥皂使劲擦洗，因为这样会加重瘙痒。

妊娠耻骨联合疼痛

耻骨联合分离，也称耻骨联合错缝，是指骨盆前方两侧耻骨纤维软骨联合处，因外力而发生微小的错移。表现耻骨联合距离增宽或上下错动，出现局部疼痛和下肢抬举困难等功能障碍，是一种软组织损伤性疾病。孕期孕妈妈耻骨联合分离是由于激素刺激和不断增大的子宫压迫耻骨，使耻骨难以承受那么重的负担所致。

▶▶▶ 减轻耻骨疼痛的几种方法

一般来说，耻骨联合分离所造成的骨盆腔不舒服，大多数会在几周内就有明显改善，若还是觉得不舒服，以下几个方法可以减轻这种结构变化所带来的不适。

- ◆ 睡觉时将一个枕头放置于两腿间。
- ◆ 慢速移动。在床上移动脚和臀部时，应平行或对称地行动，动作要缓慢。
- ◆ 站立或者移动时要尽量对称，避免一边用力。
- ◆ 游泳。游泳可以帮助减轻关节的压力。
- ◆ 避免双腿张开地跨坐。
- ◆ 多休息，避免提重物，并对下背进行按摩。
- ◆ 坐姿时在背后放置腰枕。腰枕要有一定的硬度，让腰部有一个着力点。

专家热线常见疑问解答

Q 孕期患耻骨联合分离，需要做剖宫产吗？

A 这要根据实际情况来决定。有些孕妈妈31周的时候痛得很厉害，以后反而好了。也有些人越到后期痛得越厉害，如果到了38周疼得更厉害了就需要手术，如果到了后期有所缓解就不需要手术。

妊娠高血压综合征

妊娠高血压综合征简称"妊高征"，是常见的严重影响母婴安全的妊娠疾病。

▶▶▶ 妊高征的症状

临床上妊高征常见症状为全身水肿、恶心、呕吐、头痛、视力模糊、上腹部疼痛、血小板值数减少、凝血功能障碍、胎儿生长迟滞或胎死腹中。

▶▶▶ 妊高征的危害

部分女性患上妊高征后，除了血压升高，还伴有蛋白尿、病理性水肿等表现。这就是子痫前期。如果病情进一步恶化，最终有可能发展为子痫。严重的子痫前期或子痫，都可能威胁孕妈妈和胎儿的生命。

▶▶▶ 妊高征孕妈妈日常保健

1. 保证休息时间。若发现有轻度的妊娠高血压综合征，孕妈妈要适当减轻工作，保证充分睡眠，在家休息，必要时住院治疗。

2. 左侧卧位。休息及睡眠时取左侧卧位，以减轻右旋的子宫对腹主动脉和下腔静脉的压力，增加回心血量，改善肾血流量，增加尿量，并有利于维持正常的子宫胎盘血液循环。

3. 饮食控制。应注意摄入足够的蛋白质、维生素，补足铁和钙剂。食盐不必严格限制，但全身水肿者应限制食盐。

> /爱心提示/**不同程度妊高征，不同对待**
>
> 轻度妊高征患者若严格按照上述方法处理，病情大多可缓解。但中、重度妊高征患者一经确诊，应住院治疗，积极处理，防止子痫及并发症的发生。

妊娠频繁假性宫缩

妊娠的最后几个月会发生不规则宫缩，尤其是最后几周里。胎动后，只要把自己的手放在腹部就感觉腹部不时地变硬。这种宫缩无规律性、无周期性、持续时间短，也不会有疼痛感，且不能使子宫颈张开，这就是假性宫缩。

▶▶▶ 假性宫缩与真宫缩的区别

分娩前数周，由于子宫肌肉较敏感，会出现不规则的子宫收缩。其特点为持续的时间短、力量弱，或只限于子宫下部。数小时后宫缩停止，不会产生疼痛感，也不能使子宫颈口张开，这就是假性宫缩。

临产的子宫收缩，是有规则性的。初期间隔时间大约是10分钟一次，孕妈妈会感到腹部阵痛，随后阵痛的持续时间逐渐延长，至40~60秒。程度也随之加重，间隔时间缩短到3~5分钟。当子宫收缩出现腹痛时，会感到下腹部很硬，这就是真宫缩了。

▶▶▶ 宫缩频繁应注意什么

若每小时宫缩次数在10次左右，就可以算作比较频繁了，应及时去医院，在医生指导下服用一些抑制宫缩的药物，以预防早产的发生。

一定不要自行用药，以免带来危险。此时孕妈妈要注意休息，尤其不能刺激腹部。若宫缩伴有较强烈的腹痛，甚至痛到坐立不安、工作和生活受到影响，那就需要去医院接受治疗了。

发生宫缩时可平卧，闭目养神，用鼻子深吸一口气，然后用嘴缓缓地将气吐出，以放松腹部。若使用这种方法还没有解决不适感，可以用鼻子吸气后屏气，然后长呼气。不仅能消除心理压力，也能降低不适感。

> /爱心提示/**准爸爸在妻子宫缩时可以这样做**
>
> 1. 帮助妻子转移注意力，如讲笑话，一起做脑筋急转弯等。
> 2. 放松妻子的身体。确保她的肘、腿、下腰、脖子都有地方支撑，并检查她身体各部分是否完全放松。若妻子无法自己放松，准爸爸可以为她按摩。

妊娠压力性尿失禁

压力性尿失禁是孕晚期一个正常且常见的生理现象，如果孕妈妈有大笑、咳嗽或打喷嚏等增大腹压的活动，不可避免地会发生压力性尿失禁。

▶▶▶ 压力性尿失禁产生的原因

1. 发育中的胎儿压迫膀胱，使膀胱储尿量减少，就会导致孕妈妈出现压力性尿失禁。

2. 孕妈妈的骨盆底肌肉由于发育不良或锻炼不足，或受过外伤，其承托功能差，随着子宫增大，盆底肌变得柔软且被推向下方，对盆腔内器官的承托、节制、收缩及松弛功能减退而发生尿失禁。

> /爱心提示/**使用护垫避免漏尿尴尬**
>
> 孕晚期不知道什么时候就会出现漏尿情况，因此建议孕妈妈平时随身携带一些卫生护垫，尤其是在夏季，衣着单薄，使用护垫，避免出现尿液沾湿衣裤的尴尬情况。

▶▶▶ 预防措施

1. 做骨盆放松练习：四肢着地，呈爬行状，背部伸直，收缩臀部肌肉，将骨盆推向腹部。同时弓起背，持续几秒钟后放松。这种练习有助于预防压力性尿失禁。如果定期做了几周骨盆底肌肉练习后，发现仍有漏尿现象，就要向医生咨询，看看是不是其他疾病引起的。

2. 不喝含咖啡因的饮料：含咖啡因的饮料，如咖啡、可乐和茶水，都是利尿物质，会使尿液增加，实际上加重了水的丢失。可以在水中放一片柠檬或酸橙，或加入一点果汁，改善水的味道，增加水摄入。

妊娠胃灼热

一半以上的孕妈妈会在怀孕期间发生胃灼热的症状。通常胃灼热发生在孕中期及晚期，大部分在生产后就可恢复正常。

▶▶▶ 症状

胃灼热的典型症状为上胃部或胸骨下有温热或烧灼的感觉，这些症状还会随着孕妈妈弯腰、坐着或躺卧而加剧。胃灼热的发生率也会随着妊娠周数而增加。

若孕妈妈怀疑自己有溃疡、食管狭窄或出血等并发症，做一次内视镜检查是极为必要的。

▶▶▶ 原因

造成孕妈妈胃灼热的原因是多重的，一般来说下食管括约肌压力下降、子宫变大，会使胃内的压力增大，导致酸性的胃内容物逆流，刺激到敏感的黏膜就会使孕妈妈感到胃部灼热。

▶▶▶ 应对方法

1. 注意饮食。遵从少量多餐的原则，不要让胃部过度膨胀，这样也能减少胃酸的逆流。还要注意避免一切能够加剧胃酸逆流或会对胃部产生刺激的食物，如油炸食物、咖啡、浓茶、辛辣食物。多吃含维生素C的蔬果，对缓解胃灼热症状有所帮助，如胡萝卜、甘蓝、青椒、猕猴桃等。

2. 睡前2小时不要进食，饭后半小时至1小时避免卧床。

3. 睡觉时尽量将头部垫高，防止胃酸逆流。

妊娠阴道炎

怀孕后孕妈妈体内激素水平升高，阴道酸碱度发生了改变，加上阴道分泌旺盛、外阴湿润，有利于霉菌生长，所以孕妈妈很容易患阴道炎。

▶▶▶ 阴道炎的症状

阴道炎的临床表现为白带增多、稠厚，呈白色豆腐渣状或凝乳样。外阴和阴道瘙痒、灼痛，排尿时疼痛，伴有尿急、尿频等症状。

▶▶▶ 阴道炎对孕期的影响

一般来说孕早期的3个月不需治疗。如果发展严重，医生会在孕3月后酌情用药治疗，不会对胎儿造成感染。在分娩之前通常都能治好。

> **/爱心提示/阴道病菌会感染新生儿**
>
> 孕妈妈患有阴道炎时，胎儿娩出后眼睛或口腔可能会有局部感染，比如鹅口疮，这是胎儿在经过产道时被白色念珠菌感染所致。不过这个比较容易治疗，孕妈妈不必太担心。

▶▶▶ 阴道炎的预防

1. 穿棉质内裤，勤换洗。孕妈妈平时要穿棉质、宽松的内裤。清洗内裤时最好不用洗衣机，如果有条件可以将换下的内裤用60℃以上的热水浸泡或煮沸消毒。

2. 注意性生活安全。性生活时使用安全套，防止夫妻双方交叉感染、反复感染。必要时准爸爸也需要到医院做相应检查，如有感染也应进行治疗。

3. 少用清洗液。清洗阴部时最好不用清洗液，会破坏阴部的酸碱平衡，放凉的温开水就是最好的清洗液。

4. 不要过多食用含糖高的食物。孕期孕妈妈的尿糖含量会增加，又处于代谢特异时期，很容易合并糖尿病。一旦出现糖尿病，阴道的糖原含量就会更高，本身的抵抗力相应降低，对于霉菌的抵抗力也就更加降低。因此孕妈妈要控制饮食，加强锻炼，保持正常的血糖水平。

5. 不要坐浴。坐浴会增加感染的机会，水中的细菌、病毒极易进入阴道、子宫，导致阴道炎、输卵管炎或引起尿路感染等。

妊娠痔疮

孕妈妈的腹腔内压不断增加，会压迫或阻碍静脉回流，而性激素让直肠静脉的回流受阻，使得痔静脉丛压力增加而引起高度曲张，同时子宫压迫直肠肛门部位，这也会造成痔疮的发生。痔疮发展到一定程度可脱出肛门外，形成外痔。在行走、咳嗽等腹压增加的情况下，痔块就会脱出，坐、行走、排便时都会疼痛难忍，严重影响正常生活。因此孕妈妈在孕期要养成好习惯，预防痔疮的发生。

▶▶ 养成定时排便习惯

不要久忍大便，养成定时排便的习惯。每次如厕的时间不要超过10分钟，以免引起肛管静脉扩张或曲张。排便后用温水清洗肛门，促进肛门处血液循环。

▶▶ 注意饮食结构

多吃含纤维素丰富的新鲜蔬果，不要吃辣椒、大蒜、大葱等刺激性食物。平时注意多饮水，少喝饮料。排便困难时可多吃些芝麻、核桃仁等含丰富植物油脂的食物，以起到润肠的作用。

▶▶ 做提肛运动和按摩

提肛运动：并拢大腿，吸气时收缩肛门，呼气时放松肛门。每日做3次，每次30下，能增强骨盆底部的肌肉力量，有利于排便和预防痔疮发生。

按摩肛门和腹部：大便后用热毛巾按压肛门，顺时针和逆时针方向各按摩15分钟，能改善局部血循环。腹部按摩则取仰卧位，双手在下腹部顺时针和逆时针方向各按摩15次，每日早晚各进行一次，有利于防止便秘，也有利于痔疮的好转。

专家热线常见疑问解答

怀孕时得了痔疮，非常难受，请问能用痔疮膏吗？

孕妇最好不要用痔疮膏。因为市面上常见的痔疮膏一般都含有麝香成分。而麝香对子宫具有明显的兴奋作用，孕妇使用后容易发生流产或早产。

妊娠静脉曲张

孕晚期孕妈妈容易受静脉曲张的困扰。弯弯曲曲的血管像蚯蚓一样突出于皮肤表面，不但不美观，还有可能发生溃疡、感染和出血。静脉曲张最易发生的位置是腿部，最常见的症状就是站起来时腿部出现明显的蓝色肿大静脉，在小腿后面或踝部到腹股沟之间靠腿部内侧的任何地方都可能出现这种蓝色，甚至可能发生在肛门附近或阴道内。

▶▶▶ 孕期静脉曲张的原因

1. 怀孕时体内激素（荷尔蒙）改变，增加的黄体酮造成血管壁扩张，怀孕时全身血流量增加，使得原本闭合的静脉瓣膜分开，造成静脉血液的逆流。

2. 胎儿和子宫增大，压迫盆腔静脉和下腔静脉，使得下肢血液回流受阻，造成静脉压升高，曲张的静脉也会越来越明显。

3. 家族遗传也是静脉曲张产生的原因之一。另外如果孕期体重过大，对下肢的血液循环造成影响，也容易产生静脉曲张。

▶▶▶ 如何预防静脉曲张

1. 每天适度温和地运动，帮助血液循环。

2. 保持适当的体重，防止体重过度增加。

3. 不要提过重的物品，避免压迫下肢静脉。

4. 休息时将双腿抬高，帮助血液回流至心脏。

5. 避免长期坐姿、站姿或双腿交叉压迫，否则易造成腿部静脉充血，使血液回流困难。建议睡觉时脚部用枕头垫高。

6. 睡觉时尽量左侧卧位，避免压迫到腹部下腔静脉，减少双腿静脉的压力。

7. 穿着医疗级弹性袜。晨起时穿好弹性袜再下床，避免过多的血液堆积在双腿。刚开始可以试着穿强度20～30毫米汞柱的弹性袜，适应之后可以穿效果较佳的30～40毫米汞柱弹性袜。这种医疗级弹性袜可以在医疗器材行买到。

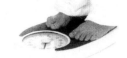

Part 3
产妇月子
完美计划

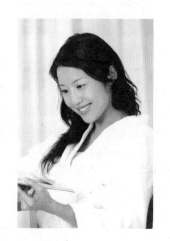

宝宝，妈妈与你约好见面的日子就要来到了。你高兴吗？爱你的妈妈和爸爸可是有点兴奋了，期盼着你能顺顺利利降临，憧憬着一家三口的甜蜜生活。宝宝你要乖哟，让我们为了那一天的相见一起做准备吧！

省时阅读

　　面对分娩和接下来的月子生活，对于毫无经验的新妈妈来说，不免有些茫然无措。本章将为你解答有关分娩的疑问以及坐月子期间需注意的问题。

　　分娩部分，介绍了常用的几种分娩方式的特点，并对最常用的自然分娩和剖宫产两种分娩方式做了具体讲述，不仅讲解了这两种分娩方式的分娩全过程，还对分娩前需做的准备、需警惕的临产征兆、分娩时产妇怎样配合以及需注意的事项作了详细指导。

　　坐月子部分，详细解说了新妈妈每周的身体恢复情况，还对此时期的营养与饮食、日常起居保健给予了详细指导，以便使新妈妈身体得到最快最好的恢复。此外还对产后常见不适症状给出了预防和护理方案。

产妇分娩前需要做哪些准备

孕妈妈待产时精神不宜紧张

孕妈妈的情绪影响着分娩的顺利与否。如果孕妈妈精神放松，可使子宫肌肉收缩规律协调，宫口容易张开，会使产程进展顺利。相反，如果孕妈妈精神高度紧张，分娩时大喊大叫，往往会导致子宫收缩不规律，子宫颈很难张开，会延长产程，甚至导致危险。而且精神过度紧张的孕妈妈往往不会利用宫缩间隙时间休息，如果休息不好，再加上吃不好，就会在分娩过程中得不到足够的热量和水分的补充，就不能满足分娩期消耗的需要，造成极度疲劳，同样不利于顺产。

> /爱心提示/**要帮孕妈妈减轻精神负担**
>
> 无论是医务人员还是家属，在分娩前和进行中都要给孕妈妈心理上的关怀，讲解分娩的知识和安全问题，给她以自信，消除顾虑，解除其精神负担。通过做细致的工作，给孕妈妈创造一个安静、轻松的临产环境。

临产前会出现的几大征兆

分娩不是突然发生的，在临产前总会有各种各样的征兆提醒每一个孕妈妈分娩即将开始了，孕妈妈要特别注意这些征兆，以免到时候慌乱不知所措。

▶▶ 见红

分娩前24～28小时，子宫颈口开始活动，子宫颈内口附近的胎膜与该处的子宫壁分离，毛细血管破裂，经阴道排出少量血，与宫颈管内的黏液相混而排出，这种阴道流出的血性黏液便是俗称的"见红"。

见红是分娩即将开始的一个征兆。孕妈妈在预产期已到，并且已有不规律宫缩的时候，应及时发现这种征兆。若发现靠阴道口的内裤处有潮湿不适的感觉时，应立即查看内裤上有否血性分泌物，如有应刻不容缓地去医院，以防不测。

▶▶ 破水

临近分娩时子宫收缩加强，子宫腔内压力增高，使得羊膜囊破裂，囊内清亮淡黄的羊水流出。一般破水后很快就要分娩了，这时立即让孕妈妈取平卧姿势送往医院分娩，千万不要直立或坐起，以免脐带脱出，造成严重后果。

▶▶▶ 腹痛

一般在临产前2周左右，孕妈妈会出现不规则的肚子发紧和疼痛的感觉，这是子宫收缩。这种子宫收缩不规则，一般不超过半分钟，休息后可以减轻或停止，这被称为假临产。如果腹痛逐渐增强，持续时间延长，间隔时间越来越短，腹痛一阵紧过一阵，就预示着快临产了。

像见红之类的临产征兆非常明显，无法忽视，有些不明显的征兆，也不能忽视。

有些征兆不明显，不要忽视

▶▶▶ 阴道分泌物增加

孕期黏稠的分泌物累积在子宫颈口，由于非常黏稠，平时就像塞子一样，将宫口堵住。而临产时子宫颈胀大，这个塞子就不起作用了，分泌物就会流出来。这种现象多在分娩前数日或在即将分娩前发生。

▶▶▶ 感觉胎儿要掉下来了

这是胎儿头部已经沉入妈妈骨盆的一种反应。这种情况多发生在分娩前的1周或数小时。

▶▶▶ 水样液体流出或呈喷射状

若出现水样液体的涓涓细流或呈喷射状从阴道流出，这表示羊膜破裂或称破水。这种现象多发生在分娩前数小时或临近分娩时。

▶▶▶ 有规律的痉挛和后背痛

这种有规律的痉挛和疼痛是子宫交替收缩和松弛所致。由于子宫颈的胀大和胎儿自生殖道中产出，疼痛是必然的。随着分娩的临近，这种收缩会加剧。这种现象只是发生在分娩开始时。

分娩常用的几种方式

自然分娩好处多

女人生孩子是正常的繁衍后代的生理活动，从阴道分娩出婴儿是人类的自然本能，也是分娩最可靠的方式。尽管确实有一部分孕妈妈有难产的现象，但95%的孕妈妈都可以顺利地通过阴道分娩胎儿。

对于孕妇来讲，自然分娩有利于产后各系统和生殖器官的恢复，如恶露的排出、子宫复原、减少产后出血等。

对于胎儿来讲，子宫有规律的收缩，迫使胎儿胸廓有节律地扩张和收缩，能促进胎肺成熟，有利于出生后自主呼吸的建立。规律的宫缩可使胎儿口鼻黏液挤出，避免吸入过多羊水，使湿肺、吸入性肺炎发生率明显降低。阴道分娩胎头受压充血，刺激呼吸中枢，易激发新生儿呼吸和啼哭，很少发生窒息和呼吸窘迫综合征。在阴道分娩过程中，免疫球蛋白可以通过母体传给胎儿，使新生儿具有更强的抵抗力。阴道分娩时间较长，并要经过母胎的共同努力，因此可增强胎儿对外界的适应能力，还能增进母子感情。

自然分娩的四大条件

影响女性的自然分娩的因素有哪些呢？孕妈妈提前来了解一下吧。

产力

孕妈妈需要一种把胎儿逼出来的力量，即医学上所说的产力。产力有节率性、对称性、极性和缩复作用。这些特点能让子宫下段、子宫口和阴道慢慢地、被动地扩张开大，让胎儿平安娩出。

产道

产道就是胎儿从阴道娩出的通道，它包括软产道和骨产道。

软产道是由子宫下段、子宫颈、阴道及盆底软组织构成的弯曲管道，通常是紧闭的。分娩时由于强有力的宫缩以及胎头下降的挤压，软产道被动地、慢慢地扩张，当扩张达到直径10厘米时，胎儿就可以顺利通过。

骨产道是通常说的产道，即骨盆，是一个8～9厘米深、形态不规则的椭圆形弯曲管道，管道中间还有两个坐骨棘，胎儿只能从两者中间通过。两个坐骨棘的距离平均为10厘米，所以大脑袋的胎儿就容易被卡住。

▶▶▶ 胎儿条件

胎儿的身体大小及胎位，是自然分娩中非常重要的因素。

一个足月的胎儿的头径为91～93毫米，而骨盆中最窄径线宽度约为100毫米。如果胎儿的双顶径接近100毫米时，通过产道时可能比较困难。一般来说3000～3500克的胎儿顺利通过骨盆是没什么问题的，若胎儿的体重大于4000克，通过骨盆就会有一定难度。

有些胎儿位置不对，如仰面朝天、屁股或腿朝下或头部不紧贴胸部等，在产道里不能及时转动以适应产道，可能会被卡住而影响娩出。

▶▶▶ 孕妈妈的精神因素

精神因素的好坏可以直接影响大脑皮质神经中枢命令的传送，使产力过强或过弱，直接影响胎儿的下降及转动，使产程进展缓慢。焦虑紧张会影响孕妈妈的情绪、消耗她的体力，让她对疼痛的敏感性增加，使大脑皮质神经中枢指令的发送紊乱。

无痛分娩

无痛分娩在医学上称为分娩镇痛，是利用药物麻醉及其他的方法来减少或解除产妇的痛苦，是既止痛又不影响产程进展的一种分娩方式。

▶▶▶ 无痛分娩不会伤害到胎儿

实行无痛分娩是以维护母婴安全为最高原则的，无痛分娩的麻醉药物浓度远低于一般手术如剖宫产的麻醉剂量，且经由胎盘吸收的药物量微乎其微，对胎儿并无不良影响，更不会影响其大脑健康。

▶▶▶ 若是选择无痛分娩，尽早申请

一旦决定要做无痛分娩，即可向护士或自己的主管医师提出申请，医护人员就可尽早与麻醉科医师联系，安排最佳的时间进行治疗。这一申请越早提出越好，甚至入院时就可提出要求。不要等到产程进展多半，实在无法忍受痛苦时才提出。

▶▶ 不适合无痛分娩的孕妈妈

1. 产前出血、低血压或患有败血症、凝血功能障碍，以及有心脏病或心脏功能不全的孕妈妈。

2. 背部皮肤感染、腰部感染、腰部有外伤或患有脊柱畸形、神经系统疾病的孕妈妈。

3. 持续性宫缩乏力，使用缩宫素（催产素）点滴后仍无明显变化的孕妈妈。

4. 胎位不正、前置胎盘、胎心不好、羊水异样、产道异常、胎儿宫内缺氧等。

/爱心提示/ **无痛分娩可能会出现的问题**

在施用麻醉药的过程中若硬脊膜穿破，可能会引发头痛。如果孕妈妈凝血有问题，会形成血肿、压迫神经、下肢瘫痪。

水中分娩

近年来，水中分娩已经被越来越多的人所重视和接受。产妇喜欢并选择"水中分娩"是有原因的，因为泡在温水里人的身心一般会比较镇静放松，由于阵痛，体内产生的引起

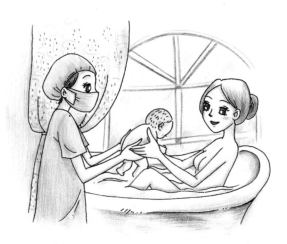

血压升高、产程延长的应激激素分泌就会减少。水的浮力让人肌肉松弛，可以把更多的能量用于子宫收缩，这些都可加速产程，缩短生宝宝的时间。

在水中活动也比在产床上自如，采取一些不同的姿势帮助骨盆松弛，盆底肌肉放松，促进宫颈扩张，让胎儿更容易通过产道。对于新生儿来说，水中的状态与在母体内泡在羊水里的感觉很类似，可以形成感觉的过渡。另外水中分娩的时间较短，能减少对母亲的伤害和婴儿缺氧的危险。

水中分娩的好处让越来越多的产妇想在水中生宝宝，但是并不是所有的产妇都能选择这种分娩方式。

按照我国产妇的一般情况，孩子最好在3000～3500克，而且待产产妇身体各方面情况正常，属于顺产的才有资格。如果事先检查发现胎儿不健康或胎位不正就不能在水中分娩。另外在生产过程中，如果出现胎儿心跳不正常等现象，产妇需要马上离开产盆，上产床去处理。

剖宫产的优缺点

剖宫产是经腹部切开子宫取出胎儿的手术。手术如果应用得当，能起到挽救母婴的作用，否则不仅不能收到预期的效果，且可造成远期的不良影响，故施术前必须慎重考虑，予以重视。为加强大家对剖宫产的了解，下面将其优缺点列举如下。

▶▶ 剖宫产的优点

1. 由于某种原因，绝对不可能从阴道分娩时，施行剖宫产可以挽救母婴的生命。

2. 剖宫产的手术指征明确，麻醉和手术一般都很顺利。

3. 如果施行选择性剖宫产，子宫缩尚未开始就已施行手术，可以免去母亲遭受阵痛之苦。

4. 腹腔内如有其他疾病时，也可一并处理，如合并卵巢肿瘤或浆膜下子宫肌瘤，均可同时切除。

5. 做结扎手术也很方便。

6. 对已有不宜保留子宫的情况，如严重感染、不全子宫破裂、多发性子宫肌瘤等，亦可同时切除子宫。

7. 由于近年剖宫产术安全性的提高，许多妊娠并发症的终止妊娠，临床医生选择了剖宫产术，减少了并发症对母儿的影响。

▶▶▶ 剖宫产的缺点

1. 剖腹手术对母体的精神上和肉体上都是一种创伤。

2. 手术时麻醉意外虽然极少发生，但也有可能发生。

3. 手术时可能发生大出血及副损伤，损伤腹内其他器官，术后也可能发生泌尿、心血管、呼吸等系统的并发症。

4. 术后子宫及全身的恢复都比自然分娩慢。

5. 婴儿因未经产道挤压，不易适应外界环境的骤变，易发生新生儿窒息、吸入性肺炎及剖宫产儿综合征，包括呼吸困难、发绀、呕吐、肺透明膜病等。

6. 手术中即使平安无事，但术后有可能发生子宫切口愈合不良、晚期产后出血、腹壁窦道形成、切口长期不愈合、肠粘连或子宫内膜异位等病症。

7. 再次妊娠和分娩时，有可能从原子宫切口处裂开，而发生子宫破裂，如果原切口愈合不良，分娩时亦需再次剖腹，故造成远期不良影响。

哪些情况需行剖宫产

施行剖宫产的情况有两种：一种是产前已经明确不能阴道分娩，或者阴道分娩对胎儿和母体有危险；另一种是在阴道分娩过程中发生异常，必须紧急取出胎儿。具体说来当出现以下情况时必须行剖宫产。

母体方面

骨盆狭窄或骨盆腔肿瘤。因阻碍产道，使产道狭窄，足月胎儿不能通过；产前出血。如前置胎盘、胎盘早期剥离，为避免产时大出血，可能需要立即终止分娩；大龄初产妇，年龄大于35岁的产妇并发症多、产时宫缩乏力，可考虑行剖宫产；产程迟滞，即产程进展较慢或停滞；母亲生殖道受到感染，如尖锐湿疣；分娩过程发生问题，如先兆子宫破裂、产妇衰竭等；瘢痕子宫；产妇既往有剖宫产史、子宫肌瘤剔除或子宫破裂病史；不良的产科病史，如前次为产钳助产、死产等。

胎儿方面

胎儿窘迫，胎心音每分钟持续小于120次或大于160次，胎心监护提示胎儿缺氧，羊水被胎粪污染；巨大儿，胎儿预估体重超过4000克；胎儿宫内发育受限，预计不能耐受阴道分娩者；胎位不正，如横位、臀位等；多胞胎怀孕；胎儿畸形，或胎儿长肿瘤，如连体儿；脐带脱垂。

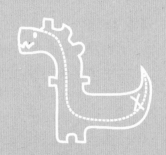

产妇平安分娩小常识

熟悉自然分娩的三大产程

▶▶ 第一产程的特点

　　第一产程为活动期，此时子宫颈扩张从4或5厘米持续进展至10厘米。初次生产的孕妈妈需经历16~18小时。由于产程进展较快，子宫颈变得较薄和软，子宫颈扩张时产生较少阻力，子宫收缩较强，持续时间更长，平均3~4分钟规律收缩一次。

> ──／爱心提示／**分娩疼痛需要多长时间**
>
> 　　女性在分娩第一胎的时候平均花费大约12小时，第二胎则平均需要8.5小时。这并不意味着女性在这10多个小时里要一直忍受没有间断的疼痛。分娩时的疼痛是阵痛，而且这种痛感也是因人而异的，一般来说，在熟悉的环境中、在信赖的人的陪伴下分娩会更快一些。

▶▶ 第二产程的特点

　　子宫颈口全开以后，就进入第二产程。这时胎头会慢慢往下降，产妇会感到疼痛的部位也逐渐往下移。胎头逐渐经由一定方向的旋转调整下降，最后娩出。第二产程通常持续半小时至3小时。

▶▶ 第三产程的特点

　　第三产程是指从胎儿出生到胎盘娩出这段时间，等胎儿娩出后将脐带分离，再等胎盘自行剥落或协助排出。第三产程通常于15分钟至半小时内完成。

自然分娩孕妈妈该怎么做

▶▶ 第一产程中孕妈妈的感觉

　　通常此时期产程进展会越来越快，子宫收缩非常强烈，这时相当痛。通常扩张接近10厘米时为疼痛最高点。这时孕妈妈可能会出现发抖、恶心、直肠不适、无法掌控行为和情绪、恐惧，有时甚或会喃喃自语进入自我封闭的状态，对外界刺激毫无反应等。

▶▶▶ 第一产程孕妈妈做些什么

此时孕妈妈要保持精神愉快，思想放松。可以做深慢、均匀的腹式呼吸，每次宫缩时深吸气，同时逐渐鼓高腹部，呼气时缓缓下降，可以减少痛苦。除非医生认为有必要，不要采取特定的体位。只要能让自己感觉减轻阵痛，就是最佳体位。同时要及时补充营养和水分，尽量吃些高热量的食物，如粥、牛奶、鸡蛋等，多饮汤水以保证有足够的精力来承担分娩重任。

▶▶▶ 第二产程中孕妈妈的感觉

这阶段疼痛稍微减缓一些，但宫缩频率越来越密集，宫缩时间越来越长。当胎儿下降时，胎头压迫到骨盆，孕妈妈会感到有想向下用力的冲动，像解大便一般。当胎头出来时，孕妈妈会阴部位会有灼热感和延展的感觉。胎儿完全娩出后，剪断脐带，第二产程就顺利结束了。

▶▶▶ 第二产程如何与医生配合

宫口开全后，孕妈妈要注意随着宫缩用力。宫缩时，两手紧握床旁把手，先吸一口气然后憋住，接着向下用力。在宫缩间隙，注意休息、放松，少喝点水，准备下次用力。当胎头即将娩出时，要密切配合接生人员，屏气向下用力，避免造成会阴严重裂伤。

▶▶▶ 第三产程孕妈妈需要做什么

胎盘娩出后，分娩基本结束。这时新妈妈会感到一阵轻松，可以在产床上稍微休息一下，但千万不要睡着了，因为此时母子间需要有肌肤接触，这种肌肤接触的模式，对于孩子日后身心发展和母子感情的维持是相当重要的。

自然分娩时注意事项

▶▶▶ 第一产程

1. 打消顾虑，稳定情绪，保持安静，切忌大喊大叫，消耗体力。

2. 吃好、喝好、睡好。可以吃些易消化的食物，如稀粥、鸡蛋、青菜、鱼和瘦肉等清淡的饮食，可多喝些糖水，以保证体内有充沛的精力。

3. 经常排便。膀胱充盈会影响胎头下降和子宫收缩，所以要经常小便，排空膀胱，至少2～4小时排尿1次。

4. 主动向医生提供信息，如阴道流血、流水与否，宫缩时是否有屏气感等。

5. 医生许可才能用力。在第一产程快要结束时，为了度过子宫强烈收缩的痛苦，在腹式深呼吸之间可轻微用力，但是不可刻意用力。所谓"轻微用力"是指能度过收缩程度的用力，而非全使劲、真正的用力。

6. 宫缩时可采取一些辅助动作，可以斜靠床旁，轻轻按摩下腹部，深吸气时将两手移向腹部中央，呼气时双手移向外腹。腰骶部胀痛较重时，用手或拳头压迫胀痛处，直至疼痛减轻。

▶▶▶ 第二产程

1. 用力之间做腹式深呼吸。当子宫收缩暂停时，可趁机做两三次的腹式深呼吸，为下次收缩时的用力做准备。

2. 短促呼吸时不可发出声音。胎儿头部最大的部分要出来时，不可用力，只要反复做短促呼吸即可。此时医生或助产士会教孕妈妈怎么做，当孕妈妈获得指示后，应立刻将手交叉放在胸上，无论如何都不可用力，只要"哈！哈！"地做短促呼吸。即使是轻微地用力或发出声音，都可能使胎儿的头部顺势迅速飞出，对会阴部造成意想不到的重大伤害，有时甚至会伤及肛门。

3. 解渴仅止于润喉的程度，产妇开始用力后，特别容易口渴。此时可用吸饮的方式喝些不甜的茶、果汁等，但仅止于润喉的程度。

4. 开始消毒。外阴部消毒过后，产妇必须仰卧，双脚尽量张开，膝盖弯曲。由于胎儿即将出生，为了方便医生或助产士协助分娩，即使再难受，也要保持这个姿势，与医生充分地合作。

▶▶▶ 第三产程

1. 两脚要尽量张开。胎盘娩出后，在外阴部消毒干净之前，两脚要尽量张开，以方便医生和助产士工作。

2. 不可用手碰触下腹部，以免刺激子宫。在胎盘娩出之前，如果用手碰触，刺激下腹部，尤其是子宫的部分，会造成反射性的子宫口收缩，从而阻碍了胎盘的娩出。

3. 因分娩而使会阴部、外阴部或子宫颈管部出现伤口时，必须将伤口缝合。此时要继续忍耐，与医生充分合作，以方便医生缝合阴道壁及阴道入口的伤痕，才不会妨碍日后性生活。

剖宫产的过程

剖宫产手术大多采用局部麻醉，少数需要做全身麻醉（如心脏病、心功能不全、极度恐惧、紧张者）。局部麻醉进行的剖宫产，孕妈妈也不要忽视与医生的配合。

▶▶▶ 剖宫产的过程

手术需30～60分钟，术后7天拆除腹壁缝线，产褥恢复需要10周时间。

第一步：消毒。医生会轻擦孕妈妈腹部，并用消毒液清洗阴部。

第二步：麻醉。麻醉外阴或者脊椎，都是麻醉下半身，孕妈妈仍然是清醒的。如果情况有些复杂，医生还可能采取全身麻醉的方式。

第三步：做切口。麻醉药起效果，医生会在孕妈妈的下腹部切一开口，刚好在阴毛线上面。孕妈妈若此时是清醒的，可以感受到被"切开"的感觉，但不会感觉疼痛。随后会在子宫上做第二个切口，羊膜囊被打开。如果羊膜囊还没有破裂，会吸出液体。孕妈妈可能会听到哗哗的液体流动声。

第四步：取出胎儿。在助手挤压产妇子宫时，医生会用手或接生钳将胎儿抱出来。胎儿被抱出来后，医生会剪断脐带，然后将胎盘拿出。

第五步：缝合伤口等后续工作。医生在检查新妈妈的生殖器后，对伤口进行缝合。随后医生会通过肌肉或静脉，给新妈妈注射一剂缩宫素（催产素），帮助子宫收缩和抑制流血。

／爱心提示／**手术前注意事项**

剖宫产手术前8小时内不要进食，并做好自身清洁，保证充足的睡眠，训练床上排尿的习惯以防术后出现尿潴留。

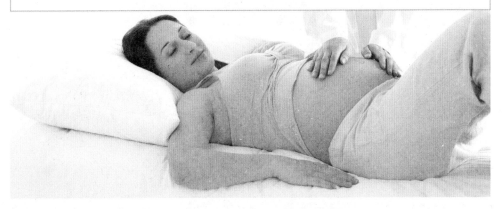

剖宫产时孕妈妈的配合方法

不只自然分娩需要孕妈妈的配合，剖宫产也同样需要孕妈妈的配合，使医生能准确地掌握病情，顺利地施行手术。

手术之前，医生要向孕妈妈及其家属阐明与手术有关的问题。比如手术的理由、手术的全过程、手术中的意外，以使孕妈妈及其家属有充分的思想准备，手术过程中能够密切配合。

在整个手术过程中，孕妈妈最大的配合就是不大喊大叫。术中孕妈妈大喊大叫对本人和手术均为不利，会引起孕妈妈吞咽大量气体，手术后会腹部胀气；还会使腹压增加，以至于肠管翻出于切口之外，影响手术操作。同时大声喊叫无异于噪声，会使人心情烦躁，可能影响医生的正常操作。所以孕妈妈在手术过程中，一定要镇定，适当控制情绪。

产妇配合的一个重要方面就是如实报告自己的感觉，为医生提供准确的信息，以便医生能够有针对性地进行处理。尤其是在反映麻醉结果时要注意，麻醉并非越多越好，过多的麻醉药可能会引起不良后果。只要产妇相信医生，在手术过程中听从吩咐，真实反映情况，一般手术都会比较顺利安全。

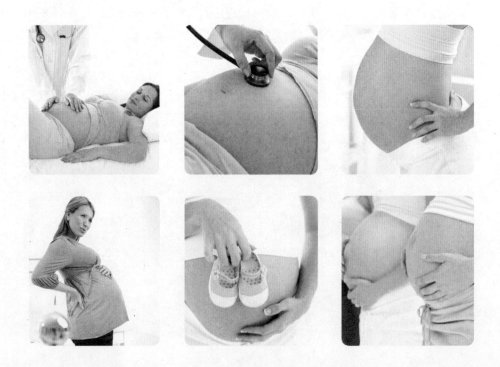

新妈妈身体恢复周周看

产后第1周对照检查

体重减轻大约5千克：分娩后不久，由于胎儿、胎盘、羊水等被排出体外，新妈妈的体重会减少5千克左右。

恶露量较大：生产后，子宫中的残留物会经由阴道排出体外，形成恶露。产后3~4天的恶露为血性恶露，呈血液颜色，无异味（有血腥味），量较大，但不超过平时的月经量（如果恶露量过大，须及时咨询医生）。血性恶露中有时会有小血块及坏死蜕膜组织，这是正常的。

子宫逐渐缩小至拳头大小：怀孕时膨胀的子宫在产后需要慢慢恢复到孕前的状态。在产后第1周，子宫回位、收缩都比较迅速。一般产后1周后，子宫位置就会从肚脐处下降到耻骨的位置，大小也缩得和一只拳头差不多。

新妈妈精神倦怠：新妈妈在生产时耗费了大量体力，在产后1周时间内，大多数时候会觉得倦怠，需要多多卧床休息。注意随着分娩的结束，新妈妈体内的激素分泌会发生急剧变化，部分新妈妈可能因为激素分泌变化而导致情绪大起大落，因此要注意调适自身的情绪，避免引发产后抑郁症（大多数的产后抑郁都是在这1周出现的）。

疼痛感逐渐消失：新妈妈在生产时用力巨大，会使身体在产后有酸痛感觉，浑身不适。这种感觉一般在分娩2~3天后就会消失。经历了会阴侧切的新妈妈，侧切伤口的疼痛感会在分娩4~5天后逐渐消退。

/爱心提示/**新妈妈分娩后可让婴儿吮吸乳头**

有些新妈妈可能分娩之后不能及时泌乳，这是因为新妈妈的乳腺管还没有完全畅通，因此不要急着催乳。不管有没有乳汁，可以先让婴儿吮吸乳头，这样有利于新妈妈顺利泌乳。

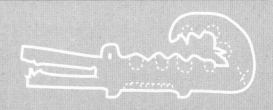

产后第2周对照检查

体重仍有下降：随着恶露的排出以及尿量的增加、出汗和母乳分泌等因素，新妈妈的体重还会有一定的下降，具体减少重量因人而异。

恶露量变少：进入本周后，新妈妈的恶露量会逐渐变少，颜色也由鲜红色逐渐变为浅红色直至咖啡色。恶露中的血液量减少，浆液增加，也叫浆液恶露（一般发生于产后5～10天）。如果本周新妈妈排出的恶露仍然为血性，并且量多，伴有恶臭味，须及时咨询医生。

子宫缩小至棒球大小：新妈妈的子宫位置在继续下降，并逐渐下降回盆腔中，子宫本身也在缩小，缩小至棒球大小。

身体比较疲惫：虽然新妈妈的身体还没有完全恢复，却要开始规律地为宝宝哺乳。每天昼夜不停的哺乳工作，会极大地影响新妈妈的休息，所以新妈妈在第2周会比较劳累。家人应多分担并协助新妈妈照料小宝宝。

— /爱心提示/**产后第2周开始进食催乳汤粥** —

大多数新妈妈的乳汁已开始正常分泌，这时的宝宝每天需要50毫升左右奶水，新妈妈在这一周可以适当喝一些有催乳功效的汤粥。

产后第3周对照检查

恶露逐渐变成白色：进入本周之后，大多数新妈妈的浆液恶露会逐渐变成白色恶露。恶露呈白色或黄色，比较黏稠，类似白带，但量比白带大。恶露中的浆液逐渐减少，白细胞增多，并有大量坏死组织蜕膜、表皮细胞等。偶尔恶露中还会带少量血丝，这是正常的，不必太过担忧，继续观察即可。

子宫已经完全进入盆腔：子宫继续收缩中，子宫的位置已经完全进入盆腔里，在外面用手已经摸不到了。不过宫颈口还没有完全闭合，所以新妈妈仍需要注意阴部的卫生。

逐渐适应了新生活：经过两周的哺育实践，大多数新妈妈逐渐熟悉了喂养宝宝的规律，能及时调整自己的作息时间，尽量同宝宝保持步调一致，从而避免太过劳累。所以在这一周，妈妈精神欠佳的状况会有所改善。

产后第4周对照检查

恶露大多已经结束：大多数新妈妈的恶露此时已经排干净，开始出现正常的阴道分泌物——正常颜色的白带。不过恶露持续的时间与新妈妈的体质相关，也有一些新妈妈在本周仍会排出黄色、白色恶露。一般来说，剖宫产的新妈妈恶露的结束时间相对更早。

外子宫口关闭：子宫的体积、功能仍然在恢复中，只是新妈妈对此已经没有感觉。一般来说，子宫颈在本周会完全恢复至正常大小。同时随着子宫的逐渐恢复，新的子宫内膜也在逐渐生长。如果本周新妈妈仍有出血状况，很可能是子宫恢复不良，需要咨询医生。

精神逐渐饱满：新妈妈在哺喂宝宝、与宝宝的不断接触中，彼此间的感情越来越深厚，加上身体恢复良好，新妈妈这时候的心情愉悦、精神饱满。

— ╱爱心提示╱**产后不久就可以开始锻炼了** —————

除了进行一些简单轻巧的家务活以外，新妈妈也可以开始做一些产后恢复的锻炼了，只是做的时候要尽量选活动幅度较小、有针对性的动作。不要急于求成，拉伤肌肉筋骨等。

产后第5周对照检查

阴道分泌物开始正常：正常情况下，新妈妈的恶露此时已经全部排出，阴道分泌物开始正常分泌。如果此时新妈妈仍有恶露排出，就不太正常，需要咨询医生。

子宫在继续恢复：随着子宫的进一步恢复，其重量已经从分娩后的1000克左右减少为大约200克。

阴道逐渐恢复中：一般在产后1周左右，阴道就会恢复至分娩前的宽度（自然分娩的新妈妈阴道会比分娩前略宽），但直到分娩4周后，阴道内才会再次形成褶皱，外阴部也会恢复到原来的松紧度。骨盆底的肌肉此时也逐渐恢复，接近于孕前的状态。

排尿量恢复正常：此前的几周内，新妈妈由于孕期在体内滞留了大量水分，所以尿量比孕前明显增多。进入本周之后，随着身体的恢复，一般新妈妈的排尿量会逐渐恢复正常水平。

/爱心提示/**可以适当出门**

身体恢复得好的新妈妈，已经可以出门呼吸新鲜空气了。在天气适宜的时候，还可以偶尔带着宝宝到户外呼吸新鲜空气，但宝宝在户外待的时间不宜过长。

产后第6周对照检查

子宫颈完全闭合：产后第6周，宫颈口已经恢复闭合到产前程度，理论上来说，本周之后新妈妈已经可以恢复性生活了。

月经可能已经恢复：有些不进行母乳喂养的新妈妈，可能在本周已经恢复月经。母乳喂养的新妈妈一般月经恢复要较迟一些。研究资料显示，40%进行人工喂养的新妈妈在产后第6周恢复排卵，而大多数母乳喂养的新妈妈则通常要到产后第18周左右才完全恢复排卵功能，有些甚至到产后1年左右才恢复月经。

腹部色素逐渐变淡：有妊娠纹的新妈妈会发现妊娠纹颜色逐渐变淡了，因为怀孕造成的腹壁松弛状况也逐渐改善。最终妊娠纹会淡至银白色，不仔细看都不会发现；而新妈妈的腹壁肌肉也会完全恢复紧致。

/爱心提示/**产后42天记得做检查**

这周新妈妈一般会去医院做产后身体恢复状况的体检。如果恢复良好，医生会建议你开始进行适当的身体锻炼，以达到减轻体重的目的。

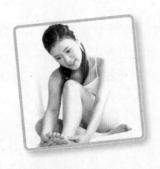
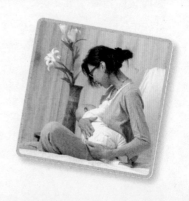

月子期间的营养与饮食

新妈妈产后三天怎么吃

▶▶ 产后头三天的饮食要点

产后前3天，无论是顺产还是剖宫产，新妈妈都应先恢复体力，为哺乳做好准备。食物应以清淡、不油腻、易消化、易吸收、营养丰富为佳，形式为流质或半流质，可食用牛奶、豆浆、藕粉、糖水煮鸡蛋、蒸鸡蛋羹、馄饨、小米粥等，不要吃刺激食物，也不宜马上进补。

剖宫产的新妈妈一般需要产后36小时方可进食，每餐不要进食过多，因为此时胃肠功能还没有完全复原，可以少食多餐，保证营养充分供给的同时减轻肠胃负担。

> **/爱心提示/产后三天比较合理的营养摄入量**
>
> 每日热量摄入2100～2500千卡，其中糖类占总热量的62.7%～68.3%，脂肪占20.25%，其余为蛋白质，而且要富含维生素及矿物质和膳食纤维，水分也是必需的。

▶▶ 产后三天需要特别补充的营养

水分 奶水的分泌需要水分，新妈妈要注意补充水分，但不要太急着喝催奶的汤，此时大多乳腺管还未完全通畅，过早喝浓汤催奶会使得头三天胀奶疼痛加剧，可以喝一点蛋汤、鱼汤等较为清淡的汤，汤不要过咸。

膳食纤维 顺产新妈妈一般会有侧切伤口，剖宫产新妈妈则有8~10厘米长的刀口，因此排便时切不可过于用力，以免伤口开裂。为让排便顺利，预防便秘是关键，需要多补充膳食纤维，如麦片、芹菜、山药、芋头等，以保持大便通畅无阻。

铁质 为补充产后出血造成的缺铁，新妈妈补充铁也是非常必要的，特别是剖宫产或孕期有贫血现象的新妈妈，要多注意吃一些含血红素铁的食物，如动物血或肝、瘦肉、鱼类、油菜、菠菜等及豆类等。

▶▶ 产后三天不宜吃的食物

1. 炖汤类：刚生完宝宝催奶一定要慎重，不应马上进补如猪蹄汤、参鸡汤等营养炖汤类，此时新妈妈初乳尚不十分畅通，初生宝宝吃得较少，过早喝炖汤不仅会使乳房胀痛，还会导致乳汁分泌不畅。

另外，炖汤的高脂肪也会增加乳汁的脂肪含量，让新生宝宝因不能耐受和吸收引起腹泻，还会影响新妈妈的食欲和身材。

2. 红糖水：红糖既能补血，又能供应热量，是较好的补益佳品，但红糖杂质多，不宜给产后前三天的新妈妈喝，一般在产后7～10天给新妈妈喝，最好蒸后或煮沸后再喝。

月子里的饮食原则

新妈妈月子期间担负着两大任务：一是新妈妈自己需要调养身体，二是要承担起哺乳的重任。这一切都要有合理的、高质量的营养素来支持，所以产后营养补充非常必要，月子期间新妈妈的饮食原则是：

▶▶▶ 少食多餐——精

新妈妈胃肠功能减弱，蠕动减慢，如果一次进食过多会增加胃肠负担，减弱胃肠功能，过量的饮食还会让新妈妈体重增加，对产后恢复无益。

如果母乳喂养婴儿，奶水很多，食量可以比孕期稍增，最多增加1/5的量；如果奶量正好够宝宝吃，则与孕期等量亦可；如果没有奶水或是人工喂养，食量和非孕期相差不大。月子里每天餐次应在5～6次。

▶▶▶ 干稀搭配——稀

乳汁的分泌是新妈妈产后水的需要量增加的原因之一。此外新妈妈大多出汗较多，体表的水分挥发也大于平时，因此饮食中的水分可以多一点。

一般来说，月子里要做到干稀搭配，干者可以保证营养，稀者可以提供足够的水分，可多喝营养丰富的下奶汤或粥，此外还可饮用果汁、牛奶等。

> ┌─ /爱心提示/**红糖水、粥、挂面是产后好食物** ──────────
>
> 产后喝红糖水,可以促进生血;产后喝小米粥、花生红枣粥、八宝粥,它们除营养丰富外,还含有较高的纤维素,有利于预防便秘;产后吃挂面,可在面汤里面加入鸡蛋、肉糜、青菜等,既方便又营养,而且好消化。

▶▶▶ 荤素搭配——杂

产后饮食虽有讲究，但忌口不宜过，荤素搭配还是很重要的，荤食过量不利于胃肠蠕动，影响消化，素食含有大量纤维素，能促进消化，防止便秘。荤素搭配既能保证营养均衡，又可预防疾病，且进食的品种越丰富，营养越平衡和全面。

月子期间除明确对身体无益，或可能引起过敏的食物，荤素菜的品种应尽量丰富多样。

▶▶▶ 食物烧煮方式应以细软为主——软

新妈妈的饭要煮得软一点，少吃油炸的食物，少吃坚硬的带壳的食物，因新妈妈产后体力透支，很多人会有牙齿松动的情况，过硬的食物一方面对牙齿不好，另一方面也不利于消化吸收。

▶▶▶ 吃营养价值高的食物

产后5天之内，新妈妈的食物应以米粥、软饭、面片、蛋汤等为主食，饮食应清淡，7天以后如胃口正常，舌苔无异，则需要吃些营养价值高的食物，尤其是含蛋白质、钙、铁含量比较丰富的食物，如鱼、肉、鸡蛋、牛奶、少量动物肝脏、豆制品、鸡汤、鲫鱼汤、猪蹄汤等。

专家热线常见疑问解答

Q 月子里饮食需要清淡点，所以要少放盐，对吗？

A 从科学的角度看，新妈妈的月子餐应该咸淡适宜，应少加一些调味品及食盐（哺乳新妈妈不要吃味精），这样除了可以促进食欲，对身体恢复也是有益的。

不同体质的产后饮食调理原则

产后的新妈妈通常会在月子里加强营养，但不能千篇一律，因为体质不同，饮食调理重点也会不同。产后新妈妈的体质通常分为热性体质、寒性体质和中性体质3种，新妈妈可以对照下文判断一下自己的体质，然后对症进行调理和进补。

▶▶▶ 热性体质的饮食调理

表现：脸色或唇色较红、怕热喜凉、手心较热、口干舌燥、心浮气躁、失眠、便秘、尿液较黄等。如果新妈妈具备以上大多数的症状，就可以归入热性体质了。在饮食上需要注意以下几点：

1. 饮食清淡多汁：清淡多汁的食物易消化吸收，不会积存在体内加重热气。食用清淡食物调理一段时间以后，一般体内的热气都会降下来。

2. 少吃或不吃热性食物：热性的食材新妈妈吃得过多会增加内热，身体不适感加重，因此饮食中最好避开热性食材，如酒、姜、麻油等；大补的中药材热性更大，如人参，新妈妈在内热排出之前尽量不要吃，以免热气淤积。

3. 多吃蔬菜水果：蔬菜和水果中的膳食纤维有清理肠道的作用，可以将肠道滞留的毒素、垃圾排出体外，降低内热。但要避免食用热性水果，如桂圆和荔枝等。

▶▶▶ 寒性体质的饮食调理

表现：脸色苍白、唇色较淡、畏寒怕冷、四肢冰凉、腰酸背痛、尿液色淡、易感冒等。寒性体质在饮食的调理上与热性体质是背道而驰的，需要注意的事项有以下几点。

1. 饮食不要太油腻：寒性体质的新妈妈脾胃虚弱，承受不了太油腻的食物，如果饮食太油腻会引起腹泻。

2. 适当吃些温补食物：温热性的食材，如牛肉、核桃仁、黄芪、党参等，对新妈妈的寒性体质能够起到比较好的调节作用，在做菜的时候可以适当加一些。

3. 忌食寒凉水果及蔬菜：寒凉的水果蔬菜会加重寒性体质的症状，因此寒性体质的新妈妈要注意避开，如苦瓜、芹菜、西瓜、梨等。

▶▶▶ 中性体质的饮食调理

表现：不寒不热的体质，身体感觉舒适，口不干，唇不焦。

饮食调理：中性体质的新妈妈饮食较易选择，大部分适合月子期间食用的食物都可以。只是要控制好量，否则有可能转化成热性体质或寒性体质。

月子期间不宜食用哪些食物

▶▶▶ 不宜吃炖母鸡

传统认为母鸡的营养价值很高，适合给新妈妈催奶和补养身体，但现代营养学证明，吃炖母鸡不但不能增乳，还会导致回奶的现象，因为母鸡的卵巢和蛋衣中含有一定量的雌激素，会使新妈妈血液中雌激素的浓度增高，减弱泌乳素的工作能力，影响乳汁分泌。

▶▶▶ 不宜多吃味精

味精的成分通过乳汁进入宝宝体内,会导致宝宝缺锌,出现味觉减退、厌食等症状,特别是会造成智力减退、生长发育迟缓等不良后果。新妈妈在整个哺乳期应避免吃味精。

▶▶▶ 不宜多食生冷食物

由于分娩消耗大量体力,分娩后雌激素水平大量下降,新陈代谢降低,体质由内热转到虚寒,因此新妈妈产后宜温,不宜多吃过于生冷的食物,如冷饮、凉拌菜等。

要特别注意的是,一些凉拌菜因未经过高温消毒,可能带有细菌,新妈妈产后体质较虚弱,抵抗力差,容易引起肠胃炎等消化道疾病。

> /爱心提示/**冰镇水果不宜直接食用**
>
> 从冰箱拿出来的水果最好等到温度回升后再吃,一些性寒的水果,如西瓜、梨等不宜多吃,最好等到脾胃有所恢复后再吃。

▶▶▶ 不宜喝茶

茶叶中的鞣酸影响铁的吸收,容易引起贫血,茶水浓度越大,对铁的吸收影响越严重,另外茶叶中的咖啡因容易引起新妈妈失眠,不利于身体恢复,如果通过乳汁进入宝宝体内,还会导致宝宝肠痉挛和无故啼哭现象。

▶▶▶ 不宜吃辛辣温燥的食物

辛辣温燥食物可助内热,食用后很可能出现口舌生疮、大便秘结或痔疮等症状,通过乳汁的传递作用,还会使宝宝内热加重。

▶▶▶ 不宜吃巧克力

巧克力含可可碱,会渗入母乳并在婴儿体内蓄积,导致神经系统和心脏损伤,并使肌肉松弛,排尿量增加,结果会使婴儿消化不良,睡眠不稳,哭闹不停。

专家热线常见疑问解答

🅠 月子里肉类食物很多,为解腥味能像以往一样加少许酒吗?

🅐 偶尔加一点酒去腥解腻是可以的,而且还有助于活血,但不能每顿饭都加,否则可能导致子宫收缩不良,恶露淋漓不尽。

产后适当补充盐分

传统认为，产后的新妈妈忌食盐，食物中一点盐都不能放，其实这种做法并不科学。

▶▶▶ 产后要适当补充盐分

生产时由于疼痛、用力，新妈妈体内排出大量的汗液，而且产后汗液还会继续排出，同时月子期间尿量较多，这样身体就会丢失大量的盐分，需要得到及时的补充。另外宝宝的成长需要钠，一般只能从乳汁中摄取，而盐是钠的重要来源，因此新妈妈不能不吃盐。

▶▶▶ 补充盐分不可过量

过量的盐分会使新妈妈体内产生水钠潴留，加重肾脏负担，引起水肿。产后前3天，新妈妈每天摄入与常人等量的盐，即5～6克，这有利于补充之前急速失去的盐分；3天后，每天摄入3～4克即可。

月子期间如何吃鸡蛋

鸡蛋含有丰富的蛋白质、氨基酸、磷、钙、铁、维生素A、维生素B₂、维生素B₆、维生素D、维生素E等营养素；中医学认为鸡蛋性味甘平，具有补阴益血、补脾和胃的功效。鸡蛋虽然是产后新妈妈坐月子的滋补佳品，但也不能不加节制、不讲方法地乱吃。

▶▶▶ 每天吃2～3个鸡蛋就够了

传统认为新妈妈一天要吃10个鸡蛋，这是不科学的，事实上每天吃2～3个鸡蛋就能满足新妈妈的需要了。因为鸡蛋是高蛋白食品，每个鸡蛋含有5～7克优质蛋白质，且吸收率颇高，最高可以100%吸收。所以如果摄入过多，代谢压力就会加大，对肾脏非常不利。而不能消耗的蛋白质则会转化成脂肪囤积在新妈妈体内，造成新妈妈产后肥胖。

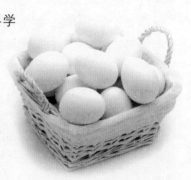

▶▶▶ 鸡蛋怎么吃最营养

鸡蛋中的营养和消化吸收率会随着不同的烹饪方法而改变：煮鸡蛋中的营养可以100%被吸收，炒鸡蛋为97%，煎鸡蛋为98%，炸鸡蛋为81%，生鸡蛋为30%~50%。由此可见，煮鸡蛋是最佳的烹饪方法，但对于脾胃虚弱的新妈妈，可以改为蛋花汤或鸡蛋羹，更容易消化。

注意茶叶蛋最好少吃，茶叶和鸡蛋同吃会刺激肠胃；鸡蛋煮熟后不要立刻用凉水浸泡，凉水中的细菌容易进入鸡蛋中。

产后红糖水不宜喝太久

▶▶▶ 红糖对产后新妈妈的好处

红糖有活血化瘀和暖胃健脾的作用，所以产后喝红糖水可以帮助新妈妈早日排出恶露，避免恶露淤积不出，同时也能促进肠胃功能的恢复。除此之外，红糖还能为新妈妈提供较高的热量，帮助体力快速恢复。另外红糖含有多种微量元素，如钙、铁、锌、锰、铬等，并且具有较高的抗氧化作用。

▶▶▶ 红糖水最多喝10天

传统观念认为的整个月子里都要喝红糖水，这是不科学的，不利于新妈妈身体的恢复。因为红糖水有活血化瘀的作用，如果喝得太多，恶露量会增加，排出恶露的时间会延长，这样就会导致新妈妈的失血量增加，延缓身体的恢复速度。所以红糖水不能喝太多太久，产后只要喝7~10天就可以了。

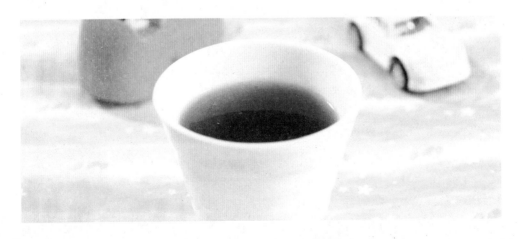

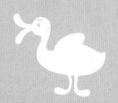

月子期间的日常起居保健

哺乳期间如何护理乳房

哺乳期间乳房需要连续工作，因此新妈妈要小心呵护乳房，可以按照以下几个要点来护理：

➡➡ 做好清洁卫生工作

用清水或温和洗剂：新妈妈需要每天保持乳房和乳头的卫生，坚持用清水或婴儿液轻轻擦洗乳房和乳头，不要用肥皂，以防皮肤干燥或裂开。

保持乳房干燥：每次洗完澡或喂完宝宝后，一定要轻轻擦干乳房，为自己创造条件，隔一段时间将乳头暴露在空气中，自由呼吸，此时乳罩不用脱下来，打开前开门即可。

可擦一些润肤露：如果已经购买了专用的润肤露，在感觉皮肤干燥时不妨擦一些在乳房上。

经常更换乳罩垫：乳汁真正开始分泌后，全天都可能漏奶，妈妈可以在乳罩里衬上乳罩垫或干净的手帕，吸干漏出来的乳汁，并经常更换乳罩垫，以保证乳房的清洁。

➡➡ 做适当锻炼

由于乳房本身没有肌肉，通过锻炼可以保持乳房的形状，也可以保持乳房的坚实感，下面给新妈妈推荐一种锻炼方式：

把手举起，与肩同高，用左手抓住右前臂，右手抓住左前臂。同时抖动双手，向肘侧推压。反复做这样的动作，直到有疲劳感，坚持练习，6周后可见效。这种练习可以站立做，也可以坐着做。

─ /爱心提示/**乳腺检查的最佳时间** ─

新妈妈月经来潮后第9～11天是乳腺检查的最佳时间，此时雌激素对乳腺的影响最小，乳腺处于相对静止状态，容易发现病变，若哺乳期出现肿块，应在断乳后去医院进一步检查。

产后充分休息，快速恢复体力

▶▶▶ 产后注意休息，不可劳累

生产是一件非常辛苦的事，产前的阵痛和生产的剧痛都会造成巨大的体力消耗，因此新妈妈需要在产后好好休息来恢复体力。如果休息不好，过早下床做家务、活动，会使筋骨、肌肉等承受太大的压力，留下腰酸背痛、腿疼等月子病；过度的劳累也会让新妈妈子宫恢复不良，提高妇科病的发生概率；还会使新妈妈产生厌烦的情绪，导致产后忧郁、乳汁分泌不足等后果。因此月子期间新妈妈要多让家人帮忙照顾宝宝，为自己争取更多的休息时间。

▶▶▶ 如何才能休息好

产后半小时：产后半小时新妈妈就要给宝宝进行第一次的哺乳，在这半小时里，新妈妈就要先抓紧时间小睡一会儿，得到初步的休息。

产后3天：除了排便之外，产后前3天尽量躺或坐在床上。

1周之后：体力稍微恢复，精力好了些之后，新妈妈可以参与一些家务劳动，但仅限于活动量小的家务活，以免劳累。

与宝宝作息保持一致：刚出生的宝宝，一天要进行大概20次哺乳，这也是新妈妈休息不好的一个重要原因。这时候新妈妈需要调整自己的作息时间，与宝宝保持一致，这样才能有更多的时间休息。

产后适当活动，不宜长久卧床

"生命在于运动"，这对产后的新妈妈同样适用，休息的同时要配合适当的运动来恢复身体。新妈妈在生产后，如果长期不运动，就得不到良好的锻炼，不易恢复柔韧弹性。尤其长时间不行走，脚跟的脂肪垫变厚，在再次行走时，容易酸痛。另外产后还是新妈妈再次塑造美好身姿的一个契机，因为这时候的筋肉处于比较柔软的状态，容易塑造，新妈妈可以趁此机会修整之前的一些不良体态。

▶▶▶ 逐步展开产后活动

产后3天 此时可以适当下床活动了，但仅限于慢慢地走走，活动一下自己的筋骨即可，活动时间也不要太长，如果感觉劳累就要马上回到床上休息。在床上休息的时候，可以多翻身、抬胳膊、仰头，这些也是运动。

产后2周 可以做一些简单的家务活，如擦擦窗台、抹抹桌子、叠叠衣服，这些轻巧的家务活既不会太累，又可以适当活动筋骨。但要注意做家务的时候，不要碰冷的东西，洗抹布、擦桌子、做完家务洗手都要用热水。

产后4周 能够做一些简单的健身运动了，运动幅度不能太大，可以学习一些专门给产后新妈妈恢复创伤的运动，以免拉伤。

产后5周 可以出户外走走了，可以自己出去，也可以带着宝宝出去，一起晒晒太阳，呼吸一下新鲜空气，都是很好的体验。

月子里保暖和防暑的注意事项

新妈妈身体虚弱，抵抗力低下，自动调节功能差，如果不能根据温度的变化做好保暖或防暑，很容易患病。

▶▶▶ 做好保暖工作，不让寒冷侵袭自己

1. 不要被冷风直吹。新妈妈的床要离开窗户至少1.5米；如果房间需要通风，就带着宝宝转移到别的房间，等通风完毕，关了门窗后再回来。

2. 保持房间温暖干燥。产后新妈妈不要长时间待在阴冷潮湿的房间，这样的房间很容易让新妈妈不知不觉患上风湿，以温度在18～22℃（冬季）或24～26℃（夏季），湿度在60%～65%为宜。

3. 勤换衣服。新妈妈产后出汗较多，衣服很容易就被汗湿了，潮湿的衣服也会给新妈妈带来伤害，所以要勤换。

4. 洗澡、洗头水温要适宜，洗完之后，要马上擦干，并注意保暖。

5. 不用冷水洗脸、洗手，不吃冷饮、凉拌菜，不长时间接触冰冷的东西，如墙壁等。

▶▶▶ 新妈妈要做好防暑工作，以免中暑

传统观念认为产后要"捂"，然而虚弱的体质同样让新妈妈在产后无法有效抵御暑热的侵袭，容易造成产褥中暑。新妈妈在产后防暑要注意以下事项：

1. 多开窗通风。每次开窗通风应该不低于5分钟。

2. 衣着要适宜。最好是舒适宽松的款式，通风吸汗的面料，袖口、裤脚千万不能都扎起来，以免身体内的热气不能顺利散发出去，出现高热，从而引起中暑。

／爱心提示／**如何应对中暑**

中暑的前兆有：口渴多汗、恶心头晕、头痛、胸闷及心慌、乏力，新妈妈如果出现了这些症状，要及时移动到通风凉爽的地方，解开衣服，多喝一些凉开水或盐开水，严重时要及时就医。

月子期间的穿戴原则

月子里的穿戴除了满足防暑保暖的功能性外，更重要的是要保证健康，同时还要让新妈妈感觉舒服。

▶▶▶ 纯棉面料、浅颜色

衣服面料不要用化纤的，尽可能地选择纯棉面料。化纤衣物容易引发过敏或感染，而纯棉面料吸汗、透气性和保暖性能均好于化纤面料，有利于新妈妈身体健康。颜色方面可以选择浅色的，一是因为浅色不易脱色，可以避免新妈妈因为出汗造成的衣服颜色脱落，形成斑块；二是因为这时候的宝宝视觉发育还不完善，不能给他过度的视觉刺激。

▶▶▶ 长袖长裤，厚质鞋袜

这时新妈妈比较容易受寒的是肚子和脚，因此裤子可以选择高腰的，最好高过肚脐，给肚子妥帖的保暖；脚上最好穿上纯棉厚质的袜子和厚底的鞋子，避免寒凉从脚底侵入；而上衣也尽量选择长袖的。另外衣裤穿着尽量宽松舒适，过紧的衣服不但让新妈妈感觉不舒服，还会影响全身血液循环，不利于保暖，也无益于健康。

▶▶▶ 天天更换内衣裤

此时的新妈妈内衣非常容易汗湿，并滋生细菌，一旦新妈妈的乳头出现皲裂，细菌很容易通过伤口进入乳腺，有可能造成乳腺感染，也有可能通过哺乳进入宝宝的身体，影响健康，所以内衣最好天天更换。而内裤更需要天天更换，因为月子里新妈妈不断有恶露排出，如果不能及时更换内裤，沾染在内裤上的恶露也会滋生细菌，感染阴部，引起阴道炎、尿道炎等疾病。

产后不要过早恢复性生活

新妈妈在产后应与新爸爸多沟通，让新爸爸知道这时候的你是多么虚弱，让他来好好配合你的恢复。

▶▶▶ 产后6周前严禁性生活

新妈妈在产后，宫颈口处于完全张开的状态，需要较长时间才能慢慢闭合。如果在宫颈口尚未闭合时，就开始性生活，性生活中带入的细菌就会长驱直入，感染子宫使子宫内膜、输卵管等发炎，严重影响新妈妈的健康。

另外新妈妈的宫颈、阴道、盆腔在生产中都有不同程度的损伤，在这些损伤未修复前就恢复性生活，无论是撞击、摩擦还是带入的细菌都会造成这些器官的炎症，使新妈妈身体恢复变得缓慢。

这些器官在产后6周前都处于易感染状态，所以在产后6周内严禁性生活。

▶▶▶ 产后6周可以恢复性生活

子宫颈口一般在产后6周恢复闭合状态，宫颈、盆腔和阴道的伤口在此时也基本愈合，所以在产后6周开始性生活在原则上是可以的。不过由于新妈妈刚经历了分娩的疼痛，又要全力照顾新生的小宝宝，对性生活容易出现抵触情绪。此外新妈妈的伤口以及生殖系统虽然已经恢复，但阴道组织仍然薄弱，惧怕疼痛，这也会导致部分新妈妈不太愿意进行性生活。因此产后性生活恢复后需要节制。新爸爸要多体贴照顾新妈妈的身体和情绪，逐渐培养二人之间的亲密感觉，慢慢恢复性生活。尤其是在最初恢复性生活时，新妈妈容易紧张和疲劳，需要新爸爸给予更多的照顾。

为了帮助新妈妈更好地恢复性生活，可以参考以下建议：

1. 性生活前，为了缓和新妈妈的紧张情绪，新爸爸要多爱抚新妈妈；同时为了保证新妈妈的休息，建议每次性生活时间不要超过30分钟。

2. 新妈妈阴道恢复不久，性生活时容易干涩疼痛。为了减轻新妈妈的不适感，新爸爸动作不要过猛。

3. 产后一直哺乳的新妈妈，乳房充盈大量乳汁，如果此时受到外力的强烈压迫，容易肿胀疼痛，所以新爸爸要避免大力按压新妈妈的乳房。

4. 新妈妈生产过后，子宫的功能需要半年的时间才能恢复到孕前水平，如果恢复前再次怀孕，无论是流产还是再次生育都对新妈妈身体健康不好。因此新妈妈在性生活时需要避孕。

月子期间的用药原则

很多新妈妈在月子里不敢用药，因为担心用药会影响到吃母乳的宝宝。的确，哺乳期用药不当会影响宝宝健康，有些药物还会影响新妈妈身体的恢复，因此月子里用药应该谨慎。但是新妈妈如果生病了，不能因为有这样的担心就拒绝用药从而贻误了治疗，只要你用药前仔细咨询医生，医生就会告诉你正确的用药方法，从而解决你的后顾之忧。

▶▶▶ 月子里如何用药

新妈妈在月子期间，如果身体感到轻微不适，有产后痛、头痛、失眠、抑郁、腰酸背痛、贫血等症状时，通过食疗或其他方法可以缓解，在不需用药就可以调理好的情况下，就尽量不用药。但有些月子里的常见病难以自行痊愈，如重感冒、发热、乳腺发炎、宫腔感染等，就不可延误，一定要及时寻医问药，以免贻误病情。另外用药时一切都要遵医嘱。医生一般会根据你的实际情况告诉你几种方法，如错开宝宝哺乳与新妈妈吃药的时间；或中止哺乳，等治疗结束之后，再行哺乳；或停止母乳喂养，改为人工喂养。

▶▶▶ 食疗改善月子期间的小毛病

食物不但能提供新妈妈日常所需的营养和热量，适当的食物还能消除新妈妈身体的不适，例如风寒感冒可以用红糖姜水调理，咳嗽用白萝卜水缓解，乳汁不足用鲫鱼、猪蹄催乳等等，都是很好的食疗方法。新妈妈可以参考本书中相关章节的介绍来调理身体。

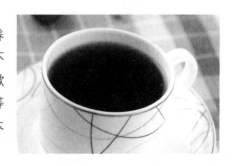

产后胀奶的处理方法

▶▶▶ 产后胀奶的原因

新妈妈的身体在产后48～72小时已经为哺乳小宝宝做好了充分的准备，如果未能及早哺喂，或哺喂的间隔时间太长，或乳汁分泌过多，均可使乳汁无法被完全移出，乳腺管内乳汁淤积，让乳房变得肿胀且疼痛，此时乳房变硬，乳头不易含接，会影响喂奶，加重胀奶。

▶▶▶ 及早开奶是预防胀奶最好的方法

没能及时给宝宝喂奶是胀奶的一个重要原因。因此在宝宝出生半小时内就应该开始哺喂母乳，以保证乳腺管通畅，预防胀奶。因为新生宝宝2～3小时就需要喂1次，及早开奶乳汁分泌量也会较多，以保证宝宝的需要。

专家热线常见疑问解答

产后30分钟还没有下奶该怎么办，给宝宝吃什么好？

产后30分钟应及时给宝宝喂第一口奶，孩子的吸吮能帮助新妈妈下奶，如果实在没有奶，也千万别急着用奶瓶冲配方奶粉给宝宝喝，否则聪明的宝宝会恋上奶瓶，拒绝妈妈的乳房，可以给宝宝喂少许水喝，有条件的话可以用其他妈妈的奶水过渡一下。

▶▶▶ 其他处理胀奶的方法

1. 吸奶器：如果乳汁较多，宝宝无法吸完，可以用吸奶器来帮忙，将多出来的乳汁吸干净，以缓解胀奶。

2. 按摩：洗净双手后握住整个乳房，均匀用力、轻轻地从乳房四周向乳头的方向按摩、挤压，这样做能帮助疏通乳腺管，促使皮肤水肿减轻、消失，如遇胀痛特别明显的地方，则力度可稍微加大，以排出淤积乳汁。

3. 冷、热敷：哺乳前可用湿热的毛巾热敷乳房几分钟，随后配合轻柔的按摩和拍打动作，使乳房和乳晕软化、减轻胀奶感。哺乳时应先喂感觉胀奶明显的那侧乳房。哺乳后可先挤出部分乳汁，再用柔软的毛巾蘸冷水外敷于乳房上，可起到减轻乳房充血、缓解胀痛的作用。

产后瘦身的最佳时间

产后瘦身是大部分新妈妈都要面对的一个问题，有的新妈妈甚至为此心急如焚，刚刚生产就急不可待地开始瘦身，但是过早开始产后瘦身的做法并不可取，体质容易随瘦身进程下降，精神也变得委靡不振，而太晚瘦身也会错过最佳瘦身时机，使瘦身变得困难，所以新妈妈需要抓住适合瘦身的时机。

▶▶ 产后瘦身不可操之过急

产后瘦身是一个比较系统的工程，需要合适的时机和新妈妈循序渐进的努力，如果操之过急，会伤害自己的身体。

1. 过早使用束腹带会压迫子宫、骨盆及内脏，使它们不能自由地恢复，引起各种炎症，甚至内脏移位等严重后果。

2. 过早地运动，容易使还未恢复的子宫、内脏下垂，或撕裂生产时的伤口，引起出血。

3. 过早地节食，影响新妈妈对营养的摄入，造成营养不良，使身体因为得不到营养的支持而恢复不良。另外当营养严重不足时，还会导致贫血或母乳不足。

▶▶ 产后6周后再开始瘦身

一般在产后6周，新妈妈的身体基本恢复，因此瘦身可以安排在产后6~8周开始。产后瘦身需要多种方法结合，运动、束腹带、饮食，三管齐下，会取得更好的效果。另外无论哪种方式，都要有一个合适的度，必须以保证自己不受伤害为前提，在自己身体可以承受的范围内进行。

有助恢复体形的小动作

新妈妈除了专门抽出时间来做运动之外，可以通过一些小方法随时随地活动身体，达到消脂减肥、塑造挺拔身姿的目的。

1. 颈部恢复小动作：端正身体，向上伸颈部，然后放松。先用手托着下巴抬起，直至眼睛看到天花板，停留5秒；复位后再用手抱住后脑勺，向前压直至眼睛看到地板，停留5秒。每次30下，每天做2次，可以减少颈部赘肉和皱纹。

2. 腹部恢复小动作：平躺在床上，双膝上屈，双手抱在脑后，腹部用力，把头抬起来做半个仰卧起坐。每天做两次，每次20下，可以消除腹部的脂肪、赘肉，比整个的仰卧起坐更有效。

3. 腰部恢复小动作：双脚并拢站立，以脊椎为中心，用胯部画"8"字，坚持做能很好消除腰部赘肉，并保持腰部的灵活和柔韧。而且这个动作只要你站着，就可以不间断地做。

4. 大腿恢复小动作：侧卧在床上，以肘做支撑，将相反方向一侧的腿向上抬起持续5秒放下，放松2秒后再次抬起，这一侧感觉疲累时，换另一侧。这一招可以很好地甩掉大腿内侧的赘肉。

5. 臀部恢复小动作：双脚并拢坐在椅子上，并保持臀部在椅子前端的1/3处。有节奏地缓慢地抬起脚后跟，再缓缓放下。这一招可以有效地运动到臀部，顺带也拉紧了大腿后侧和小腿的肌肉。

6. 手臂恢复小动作：双手伸直从两侧缓缓抬起，到头顶时会合，双掌相对，保持2分钟，缓缓放下。这样做可以瘦手臂，并且保持手臂线条流畅。

7. 对全身都有效的小动作：双脚并拢，双臂伸直在头顶两掌相对——类似于瑜伽中的树式，坚持5分钟。这一招可以拉伸全身筋肉。另外也可以练练九点靠墙：脚后跟两点、小腿肚两点、臀尖两点、双肩两点、后脑勺一点共九点，一起紧贴墙面，坚持5分钟后放松，随时可以进行，塑造挺拔身姿。

新妈妈在日常生活中也可以多发现总结，感觉做哪些动作之后浑身轻松舒服，就把它延续下去，作为你独家的塑形方法。

影响产后体形恢复的因素

产后体形恢复，新妈妈必须亲力亲为，没有任何人可以代劳。妈妈不但要有体形恢复的信心和决心，还要学会正确的方法，才能达到理想效果。

▶▶▶ 影响产后体形恢复的因素

新妈妈自控力不够

体形恢复是一个比较系统的工程，需要新妈妈长时间坚持才能达到理想的效果。如果自控力较低，在体形恢复的过程中，随心所欲，如今天运动1小时，明天不运动；今天食欲不好不吃，明天食欲好大吃，体形恢复效果往往不佳。

新妈妈心情抑郁

新妈妈如果心情抑郁，对做计划和执行计划都兴味索然，体形恢复就无从提起了。而且心情抑郁时，身体的新陈代谢较慢，能量消耗受到限制，脂肪燃烧量变得很有限，即使做了锻炼，收效也甚微。

▶▶▶ 积极地进行规律性的体形恢复

做产后瘦身计划并严格执行

新妈妈在产后开始体形恢复之前，先根据自己的身体状况做一个计划，包括每天的运动时间、运动方式、食谱安排等。计划做好之后，要严格遵照计划执行，在坚持几天后，体形恢复就会形成规律性的活动，身体状况也会随之发生变化，2~3个月后就可以恢复到孕前水平。

计划重在执行

如果没有执行，计划就是一纸空文，体形恢复也不能从中得到任何好处，因此要提醒新妈妈做了计划，一定要严格执行。

保持积极心态

新妈妈要抱着必胜的信念，相信自己一定可以恢复苗条身段的信心开始重塑体形。新妈妈心情愉快时，身体新陈代谢加快，尤其在运动时，容易达到巅峰状态，加速燃烧脂肪，从而恢复体形。

产后常见不适症状的预防与护理

产后腹痛

　　腹痛分为腹痛和小腹痛，新妈妈生产后的腹痛一般都是小腹痛，常常伴有恶露不下或恶露不畅的症状，手按小腹能摸到硬块（这是收缩中的子宫）。

▶▶▶ 产后为什么会腹痛，有什么症状

　　有两种原因可引起产后小腹痛：宫缩和气血淤滞。

　　1.宫缩痛：新妈妈在生产过后，留在子宫内的胎盘、胎膜、子宫内膜蜕膜、淤血需要借助宫缩陆续排出，每当宫缩时新妈妈就会感觉小腹疼痛，所以这种疼痛往往是阵发性的，多出现在产程较短或生育次数较多的新妈妈身上，而且一般能自行消失，不需要特别处理。

　　2.气血淤滞引起的小腹痛，同时多伴有小腹坠胀的感觉。如果新妈妈在产后受凉、生气或太久不运动都容易导致气血淤滞，淤滞的气血无法排出，就引起了小腹疼痛，这种疼痛需要新妈妈好好调理疏通来消除。

▶▶▶ 新妈妈如何对待腹痛

　　宫缩痛在宫缩停止后就会自行消失，一般需要2～3天的时间，新妈妈可以不用太顾虑。如果腹痛过于剧烈，难以忍受，可以在医生的指导下服用一些止痛药。而气血淤滞导致的腹痛，建议新妈妈注意以下方面：

　　1. 远离寒冷。新妈妈不要着凉，尤其需要注意腹部保暖。不要让腹部长时间地暴露在外面，裤腰最好能盖住肚脐，睡觉时在腹部多搭一条毛巾或毛毯。

　　2. 多活动。新妈妈如果可以下床，就多下床走走；如果不能下床，就多翻身，帮助气血运行，以免气血淤滞在体内，不能排出。

　　3. 新妈妈要保持开朗、乐观的心态。不要随便生气，导致气血淤滞。

　　4. 小腹疼痛时，新妈妈可以对小腹进行热敷或做轻柔的按摩，帮助血液循环，减少淤滞。

食谱推荐：食用活血化淤的食物

　　用100克红糖与10克鲜姜加水煎服，活血化淤。或用20克红糖与10克桂片用水煎服，也可缓解疼痛。

产后水肿

有些新妈妈产后有水肿现象，有的全身水肿，有的下肢水肿，有的脚部水肿。不能确定自己是否患有水肿，可以用以下方法判断：用手按压皮下脂肪较少的地方，如小腿前侧、手背、脚背等地方，如果会形成明显凹坑，手收回后，需要3～4秒时间凹坑才能恢复，就说明你患上产后水肿了，需要调理。

▶▶▶ 产后为什么会水肿，水肿有什么症状

产后水肿主要是因为体内水钠潴留，不能顺利排出造成的。但产后水肿根据症状不同，原因也是有一定差别的，主要有以下两种情况：

1. 一部分新妈妈产后水肿是孕期水肿问题的遗留，这种水肿是正常的，且一般发生在下肢，不会超过膝部。在生产后，随着排尿和排汗的增加，水肿情况就会慢慢得到缓解，在产后4周会恢复正常。

2. 另一部分新妈妈在产后较长的时间里，仍然无法消除水肿，或出现全身水肿的情况，并且伴有食欲不振、头晕眼花、尿涩疼痛的症状，就需要到医院检查治疗，检查心脏、肾脏、肝脏有无疾病，以及是否出现了凝血或静脉血栓的现象。

▶▶▶ 新妈妈该如何面对水肿

新妈妈产后如果出现了水肿，除了及时咨询医生治疗外，还可以在日常生活中，通过以下两点进行调理：

1. 活动时，不要保持一个姿势太久，久站或久坐都会形成水肿。休息时，适当抬高腿部，在腿下垫一个枕头或小凳子，都有利于缓解水肿。

2. 通过饮食调理，少摄入盐，因为盐的摄入如果过量，会使体液浓度增加，增加水分排出体外的难度，造成盐过量水肿，同时可以适当食用利水消肿的食物，如薏仁、红小豆、鲤鱼等。另外带皮的生姜也可以起到消肿的作用，建议家人在做菜时，不要给生姜去皮。

食谱推荐：利水消肿的红小豆鲤鱼汤

将一条鲤鱼洗净，与100克红小豆一起放入汤锅，加入500毫升水，大火炖至鱼肉熟烂即可给新妈妈食用。这款汤有比较好的利水功效，可以帮助新妈妈消除水肿。

产后便秘

　　新妈妈一般在产后2～3天就会解出大便，如果超过3天仍然没有解出，就可以视为产后便秘。产后便秘可以事前预防，也可以事后改善直至消除，因此新妈妈如果产后发生了便秘，也不必太过忧虑。

▶▶▶ 新妈妈产后为什么容易便秘

　　1.生产时，胃肠道受到压迫刺激，蠕动变缓，延长了肠道中的容留物的滞留时间。容留物在肠道中滞留的时间越长，流失的水分越多，变得越干结，于是排出越困难，形成产后便秘。

　　2.生产后，子宫对肠道的压力减小，因而肠道的容积增大，能够容留更多的物质，更长的时间，这也是新妈妈产后便秘形成的重要原因。

　　3.产后腹壁和骨盆底肌收缩力量变小，使得排便时无处借力，因而不容易解出大便。另外，生产时会阴和骨盆有一定程度的损伤，这让新妈妈感觉疼痛，排便时不敢用力，也增加了排便的困难。

▶▶▶ 新妈妈用几个方法防治便秘

　　一旦出现了便秘，新妈妈可以通过采取一些措施来缓解，直至彻底解决。

　　1. 养成定时排便的习惯。新妈妈产后第二天不管有无便意，都要如厕大便，有可能解不出，但是这样有利于形成排便反射。

　　2. 多活动，促进肠道蠕动，并加速肌肉群力量的恢复。在床上时，多翻身、多改变睡姿、多调整坐姿都可以预防便秘。可以下床以后要多下床走走，另外可以练习一项有效的提肛运动——凯格尔运动来恢复肌力。

凯格尔运动的做法

　　A. 仰躺在床上，双腿膝盖弯曲，双腿打开如分娩前做妇科检查时的姿势。

　　B. 收缩骨盆底肌肉，就像平时解小便时中途突然憋住的动作，持续10秒。

　　C. 放松10秒，再重复练习15次，每天做一遍即可。

　　3.多吃含水分和纤维素多的食物，像水果、蔬菜、粗粮等。这样的食物既能润滑肠道，增加肠道容留物的水分，又能增加其纤维残渣，有利于降低排便难度。

食谱推荐：改善便秘的蜂蜜芝麻糊

　　将180克蜂蜜和30克黑芝麻粉调和均匀，放在笼屉内蒸熟，每天食用2次。蜂蜜和芝麻都有很好的润滑肠道的作用，可以帮助新妈妈改善便秘状况。

产后尿失禁

产后尿失禁是一种张力性失禁，是肌肉组织松弛导致的。一般发生在产后1周左右，起初表现为尿频、小便疼痛、尿中夹杂血丝等，继而发展成尿失禁。

▶▶ 产后造成尿失禁的原因

1. 尿失禁一般发生在新妈妈咳嗽、大笑、弯腰的时候，因为这时候腹部的压力传递到了膀胱，膀胱中的尿液受到挤压容易溢出。

2. 新妈妈的盆底肌肉群在生产时，受到了过度的扩张，肌肉群的收缩力量已经变小，无法及时收缩，膀胱中的尿液受到压迫时，就毫无回旋余地，很容易溢出。

3. 盆底肌肉群松弛，还会导致膀胱颈下降和尿道膨出，尿液渗漏到体外的阻力相对更小。另外如果新妈妈在生产时会阴部裂伤较严重，还会影响尿道外括约肌的功能，括约肌不能及时收缩，也是尿失禁形成的原因。

▶▶ 新妈妈防治尿失禁的方法

防治尿失禁的过程就是恢复盆底肌肉群收缩力量的过程。本书在防治便秘中提到的凯格尔运动也可防治尿失禁，新妈妈在感觉到尿意时，延迟10分钟排尿，在这10分钟里做这个运动，可以加强盆底肌肉力量的恢复。

尿失禁一般会随着骨盆底肌的恢复而慢慢痊愈。如果在产后3个月后，尿失禁仍然没有得到改善，建议新妈妈去医院诊治，以免影响产后生活、工作。

食谱推荐：虾仁炒韭菜调节泌尿系统的功能

韭菜150克洗净切段，加入鲜虾250克一起炒熟，然后加盐、胡椒调味食用。

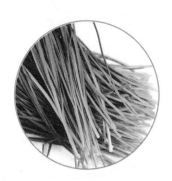
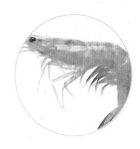

产后虚弱

生产是非常消耗体力的事，新妈妈在产后有不同程度的虚弱，这种虚弱在精心调养下很快就会恢复，无须特别担心。但是如果在产后1周，虚弱状态仍然没有改善，就属于产后虚弱，需要加强调理才行。

▶▶ 新妈妈产后虚弱的原因及表现

新妈妈在产后很长一段时间仍然存在精神委靡、面色萎黄、不思饮食等症状，就称为产后虚弱。产后虚弱包括气虚、血虚、阴虚、阳虚，不同的虚弱会有不同的症状，产后虚弱的新妈妈可以根据以下的描述判断自己的情况，然后进行对症调理：

1. 如果感觉气短、头晕、乏力、面白、心悸，说明新妈妈是气虚。

2. 如果感觉失眠、多梦、头晕、目眩、面白、心悸，说明新妈妈是血虚。

3. 如果感觉口干舌燥、大便秘结、盗汗、头晕耳鸣、心烦，说明新妈妈是阴虚。

4. 如果感觉畏寒怕冷、尿频、小腹冷痛，说明新妈妈是阳虚。

除了根据自己的喜好，选择不同的食材进补外，适当的运动也是不可缺少的，因为运动可以改善食欲，同时也能调节精神。

产后脱发

不少新妈妈发现产后脱发较多，这是正常的生理现象，是产后新妈妈的身体发生变化后的必然反应，不必太担心。

▶▶ 产后新妈妈易脱发的原因

1. 激素原因：头发的寿命与雌激素的水平相关——孕妈妈在怀孕期间，雌激素水平较高，头发的寿命较长，大多数超过了正常的代谢周期，生产后雌激素水平降低，超过正常代谢周期的头发就会脱落。

2. 营养原因：产后新妈妈脾胃虚弱，容易营养吸收不足，相应地头皮营养供应不足，头发脱落也就在所难免。另外产后血液循环较缓慢，营养输送不畅，也是导致头皮的营养供应不足，头发容易脱落的原因。

3. 精神原因：产后新妈妈如果过分焦虑或抑郁，容易使神经紊乱，造成头皮血液供应不足，从而引起头发脱落。

▶▶▶ 新妈妈如何应对脱发

1. 放松心情。新妈妈面对脱发时，要放松心情。产后脱发是正常的新陈代谢过程，脱落的头发，会在一段时间后被新头发补位，脱发情况就能得到根本改善，头发也能重新变得浓密。

2. 合理膳食。新妈妈不要挑食也不要过分节食，饮食要粗细搭配，主食、蔬菜、水果要分配均衡，不可偏食。另外何首乌、当归、黑芝麻都有益于头发，可以在日常饮食中加一些。

食谱推荐：改善脱发的枸杞子粳米粥

枸杞子15克，粳米50克。将枸杞子、粳米用清水洗净，放沙锅中煮成粥食用。

产后贫血

产后新妈妈易患贫血，患上贫血的主要表现为全身乏力、食欲不振、抵抗力下降，有时还有胸闷、心慌等症状。

▶▶▶ 贫血的原因

导致新妈妈产后贫血主要有两方面原因：一是怀孕期间患上了贫血，在孕期没有治愈，延续到产后，成为产后贫血；二是新妈妈生产时大量出血，产后没有得到及时合理的营养补充造成产后贫血。

▶▶▶ 产后贫血的危害

1. 危害：产后贫血对新妈妈和宝宝都不利。新妈妈在生产的过程中损耗了大量的能量，如果发生产后贫血，身体就会更加虚弱，这容易导致新妈妈恢复速度减慢，而恢复时间延长。如果新妈妈贫血严重，抵抗力还会变得低下，发生感染、发热、子宫脱垂、内分泌紊乱等不良状况的概率就会加大。

2. 新妈妈产后贫血，身体虚弱，容易使乳汁分泌不足，从而造成宝宝营养不良。严重时宝宝也会出现抵抗力低下，易发生感冒、腹泻等现象。如果新妈妈长期缺铁，还会影响宝宝骨骼和智力的发展。

▶▶▶ 调理贫血的方法

产后贫血主要是缺铁性贫血，所以产后贫血调理的关键点是要加强铁的摄入，在日常生活中多吃含铁量高，有补血作用的食品，如鸡蛋、红枣、桂圆等。

食谱推荐：补血的红糖鸡蛋、木耳红枣汤、蒸花生桂圆

红糖鸡蛋：清水煮熟2个鸡蛋，50克红糖加水烧沸后，再把鸡蛋去壳放入红糖水中静置5分钟即可食用。

木耳红枣汤：30克木耳泡发，与20克红枣同煮至熟，加入红糖食用。

蒸花生桂圆：15克桂圆与等量的花生放入碗中，隔水蒸软食用。

如果新妈妈贫血情况较为严重，可以在医生的指导下服用铁制剂。

产后恶露不下

新妈妈生产后，都会有含有血液、坏死蜕膜等组织的子宫内膜脱落，形成恶露，经由阴道排出，如果恶露迟迟不下，就需要调理治疗。

▶▶▶ 恶露不下对身体的影响

新妈妈在产后就会有恶露排出了，如果恶露不能及时排出，淤血、黏液、子宫内膜蜕膜组织等就会淤积在子宫内，子宫便不能很好地收缩，而子宫内剥落了胎盘之后所留下的创面也不能及时愈合。因此产后恶露不下的新妈妈身体恢复缓慢。另外恶露不下会降低新妈妈的血液循环和新陈代谢速度，从而影响营养消化吸收，增加新妈妈产后恢复的压力，有时还会引起腹痛。

▶▶▶ 恶露不下的原因

1. 宫缩乏力：宫缩的力量是使子宫内淤血、子宫内膜蜕膜、创面出血等排出体外的主要力量。如果宫缩乏力，这些物质就会留在子宫内，表现为恶露不下或恶露排出困难。

2. 寒凉暑热使气血淤滞：如果新妈妈产后不注意保暖防暑，受了寒凉、暑热时，容易气血淤滞。气血淤滞使血液循环变慢，营养供应不足，从而出现恶露无法排出的情况。

3. 心情抑郁：新妈妈产后心情抑郁时，也会使气血淤滞，降低身体新陈代谢速度，同样造成恶露不下。

▶▶▶ 如何应对恶露不下

1. 产后6小时后就可以下床排便了，活动可以加速血液循环，促进恶露排出。

2. 注意保暖，如果受冷，气血淤滞会导致恶露不下。

3. 加强营养，避免身体太弱、子宫收缩无力造成的恶露不下。

4. 保证良好的休息，保持心情愉悦，也是加强身体活力，帮助恶露早日排尽的方法。

5. 恶露不下时，可以食用一些活血化瘀的温性食物，如红糖、小米、米酒、姜等，同时远离生冷、寒凉食物。

食谱推荐：桃仁莲藕汤

桃仁10克，莲藕250克洗净切小块，加清水适量煮汤，用少许盐调味。

产后恶露不尽

恶露一般在产后4周就会排干净，也有延迟到产后6周排尽的情况。但如果在产后6周以后仍然淋漓不止，尤其是红色恶露排出的时间超过20天时，就是恶露不尽。

▶▶▶ 恶露不尽的原因

1. 子宫恢复不良：胎盘从子宫内剥落时，会留下较大的创面。如果子宫收缩不全，这个创面难以愈合，流血情况就会持续，于是血性恶露不断出现，形成了恶露不尽。

2. 子宫内膜发炎：子宫内膜发炎，蜕膜组织断续排出，从而造成恶露淋漓不尽。

3. 宫腔感染：产后若没有定时按照正确的方法保持外阴清洁，有可能造成宫腔感染，引起子宫内膜或宫颈发炎。在恶露未尽时，清洗外阴不到位、进行盆浴、性生活，都会使细菌或病毒进入子宫造成宫腔感染，从而导致恶露不尽。

▶▶▶ 恶露不尽的调理

1. 注意饮食：新妈妈在月子期间要多进食营养丰富的食物，同时口味要清淡，并避免辛辣寒凉，以免强烈刺激子宫，使子宫恢复不良，造成恶露不尽。另外具有活血化淤作用的食物，如红糖、生化汤等不能用太久，否则会增加出血量，也会引起恶露淋漓不尽。食用红糖最好不要超过10天，生化汤则不能超过1周。

2. 清洁到位：每天清洗两次阴部，在恶露未尽前不盆浴，不过性生活，避免细菌进入开放的子宫造成宫腔的感染。

3. 做检查：恶露不尽时，要及时去医院做相关的检查，确定病因，积极配合医生的治疗。如果是子宫收缩不良，除了要配合医生治疗外，还可以采用食疗方法辅助调养。

产后乳腺炎

新妈妈哺乳初期，因为经验不足，容易在哺喂时使用不正确的搂抱姿势，从而引发乳腺炎，所以产后乳腺炎也是比较常见的疾病，也是引起产后发热的原因之一。

▶▶▶ 乳腺炎的生成原因及症状

产后的乳腺炎可分为淤积性的乳腺炎和化脓性的乳腺炎。

1. 淤积性乳腺炎：淤积性乳腺炎是因为新妈妈在哺乳时，乳汁没有吸空。没有吸空的乳汁遗留在乳腺内，发生分解，刺激乳腺发炎。乳腺发炎时新妈妈会感到乳房胀痛，手能摸到肿块，并有压痛，同时伴有轻度发热。这种情况下的乳腺炎如果及时排除淤积的乳汁，症状就会得到缓解。

2. 化脓性乳腺炎：一部分化脓性乳腺炎是淤积性乳腺炎发展的结果，另一部分则是外部细菌感染所致——外部细菌通过新妈妈乳头，进入乳腺，引起乳腺感染，进而导致化脓性乳腺炎。化脓性乳腺炎的症状表现为新妈妈的体温持续高烧不退，有时可以达到39℃，乳房的肿块变得柔软，有波动感，这种情况就说明乳房肿块已经化脓了，需要医生切开脓包排脓。

▶▶▶ 乳腺炎的防治方法

1. 保持乳房清洁、舒适：在首次哺乳前，用肥皂仔细清洁乳房，尤其是乳头及乳晕部位。然后用毛巾对乳房热敷，这样可以帮助乳腺管畅通。此后每次哺乳时，都要用热水清洁乳房。内衣要经常更换，以免不洁内衣污染乳头，进而感染乳腺，同时不要佩戴有钢托的乳罩，以免钢托挤压乳房，造成局部乳腺乳汁淤积。

2. 哺乳期各阶段的控制：不要过早催乳，宝宝在1周以前的食量非常小，新妈妈现有的奶水已足够他食用；哺乳时要吸空一侧乳房，再换另一侧；宝宝如果吸不完新妈妈的乳汁时，在哺乳后可以用吸奶器把残留的奶水吸干，避免淤积；将要断奶时，要有意识地减少哺乳的次数。

3. 保护乳头：孕妈妈在怀孕四五周时，每天用温水、肥皂清洁乳头，增加乳头的韧性；再者学会正确的哺乳方法，让宝宝把乳头及整个乳晕都含住；不让宝宝含着乳头睡觉，以免过度的用力吮吸，使乳头皲裂，细菌入侵。

食谱推荐：预防乳汁淤积的橘子核汤

橘核有预防乳汁淤积的功效，可以把30克橘核用水煎服，喝2~3剂，可以预防新妈妈产后乳汁淤积，在一定程度上也可预防产后乳腺炎的发生。

Part 4
新生儿期
宝宝精心喂养

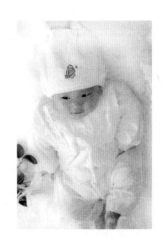

母爱是世间最无私、最博大的爱。刚经受了分娩阵痛洗礼的新妈妈，不顾自己虚弱的身体，甘愿在第一时间将甘甜的乳汁奉献给宝宝，而且还给予宝宝最精心的照护。宝宝能在妈妈的温暖怀抱里茁壮成长是妈妈最幸福的事儿。

省时阅读

新生儿有哪些生理特点呢？该如何喂养、护理新生儿呢？这一章就为新妈妈详细讲解新生儿护养方面的难题。

在新生儿喂养方面，讲述有关母乳喂养的好处、方法、时机，对不适宜母乳喂养的情况做了说明。另外还对该怎样添加鱼肝油、是否需喂水等给予指导。

在新生儿护理方面，提出新生儿居室、衣物、尿布、婴儿车等必需物的硬性要求，对护理难题如怎样给宝宝洗澡、如何抱宝宝、哄宝宝等提供了操作技巧。此外还对人工喂养宝宝的相关事宜做了指导。

在新生儿不适症预防及护理方面，给出了新生儿湿疹、发热、腹泻、感冒、吐奶、便秘、鹅口疮等12种不适症及疾病的预防和护理措施。

新生儿发育周周看

第1周的宝宝

性别	身高（厘米）	体重（千克）	坐高（厘米）	头围（厘米）	胸围（厘米）
男宝宝	48.2～52.8	2.9～3.8	33	32	32.08
女宝宝	47.7～52	2.7～3.6	32	33.05	32.07

　　新生儿的身高一般都高于47厘米，坐高则在33厘米左右。新生儿的体重一般在2500～4000克，如果不足2500克，属于未成熟儿，若大于4000克则为超重，是巨大儿。未成熟儿与巨大儿均需要给予特别的关照与护理。宝宝出生2～4天时，有时会发生体重下降的现象，这是因为宝宝排出胎便损失水分而奶水吸收相对较少造成的，在7天以后，体重就会恢复到出生时的分量。

　　在本周宝宝的视力很弱，对周围事物几乎都是视而不见的，这种状况大约要持续到1周结束。宝宝的听觉灵敏度也不高，所以正在酣睡的宝宝只有听到很大的声音时，才会突然惊醒啼哭。不过宝宝的味觉发育已经比较完善，尤其喜欢甜味。

第2～4周的宝宝

性别	身高（厘米）	体重（千克）	坐高（厘米）	头围（厘米）	胸围（厘米）
男宝宝	52.1～57	3.6～5	37.94	38.43	37.88
女宝宝	51.2～55.8	3.4～4.5	37.35	37.56	37

　　经历出生后第1周的调整，宝宝的体重与身高，都会有爆发性的增长，体重每天都会增加20～30克，每周增加140～210克，身高每天都有1～2毫米的进展。这种状况会一直持续到出生后6周。

　　宝宝的视觉也有了较大的发展，不过视力仍然较弱，4周大的宝宝的视力范围大约为正前方3米，可视范围约为90度角。此期宝宝的眼睛已经开始注意他能看到的事物，不过只有几秒。当有物体急速移动到宝宝眼前的时候，他会做出眨眼睛的反射动作。宝宝的听觉进步也较大，听力可以集中而且会主动捕捉声音来源，已经能分辨出妈妈的声音。宝宝的触觉开始变得敏感。另外宝宝的味觉在本周进步也较大，能分辨出不同的味道，并且喜欢自己熟悉的味道，如一直吃母乳的宝宝不喜欢吃奶粉，而一直吃奶粉的宝宝也很难接受母乳。

新生儿营养饮食与哺喂指导

新生儿每日营养需求

宝宝出生后，成长速度非常快，这就需要新妈妈为他提供高质量的、全面丰富的营养。一般情况下，母乳可以满足宝宝的营养需求，如果母乳不能满足宝宝的需求了，要为宝宝选择合适的奶粉加以补充。

▶▶▶ 新生儿每日所需营养

蛋白质——生命的物质基础

1. 蛋白质的重要性：宝宝机体的每一个细胞和重要组成部分都有蛋白质的参与，蛋白质是生命构成的物质基础，而且他的不断成长就是通过蛋白质的新陈代谢实现的。

2. 新生宝宝需要多少蛋白质：一般新生的宝宝每天需要的蛋白质为2～3.5克/千克体重。其中母乳喂养的宝宝每千克体重每天需要2克蛋白质，牛奶喂养的宝宝每千克体重每天需要3克蛋白质。由此可以计算得知，一个出生时体重是3千克的宝宝，如果母乳喂养，每天摄取6克蛋白质即可；如果牛奶喂养就要每天摄取约11克蛋白质。

热量——生命活动的能源

1. 热量的重要性：宝宝在呼吸、心跳、吃奶、消化、啼哭，甚至睡觉时都在消耗热量，热量是宝宝一切活动的能量供给。

2. 新生宝宝需要的热量：宝宝每千克体重每天需要的热能量是100～120千卡（418～502千焦），妈妈可以计算一下，即一个出生时体重为3千克的宝宝每天需要的热能量是300～360千卡（125.20～1 506.24千焦）。

脂肪——能源的高效供给者

1. 脂肪的重要性：脂肪可以为宝宝提供热量，而且脂肪中还含有脂肪酸，其中一些必需脂肪酸，能促进宝宝智力发育。但是母乳与牛奶中的脂肪酸含量是不同的，母乳中脂肪酸占51%，牛奶中的脂肪酸占34%。

2. 宝宝每日需要的脂肪量：新生宝宝每天需要摄入的脂肪量应为15～18克。

糖类——多功能的营养物质

1. 糖类的重要性：糖类在构成宝宝机体重要部分的同时，还参与宝宝的新陈代谢，并能转化成热量，宝宝所需的大部分热量都由糖类转化而来。

2. 新生宝宝需要的糖类量：糖类的摄入应该占到热能的50%。一个出生时体重为3千克的宝宝每天需要摄入的糖类是45克。

> /爱心提示/**发锌含量不等于血锌含量**
>
> 　　头发的含锌量不等同于血液中的含锌量，因此不建议新妈妈因为宝宝发锌含量低，就给宝宝补锌。通常来讲，新生宝宝很少缺锌，不需要特别补充。

将珍贵的初乳喂给宝宝

新妈妈在产后3～4天开始分泌乳汁，产后4～5天分泌的乳汁叫做初乳，产后6～10天的乳汁是过渡乳，产后11天～9个月的乳汁是常乳，产后10个月以后的乳汁是晚乳。妈妈的初乳量较少、颜色发黄，因此感观较差，但是初乳的营养价值很高，千万不要让宝宝错过初乳。

▶▶ 初乳营养价值很高

1. 初乳中的蛋白质含量非常高，是常乳中蛋白质含量的5倍，尤其是乳清蛋白质的含量比常乳中高得多。另外初乳中还含有大量的免疫球蛋白、乳铁蛋白、生长因子、巨噬细胞、淋巴细胞、中性粒细胞等，这些物质进入宝宝身体后，能够帮助宝宝防止感染和增强免疫力。因此吃了初乳的宝宝体质一般较好。

2. 初乳中的盐类如磷酸钙、氯化钙，微量元素如铜、铁、锌等矿物质的含量显著高于常乳，锌的含量尤其高，是正常血锌浓度的4～7倍。

3. 初乳中维生素含量也显著高于常乳，尤其是初乳中的维生素B_2有时较常乳中含量高出3～4倍。另外妈妈的初乳中还含有β胡萝卜素。

由此可以看出，初乳中的营养对宝宝来说，都非常珍贵，妈妈要尽早喂给宝宝。

▶▶ 尽早给宝宝吃母乳

新妈妈要尽早给宝宝哺乳，一般在产后20～30分钟，就可以开始第1次哺乳，虽然此时乳汁较少，但仍然含有大量珍贵的营养物质，对宝宝的健康很有益；同时宝宝吮吸时，会给乳腺比较强烈的刺激，从而促进乳汁分泌，这也是为以后的哺乳打基础。

有的新妈妈认为初乳脏，不给宝宝吃，而是直接挤出来抛弃。这种做法是不对的，宝宝将因此丧失众多营养素和抗体。

/爱心提示/ **按时给宝宝接种疫苗**

母体和母乳给宝宝提供了很多抗体，但这些抗体在宝宝体内存留的时间不长，一般为2~3个月，最长的也不超过6个月，因此新妈妈需要按时给宝宝接种疫苗。目前宝宝可以通过疫苗预防的疾病有：肺结核、肺炎、流感、小儿麻痹症、风疹、乙肝等。

坚持母乳喂养对宝宝的好处

新妈妈在不同阶段分泌的乳汁，具有不同的特点，且每个阶段的乳汁都符合宝宝当时的体质，可以提供最合适的营养。

▶▶▶ 新妈妈的乳汁根据宝宝的需求分泌

新妈妈初乳的量少，但蛋白质含量高，脂肪含量较低，正好适合宝宝不太大的胃容量和比较弱的肠道功能。初乳还含有大量抗体，给了宝宝一个安全屏障；随着宝宝的成长，肠胃功能不断增强，对热量的需求持续增大，新妈妈的乳汁跟着变化，泌乳量越来越多，乳汁中脂肪和乳糖含量逐渐增加，这样就可以满足宝宝的食量和对热量的需求；出生10个月的宝宝已经能从辅食中吸收足够的营养，可以离开新妈妈的乳汁了，所以接近要断乳的时候，新妈妈乳汁中的营养含量明显减少。由此看出，母乳最能满足宝宝成长过程中对营养的需求，是宝宝最好的食物。

▶▶▶ 母乳优于牛奶

与牛奶相比，母乳中的营养素种类更丰富，而且更容易被宝宝吸收。

1. 母乳中蛋白质是优质蛋白质，其中大部分是乳清蛋白。乳清蛋白在宝宝的胃里会形成絮状凝乳，更容易吸收，而牛奶中的蛋白质大部分是酪蛋白，容易结成较大块的凝乳，不容易吸收。虽然牛奶中的蛋白质比母乳中的蛋白质含量高，但宝宝对牛奶中蛋白质的整体吸收率却远远低于母乳。

2. 母乳中的不饱和脂肪酸含量比牛奶中的高很多，尤其是亚油酸的含量更高，这些都是宝宝中枢神经发育所需要的。

3. 母乳中牛磺酸含量也高于牛奶，牛磺酸是对宝宝的脑发育影响非常大的营养素。

4. 母乳中的维生素A、维生素B、维生素C都比牛奶高。

5. 母乳中的铁和锌比牛奶中的铁和锌利用率高。

6. 牛奶中的矿物质比母乳中的含量高。矿物质如果太多，会加大宝宝肾脏的负担，容易造成宝宝体内出现钠潴留及水潴留。

▶▶▶ 母乳优于配方奶粉

配方奶粉是以牛奶为基础，然后按照比例加入其他营养成分调配加工而成的。很多配方奶粉都宣称其最接近母乳，但无论如何都无法与母乳的营养价值相提并论。就营养素的种类来讲，奶粉就无法与母乳相比，母乳中含有400多种营养素，配方奶粉是很难实现的。

另外，有的宝宝食用某些奶粉会过敏，但吃母乳的宝宝却从未出现过敏的情况，这也可以证明母乳是最适合宝宝的食物。因此建议新妈妈最好坚持给自己的宝宝喂母乳。

哪些新妈妈不宜给宝宝喂母乳

有些新妈妈不适宜给宝宝喂母乳，尤其当新妈妈患有一些疾病，哺乳有可能威胁新妈妈健康或宝宝健康时，建议新妈妈不要母乳喂养，可以选择适合宝宝的奶粉进行人工喂养。

▶▶▶ 什么情况下新妈妈不适合给宝宝喂母乳

1. 哺乳会加重自身疾病的新妈妈不要喂母乳：有些新妈妈患有较严重的疾病，不适合母乳喂养，如患有心脏病、高血压、糖尿病或肾病时，最好不要母乳喂养，因为母乳喂养会加重病情。心功能3级、4级的新妈妈哺乳，有可能发生心力衰竭；患有糖尿病的新妈妈哺乳有可能出现糖尿病酮症而昏迷；患有肾病的新妈妈哺乳有可能加重肾脏负担。另外有精神疾患的新妈妈也不适合给宝宝哺乳，因为哺乳会给新妈妈带来较大的压力，影响情绪，当新妈妈情绪失控时，有可能伤害到宝宝。

2. 哺乳会威胁宝宝健康的不要喂母乳：如果新妈妈患有传染性疾病，如肺结核、肝炎、艾滋病、梅毒等，哺乳时会传染给宝宝，所以患有传染性疾病的新妈妈也不适合母乳喂养。另外新妈妈患有较严重的乳腺炎时，最好暂停哺乳，因为乳腺中的细菌也会在哺乳时传递给宝宝，只有等乳腺炎痊愈之后才可以重新哺乳。

3. 正在服用会危害宝宝健康的药物的新妈妈不要喂母乳：如果新妈妈正在服用抗癌药、甲亢药、抗癫痫药等，最好不要给宝宝哺乳。新妈妈如果服用抗甲状腺药物，药物进入宝宝体内，容易引起宝宝甲状腺病变；抗癫痫药物进入宝宝体内后，容易引起宝宝虚脱、嗜睡、全身瘀斑等病症。

新妈妈如果还有其他情况，需要持续服药，但是不能确定母乳喂养是否会影响宝宝时，要咨询医生。医生会告诉你可不可以哺乳，或者告诉你一些避免影响的方法，妈妈只要遵照执行即可。

▶▶▶ 不能给宝宝喂母乳的新妈妈需要做什么

1. 新妈妈如果确定不能哺乳，要尽快使自己的乳汁退回，可以服用大量雌激素如己烯雌酚，抑制泌乳素作用，使乳汁退回。

2. 如果新妈妈所患的疾病经过短时间治疗可以痊愈并重新开始哺乳，可以在治疗期用吸奶器等工具将乳汁吸出，以免回乳。

3. 不能哺乳的新妈妈可以给宝宝选择配方奶粉进行人工喂养。

/爱心提示/**给宝宝选择成分配比接近母乳的奶粉**

给新生宝宝选购奶粉时，以乳清蛋白和酪蛋白比例为3：2的为佳，这样的奶粉接近母乳的营养成分，并容易被宝宝消化吸收。另外爸爸妈妈最好到大型超市、母婴专门店等正规地方选购配方奶粉，其信誉较好，有问题可追溯。品牌方面，最好选择历史较悠久、口碑较好的。

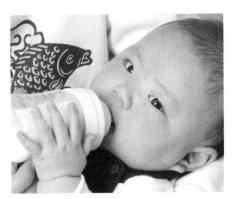

不适宜给宝宝喂奶的时机

新妈妈的乳汁，会随着身体状态的改变而改变，即使同一天的乳汁前后也会有一定差别，有些时候的乳汁不适合喂给宝宝。

1.新妈妈生气时不宜给宝宝喂奶：新妈妈生气时会使体内产生毒素，这些毒素通过乳汁传递给宝宝，容易使宝宝长疮或生病。所以有些新妈妈一边吵架一边给宝宝哺乳的做法是不可取的，新妈妈如果生气了，最好等到情绪平稳下来才给宝宝哺乳。

2.新妈妈运动后不宜给宝宝喂奶：新妈妈在健身、疾步快走、性生活等剧烈运动后，身体内也会有热毒，最好不要立即给宝宝哺乳。这时候的乳汁就是中医上说的"热奶"，宝宝吃了这样的"热奶"后，容易精神紧张、烦躁不安，严重时还会引发消化功能紊乱。所以新妈妈在运动过后，最好安静休息一会，等全身多余热气散去，再给宝宝哺乳。

3.新妈妈洗澡后不宜给宝宝喂奶：刚洗完澡的新妈妈，身体也处于热气较盛的状态，这时的乳汁同样属于"热奶"，最好不要立即哺乳，等身体温度恢复常态，再给宝宝哺乳。

宝宝不肯吃母乳的应对方法

宝宝有时候会不肯吃母乳，这可能是宝宝身体不舒服，也有可能是新妈妈的哺乳方法不对，新妈妈只要仔细观察，就可发现其中原因，然后认真应对即可。

▶▶▶ 宝宝情绪不佳不肯吃母乳

有时候宝宝并不是真的不吃母乳，只是他情绪不好，新妈妈只要安抚得当，哺乳就可顺利进行。

1. 如果宝宝在哺乳刚开始时，还没有含住新妈妈的乳头，就开始啼哭，这有可能是宝宝找不到乳头，心急而哭，而不是不愿意吃母乳。这时候新妈妈要耐心引导辅助宝宝，让他找到乳头，他就会停止啼哭，开始吮吸。

2.有的宝宝性格比较急躁，在找不到新妈妈乳头时，就会发火生气，不肯吃母乳。这个时候，新妈妈不必强求，只要把宝宝抱起来安抚一会再喂即可。

总之，宝宝不吃母乳的时候，建议新妈妈多做尝试，不要立即放弃。

▶▶▶ 宝宝身体不适时拒绝吃母乳的应对方法

宝宝有时候身体不适，如果吮吸母乳，会更加不舒服，这时候宝宝就会拒绝哺乳，需要新妈妈先缓解他的不适才行。

1.宝宝鼻塞：宝宝如果鼻塞，在吮吸乳汁时呼吸容易受阻，从而拒绝哺乳。如果出现这种情况，新妈妈可以用吸鼻器帮宝宝清理一下鼻孔中的异物，清理干净之后，宝宝就会积极吃奶了。

2.宝宝患有口腔疾病：宝宝如果口腔内有破损，如口腔溃疡，吮吸乳汁时会感觉疼痛，就会拒绝哺乳，这时新妈妈需要先帮宝宝治好口腔疾病。治疗期间，可以挤出乳汁，用奶瓶或杯子喂给宝宝。

3.有的宝宝早产，尚不具备自己吃母乳的能力，新妈妈可以把乳汁挤出来用小勺喂给宝宝，等他有吸奶的能力了，就会自己吮吸。

4.有的宝宝出生时，有唇腭裂的情况，因而不能吮吸母乳，需要新妈妈挤出母乳用小勺喂给宝宝。

另外，宝宝如果出现黄疸、呕吐、腹泻、嗜睡等症状并且不肯吃母乳时，新妈妈要积极带宝宝看医生。

▶▶▶ 其他原因不肯吃母乳时的应对方法

除了上述原因，还有一些容易导致宝宝不吃母乳的因素。

1. 乳汁太冲：如果新妈妈乳汁太冲，宝宝有可能在吮吸第一口时就被奶水呛到，宝宝为了避免再次被呛，就会拒绝吃奶。遇到这种情况，新妈妈可以先让乳汁流出少许后再让宝宝吮吸。另外躺着哺乳可以减慢乳汁流出的速度，不容易呛到宝宝，乳汁太冲的新妈妈可以尝试这种方法。

2. 母乳喂养停滞较长时间：有时候新妈妈因为特殊的原因，如用药后必须停止母乳喂养一段时间，其间改用奶瓶和奶粉。在母乳喂养重新开始时，宝宝因为对奶头和奶粉味道已经习惯，有时会拒绝母乳。这时候新妈妈需要耐心地重新培养宝宝对新妈妈乳头及乳汁的感觉，可以在哺乳时多次将乳头放到宝宝口中，慢慢地宝宝就会适应并重新开始吃母乳。

3. 新妈妈没有按照宝宝的需要进行哺喂：有的宝宝需要按需哺乳，新妈妈如果忽视宝宝的需要，对哺乳的限定比较严格——定时哺乳且哺乳时间长短一定，长期下去，宝宝会有强烈的挫败感，从而不肯吃母乳。对于这样的宝宝，哺乳应该是按需进行，建议新妈妈不要进行严格的时间限制。

另外，新妈妈的乳汁不足、身体有异味（如经期、出汗等）或搂抱宝宝的姿势不对，也会让宝宝拒绝母乳，这些情况需要新妈妈慢慢总结发现，并加以改善。

每天喂宝宝几次奶，喂多少

每个宝宝都有各自的需求，新妈妈每天给宝宝喂奶的次数和数量需要根据宝宝的需求进行调整。喂养宝宝可以按需，也可以按时，新妈妈可以根据自身的实际情况决定。

▶▶▶ 3～4小时喂一次奶

新生儿的胃大概每3小时就会排空一次，因此一般每隔3～4小时喂一次奶即可。但有的宝宝胃容量较小，或者消化较快，每隔约2小时，胃就会排空，这时新妈妈最好满足宝宝的需求，不必一定要等到3小时才喂。有的宝宝胃容量较大，或消化速度较慢，两次喂奶间隔时间较长，但不宜超过4小时。如果宝宝超过4小时还在睡觉，新妈妈要叫醒宝宝并给他哺乳。

▶▶▶ 每次喂40～50毫升奶

新妈妈对宝宝的吃奶量不要强求，因为不同的宝宝的需要量也是不同的，有的新生宝宝刚开始时每次吃20～30毫升奶，到满月时达到50毫升左右，而有的宝宝在刚出生时，每顿需要50～60毫升的乳汁，满月时则增到80毫升左右。但大多数的宝宝一般都维持在每顿40～50毫升。妈妈只需要多观察宝宝的反应，只要睡眠正常，大便正常，体重增加稳定，就说明没有问题。

> /爱心提示/ **如何判断宝宝饿了**
>
> 宝宝所有的需求都通过啼哭表达，因此有时候哭不代表饿，妈妈需要判断宝宝哭是饿了还是有其他需求。当无法判断宝宝是否饥饿时，可以用手指抚触宝宝嘴角，如果宝宝有反应，并追寻手指，就说明宝宝饿了。

保证乳汁营养丰富全面的方法

新妈妈的乳汁质量高，宝宝的成长速度就快，且体质较强，所以新妈妈要尽力提高自己乳汁的质量，既要让乳汁丰沛充足，还要让乳汁营养全面。新妈妈可以从4方面入手：

1. 新妈妈尽早地为宝宝进行第一次哺乳，第一次哺乳时间越早，乳汁的量越多。妈妈如果没有不适，在产后20分钟就可以给宝宝哺乳，宝宝吮吸乳头，可以促进泌乳素的分泌，从而使泌乳量增加。

2. 新妈妈可以找有经验的催乳师对乳房进行按摩催乳，自己用热毛巾热敷乳房，也可以起到促进乳汁分泌的作用。

3. 新妈妈还要从饮食中摄取足够的能量，包括脂肪、蛋白质、糖类，如果这些营养摄入不够，乳汁就失去了量的保证。所以建议妈妈哺乳期间不要节食。另外还可以在饮食中加入一些有催乳作用的食材，如鲫鱼、猪蹄、莴笋、黄花菜、丝瓜、茭白、豌豆、黄豆及其制品来增加乳汁的分泌量。

4. 新妈妈在哺乳期间还要多补充蔬菜、水果，注意各种维生素、矿物质及微量元素的摄入，这样才能保证乳汁的营养全面。所以哺乳期的新妈妈最好不要挑食、偏食。

哺乳的正确姿势

新妈妈还需要学习正确的哺乳姿势，如果哺乳姿势不正确时，不但会伤到自己的乳房，也有可能让宝宝不舒服，妈妈可以参照下文的内容，慢慢揣摩，找到适合自己的方式。

▶▶ 新妈妈哺乳的正确姿势

哺乳时，新妈妈可以坐在或躺在床上，也可以坐在合适的凳子或椅子上。

采用坐姿哺乳时，新妈妈要先抱起宝宝，正确抱宝宝的方式是：新妈妈的一只胳膊撑起宝宝的后背及头部，让宝宝的头正好枕在自己的臂弯处，脸正对着新妈妈的乳房，另一只手托住宝宝的臀部及腿部，让宝宝的腹部贴着新妈妈的腹部，胸部贴着新妈妈的胸部。

然后新妈妈双手托起宝宝靠近自己的乳房，让宝宝含住新妈妈的乳头。另外新妈妈长时间地抱着宝宝哺乳，手臂很容易累，这时可以在腿下垫一些东西来抬高腿部，帮助手臂托起宝宝（如果坐在椅子上哺乳，可以在脚底踩一只小凳子）。

新妈妈采用卧姿给宝宝哺乳时，可以半俯卧在床上，让宝宝仰躺着，头枕着新妈妈的臂弯处，脸对着新妈妈胸部，新妈妈伏低上身将乳头送入宝宝口中即可。但是在宝宝未满3个月前，最好不要采用这种方式，因为新妈妈哺乳时容易打瞌睡，如果乳房堵住宝宝的口鼻而新妈妈不知道，宝宝又无力避让，很可能使宝宝窒息。

另外，妈妈在把乳房送到宝宝的口中时，不要用手牵拉乳头，而是要把手握成C形，从乳房下方托住整个乳房，并送到宝宝口边。

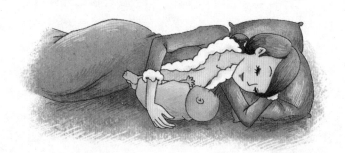

▶▶▶ 宝宝含乳的正确姿势

宝宝吃奶时，如果只含住乳头，是吸不到乳汁的，而是要把乳晕及乳头全部含入口中才行，因此新妈妈哺乳时，尽量让宝宝的口和下颌紧贴新妈妈的乳房，这样宝宝就会主动把整个乳晕都含在口中。宝宝正确的含乳方式可以刺激新妈妈的乳腺泌乳，也可以避免乳头发生皲裂。另外新妈妈在哺乳时，不要让乳房压住宝宝的鼻子，如果压住了，新妈妈可以轻轻地把乳房向里按得凹陷一点，给宝宝留出呼吸空间。

▶▶▶ 哺乳过后，竖抱宝宝

宝宝吃饱以后，新妈妈不要立即把他放在床上，这样宝宝容易溢乳，最好把宝宝竖着抱起来，让宝宝的头趴在新妈妈的肩膀上，轻轻拍打宝宝的背部，帮助宝宝打嗝，这样宝宝就会把吃奶时吃进肚子里的空气排出来，再睡下就不容易打嗝了。

/爱心提示/**不要边看电视边哺乳**

新妈妈在哺乳时，最好不要看电视。一方面，电视的声音和光线会影响宝宝的听觉和视觉发育；另一方面，新妈妈在哺乳时看电视，就会减少与宝宝的交流，容易影响新妈妈与宝宝的感情发展。

如何判断宝宝有没有吃饱

宝宝如果吃不饱，睡眠、健康都会受影响，体重和身高的增长往往不尽如人意，因此新妈妈要尽量每次都让宝宝吃饱。宝宝有没有吃饱可以从以下三方面观察出来。

观察宝宝吃奶时的表现：宝宝吃奶时，一般吮吸2~3口，就会吞咽一次，如果吞咽的时间超过10分钟，一般是表示吃饱。有的新妈妈以宝宝吃奶时间长短来判断，其实这是不准确的，有的宝宝吃奶慢，虽然吃奶时间较长，但是吞咽时间不足，还是吃不饱。

看宝宝的精神状态：宝宝如果吃饱了，会表现出满足、愉悦的神情，有时候还会不自觉地微笑，每次的睡眠时间也比较长。如果宝宝每次睡眠时间较短，睡眠不踏实，而且经常哭闹，很有可能是没吃饱。

看宝宝的生理状态：宝宝如果吃饱了，每天会排大便3~4次，颜色呈金黄色（奶粉喂养的宝宝大便呈淡黄色），有的宝宝大便次数较少，但只要颜色正常即可。宝宝如果吃不饱，大便就会呈绿色（这里不是指胎便的情况），而且小便量和次数都较少（正常情况下每天的小便次数在10~15次）。

新生宝宝也需要适量喝点水

一般情况下，新妈妈的乳汁含有大量水分，是可以满足宝宝需要的，但适当给宝宝喂一些水是有利无害的。

▶▶▶ 什么情况下宝宝需要喝水

宝宝如果缺水，大便就会变得干燥，小便次数也会减少，如果宝宝便秘或每天小便次数在5次以下，新妈妈一定要给宝宝多喝水。其次，在气候干燥炎热时，或宝宝嘴唇显得干燥，且经常会用小舌头舔嘴唇时，新妈妈也要给宝宝适当补水。还有在宝宝感冒、发烧的情况下，失水状况会比较严重，新妈妈也需要注意给宝宝多补水，如果宝宝失水得不到及时补充，很容易导致脱水。

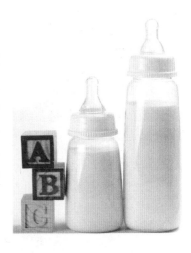

▶▶▶ 给宝宝喝水注意事项

给宝宝补水，可以用常温的白开水，白开水不仅可以补充宝宝流失的水分，还有散热、调节水和电解质平衡的功效。建议新妈妈尽量给宝宝少喝或不喝果汁或糖水，果汁或糖水会抑制宝宝的消化和吸收，并引起宝宝胃部不适。另外，宝宝如果习惯并喜欢上这种甜味后，就会变得不愿意喝白开水。新妈妈给宝宝补水时，可以在两顿母乳之间，每次喂20~30毫升即可。

如何给宝宝添加鱼肝油

▶▶▶ 为什么宝宝需要添加鱼肝油

鱼肝油的主要成分是维生素A和维生素D，母乳、牛奶和一些配方奶粉（维生素A、维生素D强化的除外）中维生素A和维生素D的含量比较少，很难满足宝宝生长发育的需要。

一般从出生的第3周起，无论是母乳喂养还是人工喂养，宝宝都需要添加一定的鱼肝油，以补充维生素A和维生素D。

▶▶▶ 如何为宝宝选择鱼肝油

市面上鱼肝油的种类颇多，你可以找可信的医院或医生推荐，也可以自行购买。在购买的时候要注意以下几点：

1. 选择不加糖分的鱼肝油，以免影响钙质的吸收；
2. 选择单剂量胶囊型的鱼肝油，避免二次污染；
3. 选择铝塑包装的鱼肝油，避免维生素A、维生素D氧化变质；
4. 选择科学配比3：1的鱼肝油，避免维生素A过量，导致宝宝中毒；
5. 选择知名企业生产的鱼肝油，更加安全可靠。

▶▶▶ 怎么给宝宝喂鱼肝油，喂多少

怎么喂：用滴管吸出一定剂量的鱼肝油滴剂，放进宝宝嘴角内或者舌下，便于宝宝慢慢舔入。

注意：不宜将鱼肝油滴入奶瓶内服用。钙与鱼肝油宜在喂完奶半小时以后吃。

喂多少：为宝宝添加鱼肝油一定不能过量，否则会引起中毒，一般以每天1~3次，每次1滴（一般的滴管粗细）为宜，一天最多不能超过5滴。如果是专供婴幼儿服用的粒状鱼肝油，一天喂一粒就可以了。

新生儿日常起居看护照顾

宝宝的居室有什么要求

宝宝对环境的适应需要过程，在婴儿阶段，宝宝的居室布置是有要求的，不能只考虑到好看不好看，实用性和安全性才是新爸爸妈妈们最应该重视的。

▶▶ 宽敞明亮

为了能让新妈妈及时关注到宝宝的细微变化，宝宝居住的房间一定要宽敞，以保证母婴同室，宝宝的视野也会随之开阔。

宝宝居住的房间应该保持一定的光照度，如果房间的光线过于昏暗，一是宝宝容易睡得黑白颠倒，二是影响视觉发育，三是不利于新妈妈对宝宝的面色、皮肤、呼吸等进行细致观察，甚至出现病态也不能及时发现。

▶▶ 保持通风

宝宝的呼吸系统娇弱，其生长发育对氧气的需求量又很大，居住的房间应有足够的新鲜空气，以满足对氧的需求。

即使在冬天，宝宝居住的房间也要坚持每日通风1～2次，可先把宝宝抱到别的房间，通完风再回来，夏季则可以终日开窗；同时也一定要注意避免穿堂风，不要着凉。

▶▶ 温度和湿度

宝宝初到人间的第一感觉是冷，由于体温调节功能差，体表散热快，过冷或过热都会使新生宝宝的生理状态发生紊乱，宝宝的环境温度夏天应维持在23～25℃，冬天维持在20℃以上比较合适。

室内湿度在55%～65%为好，如果房间里比较干燥，可以洒些水湿化空气，这也可在一定程度上预防呼吸道疾病的发生。

▶▶ 不要有噪声，但也避免过于安静

宝宝的中枢神经系统发育尚未健全，噪声刺激会使脑细胞受到损害，导致大脑发

育不良。此外，噪声影响宝宝睡眠，睡眠不足会导致宝宝生长发育迟缓，因此宝宝的居室内不应该有噪声。家人不要在室内高声喧哗吵闹，不要在室内跳舞、打牌，收录机、电视音量也不要过大。

宝宝需要安静，但也不能过于安静，有些家长走路小心翼翼，做任何事情都尽量不发出声响，刻意营造无声无响的环境，这是完全没必要的，而且对宝宝的生长发育同样不利。研究证明，适量的环境刺激能提高宝宝的视觉、触觉和听觉的灵敏性，同时也可促进智力发育，使大脑更发达，因此家长不必太过小心，避免过大的声音出现即可。

▶▶ 夜间不要长时间开灯

通宵开灯对宝宝的生长发育是不利的，昼夜不分的宝宝容易出现睡眠和喂养上的不适，宝宝应该在昼夜有别的环境下生活，其居室夜间不要长时间地开着灯，如果需要开灯，灯光应柔和。

/爱心提示/**新生儿不能吹电扇**

如果宝宝出生时正值夏季，天气炎热，但宝宝毛细血管非常丰富，电扇风力较大，容易引起局部毛细血管收缩，使体温和血液循环中枢失衡，导致感冒、头痛、发热等，实在太热可用扇子轻扇。

抱新生儿的正确方法

新生儿的身体柔软娇嫩，尤其头颈部力量非常小，新妈妈在抱宝宝的时候需要格外小心。

▶▶ 新妈妈要多抱抱宝宝

新妈妈要多抱抱宝宝，如果经常让宝宝在床上躺着，不利于宝宝的骨骼正常发育，同时容易让宝宝有孤独、被遗弃的感觉。新妈妈抱宝宝的过程，也是宝宝感受妈妈关爱的过程，在妈妈的怀里，宝宝能感受到他熟悉的心跳声、熟悉的气味和身体的温度，会有安全感，并且对妈妈的信赖感会逐渐加深。而且一般情况下，新妈妈在抱着宝宝的时候，与宝宝的交流比较多，这样也有利于宝宝的大脑发育。不过，新妈妈也不能经常抱着宝宝，尤其不要抱着宝宝睡觉，因为太长时间的搂抱，也会让宝宝不舒服，并且影响他的心智发育。

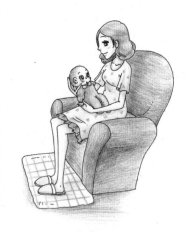

▶▶▶ 抱新生儿的正确方法

1.可以横着抱宝宝。横着抱时，妈妈可以从宝宝身体靠近妈妈的一侧，把一只胳膊插入宝宝身下，撑起宝宝的头颈部及后背，让宝宝的头枕着你的臂弯，后背躺在你的前臂上，另一只手从外侧托起宝宝的臀部和腿部，与身体一起夹住宝宝的整个下肢，并使头部高出臀部10厘米。这样抱能比较好地支撑宝宝的头部和身体，宝宝会有安全感。未满月的宝宝一般都可以采取这种方式抱。

2.可以竖直抱宝宝。竖直抱时，妈妈可以先用一只手夹住宝宝的头颈部，手臂撑着宝宝的后背，然后从外侧用另一只手托住宝宝的臀部及大腿，然后把宝宝的头颈部及后背抬高，让宝宝的头伏在你的肩膀上即可。这样的抱法，可以在宝宝满月以后用。竖着抱还可以一手夹住宝宝的头颈部，一手托着宝宝的臀部，然后把头部向后送，使宝宝的身体与你形成15度的夹角即可，这样的姿势有利于你跟宝宝交流，也会让宝宝看到更多的风景。但3个月的宝宝才可以采用这种抱法。

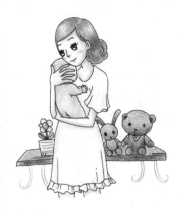

3.抱宝宝的时间不宜太长，尤其竖直抱的时候一次持续时间更不能太长，因为宝宝的腰部肌肉还不发达，如果每次抱着的时间太长，宝宝会感觉劳累。每天抱新生宝宝的时间最好不要超过3小时，每次不超过30分钟，等宝宝长到2个月时，可以每天抱6小时。妈妈可以选在宝宝每次睡醒之后抱抱他，这也是给他换一个姿势活动一下。还有抱着宝宝的时候，可以多换换姿势，从一边换到另一边，从横抱换为竖直抱等等，这样宝宝的身体就比较轻松，不会太累。

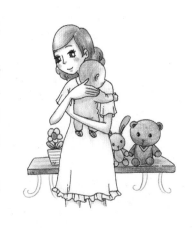

宝宝的衣物如何选择

宝宝皮肤娇嫩，免疫力较低，妈妈要为他选择舒服并对健康有利的衣物。

▶▶ 宝宝的衣服的选择

面料：宝宝的皮肤娇嫩，且皮肤功能不完善，容易受刺激，妈妈可以给他选择纯棉的衣服。因为纯棉的衣服手感柔软、保暖透气性好，且刺激性小，可以给宝宝较好的呵护。

颜色：给宝宝选衣物时，最好以浅色为主，如乳白、浅粉等，浅色衣物不易掉色，对宝宝皮肤的影响较小。

款式：给宝宝选上衣时，多选一些有前开口的。前开口的上衣穿脱都比较容易，可以避免妈妈太过用力伤到宝宝的骨骼、皮肤等。另外，衣服上最好不要有硬的装饰物或纽扣，不然会让宝宝不舒服。

大小：给宝宝选衣服时，最好选择大一号的，因为宝宝这段时间的成长非常迅速，本来合适的衣服很容易变小。另外，上衣最好选较长的，要盖过肚脐，这样可以防止宝宝肚脐受凉。

▶▶ 给宝宝穿衣要保暖防暑

新生的宝宝体温调节中枢不完善，皮下脂肪较薄，因此身体散热速度较快，需要穿厚的衣服保暖。但也不是越厚越好，宝宝一般比大人多穿一件，再盖上小被子即可。妈妈如果不知道宝宝穿的衣服是不是合适，可以摸摸宝宝的手脚，如果手脚温暖且身体无汗，说明宝宝衣着合适；如果宝宝手脚温暖的同时身体多汗，说明宝宝衣着过多；如果宝宝手脚发凉，则说明宝宝衣着太少，妈妈可以根据情况适当给宝宝加减衣物。

▶▶ 给宝宝穿衣服的方法

给宝宝穿衣服时，动作要尽量轻柔，以免弄伤宝宝。

穿上衣：妈妈先给宝宝穿好一只袖子，再把宝宝扶坐起来，衣服绕过后背，抬起宝宝的另一只胳膊穿入袖子，然后让宝宝躺下，整理好衣服，系上带子或扣子即可。

穿裤子：宝宝刚出生时，大小便较多，穿裤子比较难护理，且宝宝也不舒服，所以可以先不穿裤子，但要用小被子盖上。裤子可以在出生2周后或满月时再穿。

宝宝需要重点呵护的身体部位

新生宝宝全身都娇嫩，有几个身体部位尤其娇嫩，需要更细心、更特别的护理，新妈妈不要忽视。

▶▶▶ 囟门的护理

新生宝宝头部前后各有一个地方颅骨没有合拢，摸上去手感柔软，并有与脉搏一样的跳动，医学上称为囟门。前面的囟门较大，呈菱形，叫做前囟；后面的囟门较小，叫做后囟，后囟在宝宝出生的时候只留下了约一指宽的缝隙，大约3个月后就会合拢。我们通常提到的囟门都是指前囟，这个区域在宝宝长到1岁到1岁半的时候会合拢，最晚不会超过18个月。

囟门是宝宝非常娇嫩的部位，因为囟门下面即是宝宝的脑膜和大脑，损伤囟门有可能伤到宝宝的大脑，所以必须小心呵护：一不要用力碰触宝宝的囟门，二要仔细清洁囟门。

清洁囟门：囟门如果受到感染，脑膜或大脑就容易被感染，引起脑膜炎或脑炎。新妈妈可以在给宝宝洗澡时，清洁囟门，用宝宝专用洗发液轻轻揉一会，然后用清水冲净即可，擦干后扑上婴儿粉。如果宝宝囟门上有污垢不易洗掉，建议新妈妈不要用力揉搓。可以用消过毒的纱布蘸取一点麻油（干净的、熟的麻油）敷在宝宝的囟门处，软化2~3小时后，就可以很容易地洗掉了。

保护囟门：新妈妈在照顾宝宝时，不要让硬物或尖锐的东西碰触宝宝头部。如果不慎擦破了宝宝的头皮，可以立即用棉球蘸取75%酒精帮宝宝消毒，以免感染。另外，室温比较低或者要带宝宝外出时，最好给宝宝戴上帽子，或用毛巾罩住囟门。

▶▶▶ 新生宝宝脐带的护理方法

宝宝的脐带在出生后就完成了它的使命，一般在7~15天后会自动脱落。新妈妈在这段时间要注意观察，只要宝宝的脐带没有红肿、化脓的现象出现即可。

脐带脱落之前：宝宝出生后，需要剪断脐带，脐带就会留下一个断面，这个断面很容易被细菌入侵，因此每次给宝宝清洁脐带之前都要看一下这个断面有无红肿和感染，如果没有什么特别情况，不要对这里做额外的处理。在清洁脐带时，可以用消毒棉球蘸取75%的酒精在脐窝周围轻轻擦拭，如果脐窝发红，可以先用2%的碘酒消毒，然后用75%的酒精擦拭即可。另外，宝宝的衣服要常换，尿布最好不要盖过脐带部位，以免衣服和尿布上的污垢感染宝宝脐带。

脐带脱落后：宝宝的脐带脱落后，脐窝处经常会有少量的液体渗出，妈妈可以用消毒棉球蘸取75%的酒精给脐窝消毒，然后再盖上消毒纱布即可。

▶▶▶ 新生宝宝的私密部位要重点呵护

新生宝宝的私密部位也是很娇嫩的部位，需要新妈妈特别的呵护，女宝宝需要的呵护比男宝宝更多。

女宝宝的护理：女宝宝刚出生时，阴道可能会有白色的分泌物或是红色的月经，这属于正常现象，过两三天后就会自行消失，无须多虑。

女宝宝的阴道有自洁功能，所以建议妈妈在给宝宝清洁阴部时，不要添加别的东西，只用温开水即可。清洗的时候，要用柔软的毛巾按照从上往下、从前往后的顺序进行，并且要先清洗阴部，再清洗肛门，这样可以避免把肛门的污垢带到阴道。另外，清洁宝宝阴部时，只需将外阴清洁干净即可，不可用水洗里面，洗完阴部后再把大腿根部的污垢一起擦掉。

宝宝每次小便完之后，妈妈都要帮宝宝清洗外阴部，清洗擦干之后最好不要用爽身粉扑洒宝宝阴部，因为爽身粉有可能混有汗液，容易感染宝宝阴道。

男宝宝的护理：男宝宝阴部的护理比起女宝宝要容易得多，清洁的时候，检查一下宝宝的尿道口有无红肿发炎，若没有问题，只需用温开水清洁他的阴茎根部和尿道口即可。

无论男宝宝还是女宝宝，如果阴部出现红肿、发炎等异常情况，都要带宝宝去医院检查治疗。

该给宝宝用什么样的尿布

新生宝宝可以用尿布，也可以用纸尿裤，但无论用哪种，新妈妈都要在舒适度上多下工夫，舒适的尿布或纸尿裤不但可以避免宝宝红屁股，还能提高宝宝睡眠质量，对宝宝的成长很有帮助。

▶▶▶ 给宝宝选择尿布的原则

新妈妈如果愿意给宝宝用尿布，选择尿布时，可以把以下因素考虑进去。

1. 选用纯棉织品：纯棉织品透气性好，吸水性强，且手感柔软，不会过度摩擦宝宝娇嫩的皮肤，伤害宝宝。

2. 选择浅色的尿布：浅色的尿布不易脱色，对宝宝的伤害较小，新妈妈可以选择白、浅粉、浅黄、浅蓝等颜色的尿布，而尽量避免蓝、青、紫这些深色的尿布。

3. 长短薄厚适合的尿布：宝宝使用的尿布如果太长，不是垫到了后背，不舒服，就是盖住了脐带，引起发炎，所以建议新妈妈不要选用太长的尿布。同时如果尿布过厚，服帖性就会较差，不但容易漏尿，还会使宝宝的腿不舒服。过厚的尿布如果长期使用，有可能会造成宝宝腿部变形。

▶▶▶ 给宝宝选择纸尿裤的原则

新妈妈如果要给宝宝用纸尿裤，在购买纸尿裤时，也可以把以下几点作为参考。

1. 大小要合身：新妈妈在准备购买纸尿裤之前，最好先少买一些，先给宝宝试试大小，确定规格后再大量购买。纸尿裤如果合适宝宝穿着，尿裤的腰带与宝宝的腹部、尿裤的裤边与宝宝的大腿紧密贴合，但不会出现印痕。如果贴合不紧密，新妈妈最好帮宝宝改用小些的，有印痕则需要改用大号的。同时随着宝宝的不断成长，新妈妈还需要不断更新纸尿裤的尺寸。

2. 吸湿、透气性好：可以用一小杯热水来检验：将热水倒在纸尿裤的正面，然后把另一只杯子杯口紧贴在纸尿裤背面，用手摸一下正面，即可以感觉出它的吸湿性如何，另外观察一下纸尿裤背面的杯子，如果杯子内壁凝结了较多水珠，说明纸尿裤的透气性比较好，热水的热气已经从纸尿裤大量溢出。

3. 表层柔软：纸尿裤正反面表层都要柔软，且正面表层要有防止回渗的功能。柔软的表层可以让宝宝穿着舒适，防回渗的功能也可以让宝宝的屁股一直保持干爽，这样可以减少尿布疹的发生。

4. 纸尿裤的款式：尽量选择有腿部裁高设计且带有透气腰带的，这样的设计可以让宝宝的皮肤最大面积地呼吸到新鲜空气。

给宝宝洗澡的注意事项

新生的宝宝，出生第二天就可以洗澡了。洗澡不但可以清洁宝宝的皮肤，而且还能促进宝宝全身血液循环，加快新陈代谢，所以建议新妈妈最好每天都给宝宝洗一次澡。不过给宝宝洗澡不是一件轻松的事，新妈妈需要做多方面的准备，并在实践中慢慢练习、总结经验。

▶▶▶ 给宝宝准备好洗澡用具

给宝宝准备专用的澡盆、沐浴液和柔软的毛巾，毛巾要准备两条，擦洗阴部的毛巾和身体其他部位的毛巾要分开。洗澡前，最好用热水烫一遍澡盆，这样可以给澡盆消毒。洗澡的时候，最好用毛巾折叠出的角擦洗宝宝的身体，且每擦完一个部位，就重新折叠一次，这样可以保证身体每个部位用的都是干净的毛巾。此外，擦洗阴部的毛巾，不要用来擦洗其他部位，尤其是眼睛、鼻子、嘴巴等。给宝宝洗完澡后，把这些洗澡用具彻底清洁，然后晒干存放即可。

▶▶▶ 给宝宝洗澡的步骤

第一步：准备好洗澡用具后，放好水。给宝宝洗澡的水温最好控制在36～38℃，新妈妈可以用手腕来测试，以手腕感觉不烫为好。如果新妈妈对手腕测试不敢肯定的话，可以用温度计。另外需要注意，如果给宝宝洗澡的水是冷热水调和的，最好在澡盆里先放冷水，然后放热水，以免放了热水后，忘记放冷水而烫伤宝宝。

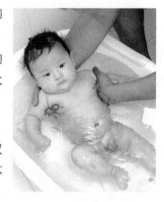

第二步：放好水后，把沐浴液加入水中。新妈妈用双手横托着宝宝慢慢放入水中（要慢慢地放入，以免宝宝不适应洗澡水，受到惊吓），宝宝的头部要始终在水面上。

第三步：从头到脚给宝宝清洗。洗澡时，新妈妈可以用一只手托稳宝宝头部，另一只手擦洗。先洗头部、再脸部、然后是身体。洗脸部时，要从脸部中央向脸的外侧清洗，由内眼角向外眼角，由鼻梁向脸颊的顺序清洗。洗头洗脸时，注意用手轻轻压住宝宝的耳郭，以防水流入耳朵。洗身体时，婴儿的腹股沟和阴部要仔细清洗，新妈妈可以让宝宝的头枕着或趴在你的胳膊上，腾出一只手抓着腿，另一只手进行清洗。

第四步：洗完澡后，穿衣保暖。宝宝洗澡的时间不宜超过5分钟，以免着凉。洗澡后，要立即用浴巾把宝宝包起来，并擦干头部，等身体完全干后，再穿上衣服。

宝宝哭闹不安怎么哄

宝宝只要身体感觉舒服，精神上满足，一般都不会哭闹，除非他想通过啼哭运动一下。所以如果宝宝哭闹，新妈妈一定先要弄清原因。宝宝哭的原因有很多，例如饿了、困了、尿布湿了、受惊吓了、感觉孤独了、有东西扎着他了，尤其是生病时，常常会啼哭不止，所以需要新妈妈仔细分辨，一一排除让宝宝不舒服的因素，只要这些不良因素排除了，宝宝就会安静了。

▶▶ 正常的啼哭

宝宝需要运动的时候，会啼哭一会，此时宝宝的声音很响亮，但没有眼泪，哭声抑扬顿挫，富有节奏感，每次哭的时间很短，一天大概能哭好几次，但宝宝的进食、睡眠及玩耍都很好。这种啼哭是宝宝的一种特殊的运动方式，宝宝可以通过啼哭加大肺部活动量，加快血液循环，促进身体新陈代谢，促进神经系统的发育，还能增进食欲，促进胃肠道的消化及吸收能力。

对于这种哭声，新妈妈不用特别在意，只要轻轻触摸宝宝、对他笑，或把他的两只小手放在腹部轻轻摇晃两下，宝宝就会停止啼哭。

▶▶ 情感依赖性啼哭

这种啼哭通常发生在亲近的人离开或失去心爱的玩具时。哭声起先洪亮，涕泪俱下，同时宝宝会表现出感到痛心的表情，而后哭声逐渐减弱，宝宝也变得没精打采。此时，建议爸爸妈妈或者亲近的人抱抱宝宝，安抚宝宝的情绪。

▶▶ 饥饿时的啼哭

宝宝会边啼哭边主动将头转向母亲的胸部寻找乳头，若用手指试探宝宝的口唇，宝宝会不由自主地伸出舌头作出吮乳的动作。此时只要给宝宝喂奶或食品，便马上安静下来。但如果是人工喂养的宝宝表现出类似饥饿的啼哭时，可以将宝宝抱起或换个环境，这时如果宝宝哭声停止，则说明宝宝不是因为饥饿啼哭，很可能是因为宝宝口渴，或食物调制太浓、太热，或周围环境嘈杂等影响宝宝情绪导致的啼哭。爸爸妈妈应仔细寻找原因，从而改进。

▶▶ 口渴时的啼哭

如果宝宝啼哭时显得很烦躁，并时不时用小舌头舔嘴唇，而且嘴唇发干，就说明宝宝口渴了，赶紧给他喂水吧。

▶▶ 喂得太饱时的啼哭

如果喂奶之后，宝宝发出尖锐哭声，同时乱蹬两条小腿，很可能是宝宝吃得太饱了。此时如果妈妈贴着他的小肚子抱起，宝宝会哭得更厉害，嘴里往外吐奶或溢奶，甚至出现呕吐。妈妈这时不必哄宝宝，让宝宝哭一会，哭可促进宝宝消化。

▶▶▶ 感觉不舒适的啼哭

如遇突然的冷热刺激，或者衣服布料粗糙不平整、衣被裹得过紧、尿布湿了，或被蚊虫叮咬、受到异物刺激时，宝宝都会啼哭。这种哭声初时声音较大，以后逐渐变小，并有全身躁动不安。对这些原因引起的啼哭，只要及时得到帮助，如经常更换尿布，注意风寒冷暖，保持环境幽雅平静，清除身上的异物或抱在怀中予以轻柔地抚摸慰藉，都可有效地平抑哭声。

▶▶▶ 困倦时的啼哭

这种啼哭大多发生在人多嘈杂、空气污浊或太热的时候，宝宝的双目时睁时闭，哭声断断续续。只要把宝宝放在一个安静的地方，他就会停止啼哭。

▶▶▶ 带有意向性要求的啼哭

这种以企盼达到某一目的的啼哭，其哭声忽大忽小，呈间歇性，或伴有蹬脚、挺胸、摇头、就地打滚及干号怪叫的行为，若无人理睬，其哭声即渐渐转弱而停止。这种有意识的哭喊，多见于1岁以上的幼儿。

▶▶▶ 生病时的啼哭

假如宝宝哭声比平常尖锐而凄厉，或握拳、蹬腿、烦躁不安，但不论如何安抚，宝宝仍旧哭个不停，持续哭泣达15分钟以上，也不能让他停止啼哭，那就可能是生病了。此时，建议爸爸妈妈带着宝宝去请医生诊治。

如何选购和使用婴儿车

婴儿车可以方便地带宝宝出门，很多时候家长都会考虑选购一款，但婴儿车并非必须购买的物品，选择时一定要考虑自己的需求。另外，婴儿车的安全也是需要重点考虑的因素。

▶▶▶ 了解婴儿车的类型

如果不仔细地去了解，往往无法知道自己到底需要哪一款，因为每辆婴儿车都有吸引人的外表，造型也都独具特色。目前市售的婴儿车分为3种。

A型车：从出生开始使用到2岁左右，可以调整椅背角度，甚至可以平躺，功能较多，但一般较大较重。

B型车：从7个月开始使用到4岁左右，无法调整椅背角度，适合出门远行或搭乘公共交通工具时使用，但是较为轻巧且容易收合，在我国大部分家庭买的都是这类婴儿车。

AB型车：涵盖A型车与B型车的使用范围，利用多种可拆装的配套用品，提供各种不同实用的功能，例如与汽车提篮或睡篮组合，不少欧美品牌婴儿车几乎都是此类，但价格昂贵，配套用品也不便宜。

▶▶ 根据需要进行选择

选购婴儿车之前，新妈妈要考虑一下自己的需求：

如果希望宝宝从出生就开始使用，则最好是选用A型车或是AB型车，但这样的话需要考虑使用时限和费用是否能接受，AB型车还要考虑购买哪些零件比较实用，如汽车提篮、购物篮、睡篮或睡袋等。

如果经常需要带宝宝出门或乘坐公共交通工具，则不能选择太笨重的婴儿车，适宜选择轻巧好收的B型车，但6个月内的宝宝不能使用。

▶▶ 安全与否很重要

选好婴儿车后，还必须留意安全和质量问题，先看车的产品证书，然后要检查安全带是否坚固，安全带还应容易调校；车架应有主锁及附加的安全锁，而两个后轮的锁应可同时锁上，并且没有脱漆现象；车的布料成分应具备安全性。此外，必须有足够的座位空间及承托力，同时车身不可有大过手指位的缝隙，以免宝宝夹伤或扭伤手。

／爱心提示／**婴儿车还需要让宝宝亲自试一下**

婴儿车是给宝宝用的，合不合适还得让宝宝体验一下再决定，推动小车走一走，看看手感如何，转弯顺不顺利，能否承得起宝宝，宝宝舒适度如何等。

人工喂养的宝宝每日喂养安排

不同的宝宝消化功能和胃口不同，对喂养的需求也就不同，妈妈可以根据宝宝的具体情况进行喂养。

每天喂奶时间安排：新生宝宝大概每2小时就需要喂一次奶，在晚上可以4小时喂一次。每次喂奶的量可用宝宝的体重计算得知，每1千克体重，每天需要100～200毫升奶。由此可知，一个3千克的宝宝每天需要的奶量约是450毫升，即每顿60～70毫升。这是一个平均的值，新妈妈可以根据宝宝吃完奶之后的表现适当调整。

每两顿奶之间给宝宝喂点水：宝宝在消化吸收奶粉中的蛋白质、糖类、矿物质时，消耗了大量水分，因此新妈妈要记得给宝宝补水，不然不但宝宝的肾脏负担会加重，还容易发生便秘。而且给宝宝补水的时间也有讲究，最好定在两顿奶之间，不过可以在宝宝喝完奶之后少喂一点水清洁口腔，但是最好不要喂奶前喂水，因为喂奶前喂水会影响宝宝的食欲。此外给宝宝喂水时，每次大约喂50毫升即可。

还有给宝宝喝的水最好是白开水。白开水有利于平衡宝宝体内电解质。但是有的宝宝不肯喝白开水。如果这样新妈妈可以在水里加点葡萄糖，但是不可过甜，以大人感觉不到甜，甜味隐隐约约为准。

奶粉的冲调和保存方法

奶粉是人工喂养宝宝的主要食物，如果奶粉冲调不当，会影响宝宝的健康，因此新爸爸妈妈都要学会怎样给宝宝冲奶粉。同时奶粉的保质期较短，所以新爸爸妈妈还要学会怎么保存奶粉。

▶▶▶ 奶粉的冲调方法

新爸爸妈妈给宝宝冲调奶粉时，最好按照奶粉上的说明，来确定奶粉和水的比例，不能太稠或太稀。太稠的奶液容易使宝宝消化不良或便秘，太稀则有可能引起宝宝腹泻。另外冲奶粉的开水最好用凉温的开水。冲奶粉时，先将适量的温开水倒入奶瓶，再按照比例加入适量的奶粉，然后盖上奶瓶盖，摇匀即可。奶粉冲好后，还要试一下温度，可以滴一滴奶液在手腕或手背上，如果感觉不到烫，就可以喂给宝宝了，如果能感觉到烫，还要再继续摇晃奶瓶直至降到合适的温度，才能喂给宝宝，不然会烫伤宝宝口腔黏膜。

▶▶▶ 奶粉的保存方法

奶粉不易保存，因此新妈妈在保存奶粉时，要学会一些小技巧。

1. 保存在阴凉干燥的地方：第一，奶粉吸湿性较强，容易吸收大量水分而结块，从而变质，因此奶粉不能放在冰箱里；第二，奶粉如果遇热，其中的油脂容易发生变化，从而变质。因此奶粉最好不要放在厨房的灶台或阳台的橱柜里。

2. 保存方法：一般奶粉包装，直接接触奶粉的都是一层塑料袋。在奶粉开封后，建议新妈妈最好不要去掉这层塑料袋，它可以起到一定的防潮作用。在每次取用奶粉后，可以双手按压排出塑料袋内的空气，然后用密封夹把袋口扎紧，再封好外包装，这样做能较大程度上延长奶粉的保存时间。

3. 存放时间不要太长：新妈妈为宝宝购买奶粉时，最好不要一次性买很多，一般一次只买1周用量的即可，最多也不要超过1个月的用量。这样即使奶粉储存时间短，但买得少，还来不及变质就已经吃光了，那么新妈妈的储存压力就会大大降低。

─ /爱心提示/ **保持舀奶粉的小勺干燥**

新妈妈可能不太注意，在小勺舀了奶粉倒入奶瓶中的时候，会因为接触奶瓶中的热气而凝结少许水珠，这些水珠如果不擦干就再次放入奶粉中，会增加奶粉中的湿度，容易使奶粉结块，因此新妈妈每次放小勺进入奶粉袋之前都要仔细将它擦干。

奶瓶的清洗和消毒方法

给宝宝喂奶的奶瓶上如果残留奶液，容易滋生细菌，因此建议新妈妈每次给宝宝喂完奶后都要清洗奶瓶，并且每天给奶瓶消一次毒。

清洗奶瓶的用具和方法：清洗奶瓶前，新妈妈需要准备合适的用具：奶瓶刷2支（一大一小），奶瓶清洁剂一支。

清洗奶瓶时，先倒掉奶瓶中的残奶，再冲入清水，并加入清洁剂适量（按照清洁剂上的说明确定）。然后用大奶瓶刷在瓶壁、瓶底及瓶颈部上下或旋转多刷几次，以上部位刷干净后，再用小奶瓶刷将奶瓶口的螺纹刷干净，奶瓶盖也不要忘记。然后重点清洁一下奶嘴，清洁奶嘴时，先刷奶嘴里面。刷里面时，可以把奶嘴翻过来，仔细刷，最后清理一下出奶孔（出奶孔的周围比较薄，小心不要弄破）。奶嘴里面清洁好后，再翻过来，清洁外面。

洗干净后，用清水里里外外冲洗几次，放在干净的地方倒扣晾干即可。

奶瓶消毒方法：妈妈给奶瓶消毒时，可以用水煮法，也可以用蒸汽法。如果用水煮法，可以准备一个专用的锅，放入适量的水，水能盖过奶瓶即可，煮沸之后，把奶瓶、瓶盖、奶嘴分离后一起放入锅中，焖煮3~5分钟。如果用蒸汽法，可以在锅里放一只专用笼屉，等水沸后，把奶瓶、奶嘴、瓶盖分离后放入笼屉蒸5~7分钟即可。

新生儿常见不适症的预防和护理

从宝宝出生至28天属于新生儿期，在此期间新生儿会发生一些疾病，或有一些特征，需要靠爸爸妈妈日常生活中的细心观察才能发现。其中有些特征属于正常范围，实质却为异常；有些看似异常，却属正常现象；还有些介于正常与异常之间，一时或永久性难以区分。

新生儿湿疹

俗称奶癣，又叫脂溢性皮炎或过敏性皮炎。新生儿湿疹多出现在出生后1个月左右，有的出生后1~2周即出现皮疹。新生儿湿疹主要发生在两颊部、额部和下颌部，严重时可累及胸部和上臂。湿疹开始时皮肤发红，上面有针头大小的红色丘疹，可出现水疱、脓疱、小糜烂面、潮湿、渗液，并可形成痂皮。痂脱落后会露出糜烂面，愈合后呈红斑。数周至数月后，水肿性红斑开始消退，糜烂面逐渐消失，宝宝皮肤会变得干燥，而且出现少许薄痂或鳞屑。

新生儿湿疹一般分为两种

1.渗出型湿疹。多见于肥胖婴儿，最开始长在两颊部位，主要表现是发生红斑、丘疹、丘疱疹，常因剧痒搔抓而显露有多量渗液的鲜红糜烂面。严重时会累及整个面部甚至全身。

2.干燥型湿疹。多见于瘦弱的婴儿，一般长在头皮、眉间等部位，主要表现为潮红、脱屑、丘疹，但无明显渗出。其阵发性的剧烈瘙痒会引起宝宝的哭闹。

▶▶▶ 病因解析

1. 家族性的遗传会导致宝宝患新生儿湿疹。

2. 进食太多造成的消化不良也可能导致新生儿湿疹。

3. 宝宝体内糖分过多、食物在肠内异常发酵、肠内有寄生虫都可能引起新生儿湿疹。

4. 过敏（包括食物过敏和外物过敏）也是新生儿湿疹的原因之一。如果妈妈吃了某些过敏食物，通过乳汁影响了宝宝；宝宝误食了牛羊肉、牛羊奶、鱼虾、蛋等过敏食物；宝宝接触了肥皂、化妆品、皮毛、花粉、油漆等容易使宝宝过敏的物质，都可能引发新生儿湿疹。

▶▶▶ 家庭护理方案

喂养：最好是母乳喂养，因为母乳喂养可以减轻湿疹的程度。宝宝的食物要尽可能是新鲜的，避免让宝宝吃含气体、色素、防腐剂、稳定剂或膨化剂的食物。尽量找出容易使宝宝过敏的食物，并做相应处理：如怀疑牛奶过敏，可将鲜牛奶多煮一些时候；如对蛋白过敏，可单食蛋黄。哺乳的妈妈暂时不要吃蛋、虾、蟹等食物，以免这些食物通过乳汁影响宝宝。宝宝的食物以清淡为好，应该少些盐分，避免体内积液太多而易发湿疹。还应避免营养过高，以免诱发湿疹。

衣物：宝宝的贴身衣服和被褥必须是棉质的，所有衣服的领子也最好是棉质的，避免化纤、羊毛制品对宝宝造成刺激。给宝宝穿衣服要略偏凉，衣着应较宽松、轻软，过热、出汗都会造成湿疹加重。要经常给宝宝更换衣物、枕头、被褥等，保持宝宝的身体干爽。

洗浴：在给宝宝洗浴时以温水洗浴最好，要选择偏酸性的洗浴用品，保持宝宝皮肤清洁，尤其不能用热水和肥皂。不能因为宝宝有湿疹而减少为宝宝洗脸、洗澡的次数，因为皮肤不清洁的话，感染的机会会增加。勤给宝宝剪指甲，避免宝宝抓搔患处，造成继发性感染。最好不要给宝宝戴手套，那样会限制宝宝双手的运动。

环境：宝宝的卧室室温不宜过高，否则会使痒感加重。要最大限度地减少宝宝居处环境中的过敏原，以避免这些东西刺激宝宝引起变态反应。室内要保持通风，不要放地毯。打扫卫生最好是湿擦，避免扬尘，或用吸尘器处理家里灰尘多的地方。家里最好不要养宠物。

药物：及时去医院化验，找出过敏原是什么，并可以在医生安排下采取皮下注射进行脱敏。在服用药物时要遵循医嘱，如口服0.2%苯海拉明糖浆、赛庚啶、羟嗪（安大乐）、敏克净、扑尔敏、非那根、泼尼松（强的松）等。可静脉注射10%葡萄糖酸钙加维生素C、肌注组胺球蛋白、抑肽酶、皮质类固醇激素。局部可擦拭湿疹霜。

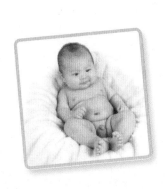
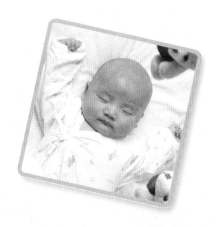

新生儿发热

新生儿的体温一般在37.5℃以下，如超过这个温度就说明新生儿在发热。宝宝在发热时，通常还伴有面红、烦躁、呼吸急促、吃奶时口鼻出气热、口腔发热发干、手脚发烫等症状。

▶▶▶ 病因解析

1. 环境温度过高而致的发热（如室内生火炉而致室温过高）。新生儿体温调节功能还没发育健全，不能维持产热和散热的平衡，从而身体温度会随着外界环境温度的变化而变化。这种发热一般只需调整环境温度即可，不需要治疗。

2. 脱水热。新生儿皮下脂肪少，皮肤面积相对较大，散热快、易脱水，尤其是在炎热的夏天出生的新生儿，由于大汗、进奶少等因素，很容易发生脱水，随之出现体温升高（达38~40℃）。此时的宝宝一般情况较好，精神反应正常，没有其他异常反应，在喂水或补液后体温会迅速下降，且发热的时间很少超过一天。这种发热只需补充足够的液体即可。无须采取其他特殊处理。严重脱水的宝宝需要及时送医院治疗。

3. 感染性疾病所致的发热。疾病性感染分为产前感染、产时感染及产后感染3个阶段。不洁的阴道检查、羊水早破、第二产程延长及产时感染，一般在宝宝出生后1~2天开始发热。产后感染一般发生在产后1周左右，宝宝常因病毒、细菌、立克次体、原虫、螺旋体、霉菌等所引起的急性感染造成的呼吸道疾病、支气管炎、败血症、脓肿、皮肤脓疱等病症而发热。这种类型的发热应先找出发热原因，然后再对症治疗。当发热超过39℃时，可用物理方法降温（如温水擦浴等）。退热药应在医生的指导下使用，切不可滥用。

4. 无菌组织被破坏或坏死导致的发热。如烧伤、骨折、血肿、腹腔或胸腔内血液的吸收等原因引起的发热。

5. 生物制剂或药物引起的发热。如血清、菌苗、异体蛋白或某些药物过敏。

▶▶▶ 家庭护理方案

新生儿发烧后最简便而又行之有效的办法是物理降温，不要随便使用退烧药物，以免引起不良反应。

新生儿体温在38℃以下时，一般不需要处理，但是要多观察，多喂些水，几个小时后宝宝体温就可以恢复到正常。

如在38～39℃，可将襁褓打开，将包裹宝宝的衣物抖一抖，然后给宝宝盖上较薄些的衣物，使宝宝的皮肤散去过多的热，室温要保持在15～25℃。

宝宝体温高于39℃时，可用酒精加温水混合擦拭降温，高热会很快降下来。酒精和温水的比例应为1:2。擦拭时可以用纱布蘸着酒精为宝宝擦颈部、腋下、大腿根部及四肢等部位。在降温过程中要注意，体温一开始下降，就要马上停止，以免矫枉过正，出现低体温。酒精可以使婴幼儿的体温急剧下降，所以要慎重使用。在夏季降温过程中，要注意给宝宝喂水（白开水或糖水均可以）。这是因为宝宝在发热的过程中要消耗掉大量的水分，要给予及时的补充。如果宝宝持续高热不退，就要请医生检查宝宝发热的原因，进行治疗。

新生儿腹泻

新生儿腹泻是新生儿期最常见的肠胃道疾病，又称新生儿消化不良及新生儿肠炎。新生儿腹泻是指宝宝大便稀薄，水分多，呈蛋花汤样或为绿色稀便；严重者水分甚多而粪质很少。不同的喂养方式，有不同的腹泻判断标准。母乳喂养的新生儿，每天大便可多达7～8次，甚至达到11～12次，外观呈厚糊状，有时稍带绿色。如果宝宝精神好，吃奶好，体重增长正常，就是正常的。人工喂养的宝宝，如每天大便5次以上，或大便中出现像鼻涕状的黏液，或含大量的水分，应及时找专家检查治疗。

▶▶▶ 病因解析

1. 免疫功能差。宝宝腹泻的根本原因是免疫功能差（尤其是肠道，免疫能力更差）。胎儿出生前，在无细菌的子宫内生长，没有受到抵御病毒和细菌的锻炼，各系统功能的调节功能还比较差，抵抗力比较弱。出生后在被细菌、病毒污染的环境中生长时就很容易受到感染。由于自身的抵抗力比较弱，当肠道受到感染时没有能力去战胜病毒，便很容易患感染性腹泻。

2. 积食。给新生儿喂食的奶粉过浓、奶粉不适合宝宝体质、奶液过凉、奶粉中加糖、或过早添加米糊等淀粉类食物，都容易导致新生儿积食，从而引起宝宝腹泻。这种情况下，宝宝的大便含有泡沫，带有酸味或腐烂味，有时混有消化不良的颗粒物及黏液，同时还常伴有呕吐和哭闹。

3. 过敏。有的宝宝对奶粉蛋白质过敏，特别是有遗传性过敏体质的新生儿，更容易对奶粉蛋白质产生过敏。过敏性腹泻的一般表现为：宝宝饮用牛奶或奶粉后有超过2周未痊愈的非感染性腹泻，大便混有黏液和血丝，伴有皮肤湿疹、荨麻疹、气喘等症状。

4. 感冒。宝宝患感冒时常伴有腹泻症状，因此只要从根本上把感冒治好，腹泻也就自然而然地痊愈了。在宝宝患这种腹泻的情况下应适当给宝宝补充液体，避免宝宝出现脱水。

5. 病毒或细菌感染。这种腹泻是最常见的，其中最具代表性的是肠道轮状病毒感染。由轮状病毒感染引起的腹泻约占秋冬季节小儿腹泻的70%～80%，所以人们又把它称作秋季腹泻。秋季腹泻传染性很强，能在家庭、儿科病房流行。宝宝的大便呈黄稀水样或蛋花汤样、量多、无脓血，应首先考虑轮状病毒感染。发病时宝宝会伴有呕吐、发热等症状，若不及时处理可出现脱水，因此要格外注意。若大便含黏液脓血，则应考虑细菌性肠炎。

▶▶ 家庭护理方案

腹泻期间，宝宝吃进去的食物非但没能起到营养身体的作用，反倒会使病情加重，加速营养物质的丧失和消耗。所以婴幼儿在急性腹泻期内最好短期禁食，使胃肠道得到适当休息，对疾病的恢复有利。但是禁食时间不宜过久，一般不超过6～8小时。对于新生儿的腹泻而言，预防是最主要的。母乳是无菌的，而且有各种病菌的抗体，对肠道感染有一定的抵抗力，母乳喂养的宝宝不易患腹泻。如果没有条件进行母乳喂养，也要进行正确的人工喂养，尤其是要保持奶具的干净卫生。这是预防新生儿腹泻的根本措施。

如果是因为喂养不当所致的腹泻，并且不严重，应及时调整奶量，在1～2天的时间内减少奶量，或把奶液稀释为原来的1/2～2/3，一般可以奏效。但是不能长时间稀释，以免造成营养不良。

如果宝宝的腹泻较重，大便有脓血，并伴有食量减少、呕吐、尿少等症状；大便呈稀水样，每天达到10～20次，伴有高烧嗜睡等症状，甚至出现手足凉、皮肤有色块、呼吸深长、口唇樱红色、口鼻周围发绀、唇干、眼窝凹陷等情况，千万不要大意，需要立即到医院输液抢救。

宝宝腹泻期间，要保护好宝宝的腹部，不能让宝宝着凉。每次便后都要给宝宝清洗肛门，勤换尿布。

新生儿黄疸

新生儿黄疸是由于新生儿胆红素代谢特点所导致的一种特殊的生理现象，一般分为生理性黄疸、病理性黄疸和母乳性黄疸。

▶▶▶ 病因解析

生理性黄疸：生理性黄疸是指一些新生儿出生2～3天后，全身皮肤、眼睛、小便等会出现发黄，到出生第5～6天时，发黄是最为明显的现象。这是因为胎儿在子宫内发育时，靠胎盘供应血和氧气，体内为低氧环境，需要更多的红细胞携带氧气才能满足正常的生理需要。出生后宝宝建立自己的呼吸系统，体内的低氧环境得到改变，对红细胞的需求减少，于是大量的红细胞被破坏，分解产生胆红素，但是这时宝宝的肝功能还没有发育完善，酶系统发育不成熟，不能把过多的胆红素处理后排出体外，使得血液中的胆红素增多。

随着血液的流动，胆红素像黄色的染料一样，把宝宝的皮肤和巩膜染成黄色，就出现了生理性黄疸。生理性黄疸一般很轻微，7天后开始逐渐消退，混合喂养或人工喂养的宝宝7～14天完全消退，纯母乳喂养的宝宝需要的时间更长。如果宝宝的精神很好，吃奶也正常，就属于正常的生理现象，不需要治疗。

病理性黄疸：如果宝宝的黄疸出现的时间过早，黄疸的程度过重，或者在生理性黄疸减退后又重新出现而且颜色加深，同时伴有其他症状，就可能是病理性黄疸。如果宝宝病理性黄疸过重，可能患有败血症、肝炎等疾病，就应尽快去医院检查，由医生决定是否需要治疗。

母乳性黄疸：母乳性黄疸既非生理性黄疸，也非病理性黄疸，是指有的全部由母乳喂养的宝宝在母乳中葡萄糖醛酸苷酶的作用下使小肠中重复吸收胆红素引起的黄疸。母乳性黄疸持续得时间较长，最长可以达到2～3个月。虽然持续时间长，但黄疸的程度不会很重，随着月龄的增长，黄疸会逐渐消退，对宝宝生长发育并没有很大的影响，不必过于担心。大部分母乳型黄疸的宝宝不需要特殊治疗。

▶▶▶ 家庭护理方案

生理性黄疸：一般不需要治疗，可自行消退。但在黄疸期间要让宝宝多喝温开水以利尿。

病理性黄疸：如果新生儿黄疸具备出现早于24小时、进展快、程度重、消退晚、退而复现。就可能是病理性黄疸，需及时去医院治疗。

为了预防新生儿黄疸，新妈妈和宝宝都应该尽量避免接触能诱发溶血的药物、化学物品，禁用可诱发溶血性贫血的氧化剂药物。如果宝宝是由母乳哺育的，新妈妈要忌用氧化剂药物、忌食蚕豆、忌与樟脑丸或萘接触。宝宝的衣服、被褥上忌有樟脑丸或萘的气味。宝宝出生后要尽早给宝宝喂奶，以保证宝宝的液体摄入量，促使胎便尽早排出。宝宝的小便次数以平均每天6~8次为好。

新生儿感冒

感冒是新生儿时期最常见的病症，是由病毒或细菌等病原体感染所引起的、以侵犯鼻、咽部为主的急性炎症，一年四季均可发生，冬春两季发病率最高。

▶▶▶ 病因解析

宝宝易患感冒的主要原因是因为免疫力不佳。只有健全的免疫系统，才能帮助宝宝抵抗致病的细菌和病毒，远离感冒和其他疾病。

宝宝感冒的另一个原因是受到了妈妈的传染。感冒是产后妈妈最易患的疾病。宝宝的免疫功能不健全，抗病力差，又与新妈妈零距离接触，如果新妈妈患了感冒，在给宝宝喂奶、洗澡、换尿布时，将直接把感冒传染给宝宝。

由于感冒等上呼吸道感染可波及邻近器官，引起中耳炎、鼻窦炎、咽喉后壁脓肿、喉炎、气管炎、支气管肺炎等疾病，甚至导致败血症，预防感冒的发生，对宝宝的健康来说就显得特别重要。

为了避免宝宝感冒，家长们需要在以下几个方面多加注意：

1. 患感冒的新妈妈最好与宝宝分住3~7天，待感冒症状得到控制或痊愈后再和宝宝接触。许多患感冒的新妈妈不敢给宝宝喂奶，也没有必要，因为感冒病毒不会通过哺乳途径传播，只要在哺乳的时候，新妈妈戴上口罩就可以了。

2. 避免使宝宝接触病原体：感冒流行期间不要带宝宝到人多、拥挤、空气混浊的公共场所去，更不要让宝宝接触感冒患者。宝宝居住的房间要经常开窗通风，保持室内空气流通。可以用醋熏蒸房间，杀灭空气中的病原体。

3. 保证营养：平衡宝宝膳食、合理喂养，保证宝宝摄入充足的营养素，可以增强宝宝的机体抵抗力，使宝宝少患感冒。

4. 为宝宝穿衣盖被要适度：根据气温变化及时增减衣被，不可穿盖得太多。宝宝出汗后要及时换下汗湿的衣服。

5. 让宝宝加强锻炼：经常为宝宝洗澡，经常带宝宝进行日光浴，对增强宝宝体质、提高宝宝对气温变化的适应能力极为重要。

▶▶▶ 家庭护理方案

及时为宝宝清理鼻涕

宝宝感冒后，鼻涕经常擤不出来，妨碍宝宝呼吸。这时家长可用蘸了温水的潮棉签伸入宝宝的鼻腔，为宝宝清理鼻涕。

想办法治鼻塞

用温水浸湿的纱布轻敷在宝宝的鼻孔上方，使宝宝呼吸时能够吸入比较湿润的空气，可以帮助宝宝保持鼻腔里的湿度，对鼻塞起到缓解作用。晚上睡觉的时候让宝宝的头稍微枕高点，有助于宝宝呼吸畅通，好好休息。

卧室消毒

最好在每个房间用醋热熏20分钟，能杀灭房间里的细菌，并帮助宝宝清理鼻腔及呼吸道内的细菌。

新生儿吐奶

很多父母都知道宝宝吐奶多是生理上的原因，一般不需要治疗，但是看到自己的宝宝吐奶，却又十分紧张。那么宝宝是因为什么而吐奶的呢？怎么才能预防宝宝吐奶呢？在宝宝吐奶时应做哪些护理？想让宝宝顺顺利利地把奶吃下去，这些问题都要好好解决才行。

▶▶▶ 病因解析

宝宝吐奶的主要原因是生理上的，和宝宝的胃部结构及吃奶方式有很大的关系。

宝宝的喉头位置比成年人的要高一些，再加上宝宝含乳头的方式比较笨拙，吃奶时很容易把空气与奶汁一起吸入胃部。新生儿的胃部，从正面看是横躺着的，呈不稳定状态，同时胃部入口还比较松。也就是说成人吃饭时，食物进入胃部

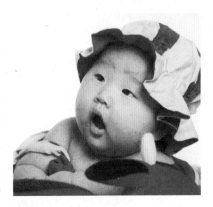

后，胃部会收缩来防止食物逆流回食管；但由于婴儿的胃贲门还不能很好地进行收缩，这样进入胃部的奶汁等就比较容易流回食管。

当宝宝打嗝或身体晃动时，吃进去的奶也就比较容易被吐出来。另外，喂养方法不当，婴儿吃奶过多，新妈妈乳头内陷，宝宝吸空奶瓶、奶头内没有充满乳汁等因素，也都会使宝宝吞入大量空气而发生溢奶。喂奶后宝宝频繁改变体位也容易引起溢奶。

▶▶▶ **家庭护理方案**

如果宝宝吐奶了，要赶紧抬高宝宝的上身，并保持这一姿势。因为一旦呕吐物被宝宝吸进气管，会使宝宝窒息。在让宝宝躺下时，最好将浴巾垫在宝宝身体下面，并注意保持宝宝的上身抬高。如果宝宝躺着时发生吐奶，可以把宝宝的脸侧向一边。

宝宝吐奶后应适当地补充水分，最好在吐奶后30分钟左右，试着给宝宝喂些白开水。如果马上给宝宝补充水分，可能会再次引起呕吐。

宝宝吐奶后，下次喂奶数量要减少到平时的一半，喂奶次数可以适当增加。在宝宝持续呕吐期间，只能给宝宝喂奶，最好不要喂其他食物。

吐奶得到缓解后，如果宝宝还有精神不振、只想睡觉、情绪不安、无法入睡、发烧、肚子胀等现象，就可能是生病了，应该尽快带宝宝去看医生。

具体防护方法：

1. 母乳喂养的宝宝：如果母亲乳头内陷，在孕期就应该开始矫正。吃奶时注意不要让宝宝吃得太急，如果奶汁喷射出来，会让宝宝感到不舒服。

2. 人工喂养的宝宝：奶嘴的开孔大小要合适，奶嘴必须充满乳汁才能让宝宝吃。

3. 喂奶最好做到少而勤。

4. 注意喂奶中及吃饱后给宝宝拍嗝。喂奶后应将宝宝轻轻抱起，头靠在妈妈肩上，轻拍宝宝背部，使胃内空气得以排出。

新生儿硬肿症

新生儿硬肿症通常发生在宝宝出生后的7～10天，主要表现为：不吃、不哭、不动、体温不升、体重不增，局部或周身发冷，皮肤和皮下脂肪变硬，有时伴有水肿。变硬的地方多为宝宝小腿、大腿外侧的皮肤，严重时宝宝的脸部皮肤亦可发硬。

病因解析

宝宝的体表面积相对较大，皮肤娇嫩，血管丰富，容易散热。棕色脂肪是宝宝在寒冷环境中急需产热时的主要能量来源。如果宝宝周围的环境温度过低，身体散热过多，使棕色脂肪被耗尽，体温下降，就会使宝宝的皮下脂肪因为凝固而变硬。由于宝宝体温过低，宝宝皮下脂肪的周围毛细血管扩张，渗透性增加，极易发生水肿，结果就造成了硬肿症。

家庭护理方案

1. 注意给宝宝保暖，让屋子里的温度高些，尤其是在冬天。
2. 最好给宝宝准备个热水袋。
3. 最好对宝宝进行母乳喂养，给宝宝提供充足的热量。

新生儿鹅口疮

有些新生儿口腔黏膜会长出一些像奶块一样的东西，类似积存在黏膜上的稀粥残渣，不易擦掉，严重时会连成一片，布满于口腔两侧、舌面、上颚，甚至蔓延到宝宝的咽喉后壁、食管、肠道、喉头、气管、肺等部位。这就是人们常说的"鹅口疮"。"鹅口疮"初期一般没有疼痛感，不会影响宝宝进食，但如果任其发展，则会造成宝宝吞咽困难、呛奶、呕吐、声音嘶哑、呼吸困难，严重时还会引起败血症、脑膜炎等严重并发症。

病因解析

引起鹅口疮的病菌是白色念珠菌。致病的重要因素有两个：一是新生儿的口腔黏膜娇嫩，抵抗力弱，容易被感染；二是饮食感染。如果妈妈感染了念珠菌，在给宝宝喂奶时，就会通过乳头、手指等途径把病菌传染给宝宝。

平时大人喂奶前或接触宝宝前都要注意洗净双手。母乳喂养时，应保持乳房及乳头的清洁。乳汁有抑菌作用，结束哺乳后，新妈妈可以挤出少量乳汁，涂在乳晕处，待其自然干燥，可以隔离病菌。人工喂养时，每次喂奶后，都要把宝宝的奶瓶、奶头清洗干净，并煮沸消毒。其他喂奶用的物品（如小毛巾等）要与成人分开，每次用后都要煮沸消毒，并在阳光下晒干。

每次喂奶后，再给宝宝喂几口温开水，可冲去留在口腔内的奶汁，霉菌就不会生长了。

▶▶ 家庭护理方案

宝宝得了鹅口疮以后，首先应检查有没有使用抗生素不合理的情况，如有应及时纠正。然后用棉签蘸些制霉菌素溶液（每10毫升冷开水中含20万单位制霉菌素），涂在宝宝的患处；或用2%～3%碳酸氢钠（小苏打溶液）为宝宝清洗口腔；或在宝宝的患处涂些冰硼散或硼砂甘油。以上药物每天可涂3～4次。同时要注意为宝宝补充复合维生素B和维生素C。每日2次，每次各1片，压碎成粉，加水溶解后给宝宝喂食。

新生儿便秘

正常宝宝最初每天的大便次数为3～6次，过几周后，可能会减少到每天1～2次，这都算正常。但是有时候宝宝两天才有一次大便。这就要引起爸爸妈妈们的注意了：如果粪便在结肠内积聚的时间过长，水分就会被过量地吸收，导致粪便过于干燥，造成排便困难。如果宝宝的大便干结、偏硬、颜色发暗，宝宝就可能已经便秘了。

▶▶ 病因解析

1. 宝宝饮食搭配不合理：如果宝宝的食物中含的蛋白质较多，糖类较少，食物在肠道内的发酵过程就会变得缓慢，造成宝宝大便干燥。喂养宝宝的时候如果不注意为宝宝补充含纤维素较多的水果、蔬菜等食物，也容易使宝宝出现便秘。牛奶中的酪蛋白及钙质比母乳多，含有多种不能溶解的钙皂，所以人工喂养的宝宝也容易发生便秘。

2. 新妈妈的不良饮食：新妈妈所吃的食物很大程度地影响着宝宝。如果新妈妈经常吃辛辣的食物，就会引起宝宝的便秘。

3. 排便习惯：没有养成定时排便的习惯。如果该排便时宝宝正在玩耍，会抑制自己的便意。久而久之，宝宝的肠道就会失去对粪便刺激的敏感性，使大便在结肠内停留过久，变得又干又硬。

4. 疾病影响：肛门狭窄、先天性肌无力、肠管功能不正常、先天性巨结肠等疾病也会造成宝宝便秘。这时候应立即就医，及早诊治。

5. 精神因素的影响：如果宝宝受到突然的精神刺激（如惊吓，或生活环境改变等），也会出现暂时的便秘现象。

6. 乳量不足：宝宝的消化道肌层发育尚不完全，如果宝宝吃奶太少，或呕吐较多，可引起暂时性的无大便，同时还可能伴有吐奶。

▶▶▶ 家庭护理方案

出现便秘后，干硬的粪便刺激肛门会使宝宝产生疼痛和不适感。有的宝宝因为惧怕疼痛，不敢用力排便，会使便秘越来越严重。大便如果长时间存留在宝宝体内，会形成毒素淤积，影响宝宝正常的新陈代谢，还会使宝宝产生营养不良、抵抗力下降等健康问题。治疗方法如下：

1. 按摩法：手掌向下，平放在宝宝脐部，按顺时针方向轻轻推揉。这样做不仅可以加快宝宝的肠道蠕动，促进排便，还有助于消化。

2. 开塞露法：将开塞露的尖端封口剪开（管口处如有毛刺一定要修光滑），先挤出少许药液滑润管口，以免刺伤宝宝肛门，接着让宝宝侧卧，将开塞露管口插入其肛门，轻轻挤压塑料囊，使药液注入肛门内，拔出开塞露空壳，在宝宝肛门处夹一块干净的纸巾，以免液体溢出。

3. 甘油栓法：将手洗干净，将圆锥形甘油栓的包装纸打开，轻轻塞入宝宝肛门，而后轻轻地按压，使甘油栓尽量在宝宝的肛门内多待片刻，等甘油栓充分融化后再帮助宝宝排便。

4. 肥皂条法：洗净双手，将肥皂削成铅笔粗细、长约3厘米的圆锥形肥皂条。先用少量水将肥皂条润湿，再缓缓插入宝宝肛门内。尽量让肥皂条在肛门内多停留一段时间，以达到充分刺激肠道的效果。

新生儿肺炎

宝宝在新生儿时期最常见的呼吸道感染疾病就是新生儿肺炎。宝宝的呼吸道防护功能差，容易受到感染发病。新生儿肺炎可分为吸入性肺炎和感染性肺炎两大类，也可同时并存。常见病原菌为大肠埃希菌（大肠杆菌）、金黄色葡萄球菌和白色葡萄球菌、肺炎球菌等。

新生儿肺炎主要表现为：宝宝口吐白沫、精神委靡、不吃奶或吃奶易呛易呕吐。面色灰白或青灰、鼻翼扇动、闭口吹气、呼吸不规则甚至暂停呼吸，吸气时胸骨上、肋骨间的软组织出现凹陷。不发热，甚至体温过低全身发凉，没有婴幼儿支气管肺炎的普通表现，如咳嗽、呼吸困难等。新生儿肺炎因不典型的临床表现特点，早期不易被发现，常易被忽略或误诊。

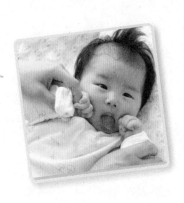 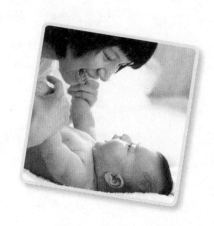

▶▶▶ 病因解析

新生儿特殊的生理特征决定了这一时期的宝宝易受肺炎的侵害：免疫功能低下易受病原体的侵犯；大脑皮质对呼吸中枢的调节功能差；吞咽动作不协调；气管短、管腔内较干燥，纤毛清除细菌、尘埃的能力差，细菌容易下行进入肺部；肺组织的分化不够完善，肺泡数量少；肺血管相对丰富，容易充血并发生炎症。

如果妈妈产前患有感染性疾病，病原体可通过胎盘引起胎儿感染，其症状常在产后24小时以内出现。出生后保暖不当，与患呼吸道感染者接触，也会使宝宝在先发生上呼吸道感染后向下蔓延而成为肺炎。此外，败血症也可以引起肺炎。

1. 出生时妈妈出现异常分娩或临产感染，应隔离观察宝宝，必要时应早用抗生素。

2. 宝宝出生后，生活空间要洁净舒适，衣被、尿布应柔软、干净，哺乳用具应勤消毒。

3. 新生儿居室应保持空气流通、新鲜。

4. 父母和其他接触孩子的亲属在护理宝宝时注意洗手。

5. 患感冒的成人要尽量避免接触宝宝，若母亲感冒，照顾孩子和喂奶时应戴口罩。尽量避免宝宝与呼吸道感染病人接触。

▶▶▶ 家庭护理方案

一旦宝宝确诊为肺炎后，要密切观察宝宝的体温变化、精神状态、呼吸情况。

1. 要保持室内空气新鲜。太闷、太热对肺炎患儿都不好，会加重咳嗽，使痰液变稠，呼吸变得困难。地上应经常洒些水，使室内空气不要太干燥。

2. 宝宝得了肺炎往往不愿意吃奶，应注意给宝宝补充足够的液体和热量。除注意喂奶外，可注射葡萄糖液。宝宝因发热、出汗、呼吸快而失去的水分较多，要多喂水，这样也可以使咽喉部湿润，使稠痰变稀，呼吸道通畅。

3. 宝宝吃奶时会加重喘咳，应改用小勺喂，不要用奶瓶喂奶。

4. 要注意宝宝鼻腔内有无干痂，如果有要用棉签蘸水后轻轻取出，让鼻腔保持通畅。

新生儿脐炎

新生儿出生后医生会为宝宝进行脐带结扎，剩下1厘米左右的脐带残端。脐带残端在正常情况下会在宝宝出生后3~7天脱落。但是，脱落前的脐带很容易成为细菌繁殖的温床，诱发新生儿脐炎。

▶▶▶ 病因解析

1. 清洗脐部的方法不正确。宝宝出院后，脐部残端虽然尚未愈合，但一般不会感染，只有脐凹处会出现少量渗血或潮湿，需要家长每天为宝宝清洗。如果清洗方法不正确，不是从脐的底部开始从内到外地消毒，而是仅清洗脐部表面，甚至仅血痂表面涂抹几下，就不能达到消毒的目的。久而久之，宝宝的脐部就成为细菌、病毒的温床。

2. 护理方法不正确。宝宝的皮肤黏膜柔嫩，血管丰富，极易破损感染。如果家长缺乏脐部护理知识，使宝宝的脐部被大小便污染，也会使宝宝的脐部发炎。

▶▶▶ 家庭护理方案

1. 宝宝出院后，家长要每天上午给宝宝洗1次澡。洗澡时要注意保护宝宝的脐部，使其不被脏水污染。洗完后要进行脐部护理：用浓度为75%的酒精对脐带残端和周围进行消毒，然后用脐带卷包扎好。

2. 宝宝大小便后要及时换尿布。尿布不要遮盖住宝宝的脐部，被大小便污染的尿布污染脐部，导致新生儿脐炎的发生。

3. 要随时观察宝宝脐部及脐围有无红肿、分泌物，一旦发现应及时处理。脐周围红肿或创面有少许渗出物，应避免其暴露，并尽量避免不必要的摩擦。可以用2%的碘酊为宝宝的创面进行消毒，用75%的酒精在宝宝脐周进行消毒。如有脓性分泌物，应遵医嘱服用药物。

新生儿结膜炎

新生儿结膜炎一般发生在宝宝出生后的5~14天。患结膜炎后，宝宝的眼睑肿胀，睑结膜发红、水肿，同时伴有分泌物，一开始为白色，很快会转为脓性，出现黄白色带脓性的分泌物。

▶▶ 病因解析

1. 免疫力差：宝宝免疫系统发育不完全，对病菌的抵抗力弱，那些不会使成人和大一些的儿童致病的细菌，也可能让宝宝遭受感染。

2. 生理发育不完善：宝宝泪腺尚未发育完善，因而眼泪较少，不易将侵入的病菌冲洗掉，容易使它们在眼部聚集、繁殖，引起结膜炎。

3. 出生时受到污染：出生时，宝宝的头部要经过妈妈的子宫颈和阴道，如果这些部位有病菌，宝宝的眼部很容易因为受到污染而被感染。如果妈妈阴道的衣原体检查为阳性，从阴道分娩的婴儿70%都可能被感染。

▶▶ 家庭护理方案

如果宝宝眼部有分泌物，或是已患上结膜炎，要及时就医。还需做如下护理：

1. 清除宝宝眼部分泌物前，一定要用流动的清水将手洗净。

2. 把消毒棉签在温开水中浸湿（以不往下滴水为宜），轻轻擦洗宝宝眼部的分泌物。

3. 如果宝宝睫毛上的分泌物较多，可用消毒棉球浸入温开水湿敷一会儿，再换用湿棉球从眼内侧向眼外侧轻轻擦拭。一次用一个棉球，用过的就不能再用，直到擦干净为止。

4. 用抗生素眼药水为宝宝滴眼。妈妈手持眼药瓶，将药水滴入宝宝的外眼角，注意不要滴在黑眼珠上，也不要使药瓶口触碰宝宝的睫毛，瓶口要离眼2厘米远。每次1~2滴即可。 滴后松开手指，用拇指和食指轻轻提宝宝的上眼皮，防止药水流入鼻腔。若双眼均需滴药，应先滴病情较轻的一侧，再滴病情较重的一侧，避免交叉感染。滴完一只眼后，最好间隔3~5分钟，再滴另一只眼。

5. 宝宝用过的物品（尤其是毛巾、手帕）要及时进行消毒。

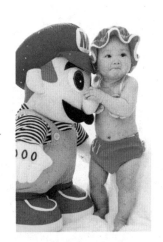

Part 5
婴儿期宝宝
饮食起居护理

养育孩子是艰辛的，同时也是快乐幸福的。当宝宝从只会吃、喝、睡，成长为能翻身、能坐着玩、站着会挪动两步，甚至还会逗妈妈开心的大小孩时，想必漾满妈妈心田的只有幸福。可别忘了拍下宝宝的精彩瞬间，见证宝宝的点滴成长！

0～1岁是宝宝发育最为迅速的时期，该如何养护此阶段的宝宝呢？本章就围绕此难题展开。通过本章，你将知道：

宝宝每个月的发育特点，不仅有肢体变化，更有宝宝语言、视觉、听觉、嗅觉、味觉等感官发育状况。

掌握科学喂养宝宝的方法，及时为宝宝添加辅食，满足宝宝成长所需的各种营养素；正确把握不同时段母乳与辅食的喂食量，最后实现科学断奶。

掌握护理宝宝的技巧，围绕宝宝的身体及衣食住行，给予宝宝最全面周到的呵护。

针对宝宝的发育特点，科学实施早教，以便开发和提升宝宝的智力。

做好婴儿期宝宝常见不适症及疾病的预防与护理工作，促进宝宝健康成长。

2～4个月宝宝发育逐月跟踪

2个月的宝宝

性别	身高（厘米）	体重（千克）	坐高（厘米）	头围（厘米）	胸围（厘米）
男宝宝	55.5～60.7	4.3～6	40	39.84	40.1
女宝宝	54.2～59.2	4～5.4	39.05	38.67	38.78

　　肢体：宝宝长到2个月时，四肢都可以有较大幅度的动作，并且在处于俯卧位时，头能抬起来坚持30秒左右，脚也可以在俯卧时踢蹬几下。另外，此时宝宝的手不会常常握着拳头了，有时候会突然张开，然后再握住。

　　语言能力：出生2个月的宝宝，可以发出几种元音，经常在高兴的时候，躺在床上，嗯嗯啊啊哦哦地自娱自乐。而此时宝宝的哭声中蕴涵的情感更加丰富，可以表达出委屈、生气和孤独等。

　　视觉、听觉：出生2个月的宝宝，能分辨不同的颜色，但是对颜色深浅还没有感觉，粉红和鲜红在他眼里是没有区别的。另外，此时的宝宝会经常注视妈妈的脸，不过维持时间也还不长。还有宝宝此时的听觉特别敏锐，所有声音都能引起他的关注，他甚至能听出另外房间的妈妈的声音。

　　嗅觉、味觉：2个月的宝宝，嗅觉和味觉也已经比较发达，能分辨酸、甜、苦、辣、咸，能区别香、臭等，对于他不喜欢的味道，会用皱眉或啼哭来表示厌恶，有时候会扭开头主动回避。

3个月的宝宝

性别	身高（厘米）	体重（千克）	坐高（厘米）	头围（厘米）	胸围（厘米）
男宝宝	58.5～63.7	5～6.9	41.69	41.25	41.75
女宝宝	57.1～59.5	4.7～6.2	40.44	39.9	40.05

　　肢体：3个月的宝宝，处于俯卧位时，能把双臂撑在胸前，并把头抬起45度坚持几分钟。而当宝宝处于仰卧位时，他还能把自己的小手放到嘴里吮吸，两只小手还能在胸前交握然后分开。另外，宝宝已经能够比较有意识地运用他的手，当给他手里塞入玩具时，他会即刻抓紧。有时候小手还会摸摸自己的衣服、被子等。

语言能力：这一个月，宝宝发出的声音会越来越多样，而且能发出呵呵的笑声，偶尔开心时还会突然尖叫一声。

视觉、听觉：此阶段的宝宝，眼睛变得有神、灵动，对颜色开始敏感起来，并且喜欢鲜艳的颜色，如黄色、红色等。另外，对事物关注度和关注时间延长，眼睛经常会跟着妈妈移动。这时候的宝宝还喜欢被竖着抱起来，这样才能方便他看到更多的事物。另外，宝宝的听觉更加敏锐，能辨别大人讲话的语气，如果语调温柔，他就会以微笑应对，手脚也会跟着晃动；如果语气恶劣，他就会蹙眉瘪嘴，甚至啼哭。

嗅觉、味觉：出生3个月的宝宝，可以用动作对他不喜欢的味道做出明确的反应，比如你给他闻刺激性的气味，他会主动把头转开，有时候还会用手把他不喜欢的东西推开；如果尝到了醋等的味道，会出现耸肩缩脖的可爱动作。

4个月的宝宝

性别	身高（厘米）	体重（千克）	坐高（厘米）	头围（厘米）	胸围（厘米）
男宝宝	61～66.4	5.7～7.6	42.72	42.3	42.68
女宝宝	59.4～64.5	5.3～6.9	41.56	41.2	41.6

肢体：出生4个月后，宝宝的头颈部变得很有力，头能稳定居中，俯卧时，还可以向上抬起90度，仰卧时能低头看自己的手脚。另外，宝宝的手和手臂的进步也很快，手臂很有力，在俯卧的时候，双臂能支撑起上半身，甚至能支撑着翘起屁股；手指甚至能相互配合抓捏一些东西，可以抓着自己的被子或毛巾往嘴里送。腿部的活动也变得多而灵活，常常会踢开被子，或用脚去够旁边的东西。而且此时的宝宝还能够在大人的帮助下翻身，也能在大人的扶助下坐一会。

语言能力：此时的宝宝，喜欢模仿别人的语调，如果有人跟他说话，他会与人一唱一和地交谈。

视觉、听觉：到这一个阶段，宝宝的视力几乎与成人一样了，灵敏度非常高，并且能从一个物体上移到另一个物体。如果有东西经过，眼睛立刻就会跟上去，当追看的东西消失不见了，还会主动寻找。宝宝听力在此时有了进一步加强，可以分出男声跟女声了。

嗅觉、味觉：出生4个月后，宝宝开始有口水分泌出来，辨别味道的能力更进一步，已经能分辨味道上的细微差别。

2~4个月宝宝饮食与哺喂指导

2~4个月宝宝的喂养方案

出生2~4个月的宝宝，生长是突飞猛进式的，妈妈要为宝宝提供足够的营养，才不至于耽误宝宝的成长。

▶▶ 2~4个月的宝宝不同喂养方式每日喂养方案

不同的喂养方式，给宝宝提供的营养能量不同，所以喂奶的次数和数量会有一定差异，妈妈可以根据宝宝的具体情况进行调整。

母乳喂养的宝宝每日喂养方案：出生2个月的宝宝，可以按需喂养，也可以按时喂养。每天需要喂奶6次，每次喂奶时间间隔2.5~3小时。在宝宝长到3~4个月时，喂奶时间间隔可以适当拉开，到3~4小时。

混合喂养的宝宝每日喂养方案：出生2~4个月的宝宝，如果混合喂养，奶粉与母乳喂养的次数累计约为6次。在喂奶粉时，大概每次需要喂120~150毫升，在两顿母乳之间的时间间隔可以在2.5~3小时，奶粉与母乳或奶粉与奶粉之间可以间隔3~4小时。

人工喂养的宝宝每日喂养方案：此阶段的宝宝，每天可以喂奶800~1000毫升，每天喂5~6次，一次喂120~160毫升，每次喂奶时间可以间隔3~4小时。

另外，妈妈可以有意识地延长夜间喂奶的时间间隔，最好将每夜喂奶的次数控制在2次以下，这样对妈妈的休息和宝宝的成长都有利。

4个月起逐渐为宝宝添加辅食

4个月的宝宝，母乳或配方奶粉仍然是主食，但此时可以给宝宝添加一些辅食。这时候添加辅食，一方面可以给宝宝有意识地增加一些营养素，另一方面可以让宝宝通过尝试，促进味觉、嗅觉的发育，从而加速神经、大脑的发育。

▶▶ 为什么给宝宝添加辅食

4个月的宝宝，每天喂奶量不应超过1000毫升，如果过量很容易造成宝宝肥胖。肥胖的宝宝行动较笨拙，动作迟缓，翻身、爬行、站立或行走都会较其他宝宝晚，但是此时的宝宝食量逐渐加大，1000毫升很有可能满足不了他的需要，如果单纯喂奶，就较容易被过量喂奶。为了避免喂奶过量，宝宝在4个月时，建议妈妈适当给宝宝添加辅食。这样宝宝在避免肥胖的同时，还可以从辅食中吸收多元化的营养。

▶▶ 怎么给宝宝添加辅食，加多少

给宝宝添加辅食，怎么加、加多少要遵循六个原则：

1. 给宝宝添加辅食，要由少到多。宝宝刚开始尝试辅食时，脾胃、肠道还不太适应，如果一次性添加太多，宝宝容易消化不良。比如喂蛋黄，可以开始时只喂1/4，喂4~5天后，如果没有不良反应可以改为1/3，然后再到1/2，再到一整个，这样循序渐进即可。

2. 添加辅食时，品种可以从单一逐渐过渡到多种。给宝宝添加辅食，不能一次添加很多种，可以先喂食一种，持续三四天后，如果宝宝一直吃得很好，就可以再尝试另一种。这是因为有些宝宝对某些食物会过敏，一次一种，就可以较容易地观察到宝宝对某种食物有无变态反应，这样做也可以充分照顾到宝宝肠胃的不耐受性。

3. 先给宝宝喂食流质食物，然后慢慢过渡到半流质食物、泥状食物，再然后是固体食物。此时宝宝还不会咀嚼，喉咙、食管功能也较弱，如果直接喂食硬质的食物，宝宝很难吞咽也很难消化，可以先喂稀的米粉糊或菜汤，然后是稀的菜泥或果泥，再然后是稠的菜泥或果泥，最后到碎末，慢慢就可以喂较大颗粒的食物了，像土豆丁、小米粥等。

4. 给宝宝添加辅食时，要搭配一些粗粮，不要太精细。太精细的食物，维生素遭到较多破坏，尤其B族维生素含量较少，不能满足宝宝神经系统的发育。

5. 有些食物，不适合作为宝宝的辅食。水果类的食品：如芒果会刺激宝宝口腔皮肤黏膜，菠萝会刺激宝宝皮肤、血管，水蜜桃和奇异果不易被宝宝消化、易过敏；蔬菜类食物：如菠菜、韭菜、苋菜，这些蔬菜中草酸含量太高，宝宝吃了不易消化；豆类食物，含有能导致甲状腺肿的因子，对宝宝伤害较大；海鲜类食物：如螃蟹、虾等，容易引发宝宝过敏；另外，蛋清容易引起过敏，导致宝宝湿疹、荨麻疹等疾病。以上食物最好不要给宝宝吃。

宝宝如果对食物过敏，会出现皮疹、腹泻、呕吐、气喘、发烧、哭闹不安等症状，在这种情况下妈妈需要停止喂食这种食物，并及时带宝宝看医生。

6. 宝宝添加辅食之初，一天一顿即可，最好在上午或中午添加，吃完辅食之后，约3小时后，再喂下一顿奶粉。到宝宝6个月之后，可以在下午6：00左右再加一顿辅食。

2~4个月宝宝日常起居护理

选好枕头，为宝宝塑造漂亮头形

宝宝长到3个月时，会学会抬头，这时候宝宝的脊柱颈椎段也开始生理性地向前弯曲。此时该给宝宝使用枕头了，枕头可以给宝宝的颈椎适当的支持，让宝宝在睡眠时，呼吸顺畅，肌肉放松，同时一个合适的枕头还能帮宝宝塑造一个漂亮的头形。

给宝宝选枕头，不能太软也不能太硬。太软的枕头不能很好地支撑颈椎，与宝宝的皮肤接触的面积也较大，所以不利于血液循环和透气，还有可能影响宝宝呼吸。枕头如果太硬，容易使宝宝颈部肌肉疲劳，长期使用还会造成宝宝头骨变形，影响美观。如何给宝宝选一个好枕头，妈妈可以从以下三方面考虑：

枕芯最好是天然植物材料制成的。宝宝的皮肤柔嫩敏感，给他选枕头时，枕芯最好是绿色纯天然的，像荞麦皮、稻壳、稗草子、茶叶等，这些材料做成的枕芯软硬适中，且吸汗透气性好。另外，给宝宝用的枕芯最好经常拿到太阳底下晾晒，并且每年都更换一次，以保持枕芯的干净和松软。

枕套最好是纯棉的。宝宝在睡觉时，头会不自觉地动来动去，与枕头的摩擦较大，而且宝宝睡觉的时候，会出大量汗，所以给宝宝用的枕套最好是纯棉的，纯棉枕套柔软，不会伤害宝宝的皮肤，透气吸汗性也最好。另外，枕套很快就会被宝宝的汗水和口水弄脏，需要妈妈经常清洗。

枕头的高度、大小要适合宝宝。给宝宝选枕头时，还要注意规格尺寸，枕头的长度以与宝宝肩膀宽度相等为宜，宽度以与宝宝头部长度相等为宜，3~4个月的宝宝用1~2厘米高的枕头即可，6个月以后需要用3~4厘米高的枕头。

/爱心提示/**亲自动手给宝宝做一个枕头**

在宝宝需要用枕头的时候，妈妈不妨亲自动手为他做一个。枕芯可以用旧的棉质衣服裁成，然后填充上泡过晒干的茶叶或菊花，或者是稗草子，但是针脚要尽量细密，免得填充物漏出伤到宝宝。做好后，买一个漂亮的枕套套上即可。

呵护宝宝娇嫩肌肤的方法

宝宝的肌肤娇嫩，妈妈在给宝宝清洁时，无论动作还是所使用的产品都要温和，尽量不刺激宝宝的皮肤。

▶▶▶ 选用安全的婴儿用品给宝宝做护理

宝宝的皮肤发育还不成熟，仅在皮肤表面有一层酸性保护膜保护皮肤并防止细菌感染，所以在给宝宝清洁护理肌肤的时候，要使用温和的产品，尽量不要破坏这层保护膜。

1. 给宝宝洗澡、洗头，最好用不含香精、不含皂质的无泪配方的婴儿专用的沐浴产品，这样在给宝宝做清洁时，就不会破坏宝宝天然的酸性保护膜。洗完澡后，给宝宝涂上粉质细腻、不含杂质的爽身粉，爽身粉可以很好地吸收宝宝身上的湿气，令宝宝感到干爽，并能预防宝宝长痱子或尿布疹。

2. 给宝宝洗脸最好用清水，宝宝3个月后，可以在洗完脸后擦上婴儿专用、不含酒精的润肤露。

3. 宝宝的皮肤色素层较薄，如果要带宝宝外出时，先要给宝宝擦上婴儿专用的防晒霜，以免紫外线太强，晒伤宝宝皮肤。

4. 在夏季，宝宝容易受到蚊虫叮咬，蚊虫叮咬不仅会让宝宝不舒服，还容易传播疾病，所以妈妈在夏季还要给宝宝涂上婴儿专用的防蚊露。

5. 宝宝汗腺发育不成熟、皮肤温度调节功能不完善，在夏季还特别容易长痱子，如果宝宝长了痱子，妈妈还要为宝宝选择宝宝专用痱子粉涂擦。

▶▶▶ 妈妈护理时动作要轻、慢、柔

宝宝的皮肤角质层发育还不成熟，真皮层较薄，很容易因为摩擦受损，一旦受损也很容易被外部细菌感染，因此妈妈在给宝宝清洁时，动作要轻柔，尽量不要擦伤宝宝皮肤。

1. 给宝宝洗脸或洗澡时，要用纯棉的、柔软的毛巾，妈妈的动作也要轻柔。

2. 给宝宝洗澡或洗脸的水不要太热或太凉，在36～38℃即可。如果太冷对宝宝皮肤刺激会很大，而太热的水会洗掉宝宝身上的防护油脂，使宝宝皮肤干燥。

3. 给宝宝做清洁的次数不能太过频繁，否则容易破坏宝宝皮肤表面的保护膜并使宝宝皮肤失水太多，从而感觉干燥。最好是一天早晚各洗一次脸，一天洗一次澡。

定期带宝宝到户外晒太阳

宝宝满月后，如果天气好，妈妈可以定期带宝宝到户外晒晒太阳。晒太阳可以促进体内维生素D的合成，促进宝宝对钙的吸收。但是不当的晒太阳方法有可能起不到应有的作用，还会伤害宝宝。因此妈妈带宝宝晒太阳时，需要注意以下事项：

1. 妈妈可以带宝宝在上午的9：00～10：00或下午的4：00～5：00出户外晒太阳。上午9：00～10：00，阳光中的红外线强，紫外线偏弱，可以促进新陈代谢，下午4：00～5：00的阳光可以促进肠道对钙、磷的吸收，并促进骨骼发育。最好不要带宝宝在上午10：00～下午4：00晒太阳，因为此阶段阳光中的紫外线最强，容易伤害宝宝皮肤。

2. 带宝宝晒太阳时间要循序渐进，一开始每次晒15分钟，然后慢慢延长，一直到1个小时。

3. 给宝宝晒太阳时，可根据气候情况穿衣，但要尽量多地暴露皮肤，这样才能让宝宝吸收尽量多的紫外线，达到晒太阳的目的，所以不要在晒太阳的时候让宝宝穿太多衣服，更不要戴口罩、手套。如果担心宝宝晒伤，可以在宝宝暴露的皮肤上擦拭防晒霜。

4. 晒太阳前，最好不要给宝宝洗澡，因为宝宝皮肤中含有的"7-脱氢胆固醇"是合成活性维生素D的材料，洗澡会减低皮肤中这种物质的含量，间接降低了阳光促进人体钙吸收的作用。晒太阳后，可以给宝宝擦一些润肤露，以防宝宝皮肤干燥。

5. 带宝宝晒太阳时，不要让宝宝的脸正对着阳光，可以戴一顶有帽檐的帽子来遮阳，以免宝宝眼睛受到太强烈的刺激。

如果宝宝在晒太阳时，出现皮肤变红、出汗过多、脉搏加速时，有可能是中暑了，要立即停止晒太阳，并给宝宝采取一些降温措施。

专家热线常见疑问解答

怕宝宝见风着凉，让宝宝在家里隔着玻璃晒太阳可以吗？

如果想让宝宝晒太阳，最好是到室外去，因为在阳光透过玻璃照射进室内的时候，其中的紫外线50%～70%都会被玻璃阻挡在外，宝宝晒这样的阳光，起到的作用微乎其微，所以建议妈妈最好带宝宝到室外去晒太阳，如果怕风可以选择一处背风的地方。另外，给宝宝晒太阳时，不要穿得太厚，衣服太厚，能透过衣服起作用的紫外线也很少，晒太阳的目的也就达不到了。

剖宫产宝宝最好喂母乳

母乳喂养对宝宝的身心发展都有积极的作用，对剖宫产的宝宝尤其如此。

▶▶ 为什么要用母乳喂养剖宫产的宝宝

剖宫产的宝宝生产时缺少免疫力的培养和皮肤刺激，如果母乳喂养宝宝，可以在一定程度上弥补这些不足。

1. 母乳喂养可以把珍贵的初乳喂给宝宝，初乳中含有大量的免疫球蛋白，可以改善宝宝免疫力较低下的情况。

2. 给宝宝喂母乳，可以增加宝宝与妈妈的肌肤接触，妈妈的体温、体味和皮肤间的接触会带给宝宝更多的刺激，从而促进宝宝神经发育。

3. 母乳喂养，也可以增加宝宝的安全感，减轻保护性的过度反应，改善过度敏感和睡眠不稳的情况。

▶▶ 母乳喂养剖宫产宝宝的注意事项

1. 尽早开奶，可以刺激乳汁分泌，但是剖宫产的宝宝初次吸奶时，需要经过医生的确认。只要医生确认宝宝可以吸奶了，妈妈就可以立刻为宝宝哺乳。

2. 妈妈在哺乳的时候，多触摸宝宝的手脚脸等，并轻轻掰开他的手指，按摩指尖，给宝宝适当的皮肤刺激。

3. 妈妈哺乳前要缓解自己的紧张情绪，否则宝宝感受到妈妈的情绪，会变得更加敏感和情绪化。

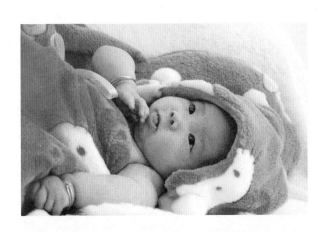

5~8个月宝宝发育逐月跟踪

5个月的宝宝

性别	身高（厘米）	体重（千克）	坐高（厘米）	头围（厘米）	胸围（厘米）
男宝宝	63.2~68.6	6.3~8.2	43.57	43.1	43.4
女宝宝	61.5~66.7	5.8~7.5	42.3	41.9	42.05

肢体：5个月的宝宝，腿部力量明显增强，如果大人扶着他，可以在床上或大人腿上不断跳动或静止站立2秒钟以上。手的抓握能力也有显著提高，能稳稳地抓住身旁的玩具，还能两手分工，一手拿一样。

语言能力：此时的宝宝会在看到熟悉的人时，出声对其打招呼或呼唤，让别人注意到他。另外，在高兴的时候，会模仿大人发声，偶尔发出"baba"或"mama"的声音。

视觉、听觉：宝宝长到5个月时，眨眼的次数有所增加。能够比较准确地判断物体的远近距离，可以准确地拿到身边的玩具，并拿到眼前玩耍。能够很准确地确定声音的来源，当别人叫他的时候可以迅速把头转到此人所在的方向。

嗅觉、味觉：宝宝在辅食添加的过程中，味觉发育越来越敏感，会坚决拒绝他不喜欢的食物。

6个月的宝宝

性别	身高（厘米）	体重（千克）	坐高（厘米）	头围（厘米））	胸围（厘米）
男宝宝	65.1~70.5	6.9~8.8	44.16	44.32	44.06
女宝宝	63.3~68.6	6.3~8.1	43.17	43.2	42.86

肢体：宝宝长到6个月时，如果把他扶起来，他能把手放在身前，支撑着床坐一会，如果后背有依靠，就可以较稳当地坐着，自己能够迅速熟练地由仰卧位翻到俯卧位，并抬高臀部试图爬行。手能做准确的动作，如果把毛巾遮在他脸上，他可以迅速准确地拿开，还能把玩具从一只手里倒到另一只手里。头颈部可以自由随意地活动，仰卧时经常会把脚塞到嘴里吮吸。

语言能力：宝宝此时与人说话的欲望特别强烈，可以发出的音节也更加丰富，而且会把某些音节连起来说，父母可以缓慢连贯地跟宝宝说一些话让宝宝学习。

视觉、听觉：随着头部的自如转动，此时的宝宝视野有了很大的扩展，接受的视觉刺激更多。听觉灵敏度也非常高了，已经接近成人，而且能记住声音，哭闹时即使没见到妈妈的人，只听到妈妈的声音也会变得安静，当听到特别的声音如小狗叫时，会到处寻找。当听到音乐时，会随着音乐晃动四肢，虽然动作节奏不一定协调，但宝宝会非常兴奋。

嗅觉、味觉：宝宝辅食添加的种类越来越多，口味偏好也越来越明显，可能会与父母的口味一致，喜欢某些口味，而坚决拒绝某些口味。

7个月的宝宝

性别	身高（厘米）	体重（千克）	坐高（厘米）	头围（厘米）	胸围（厘米）
男宝宝	66.7~72.1	7.4~9.3	44.7	45	44.6
女宝宝	64.8~70.2	6.8~8.6	43.8	43.7	43.5

肢体：7个月的宝宝没有支撑也可以稳稳当当地坐着了，脊柱挺得很直，腾出了两只手自由玩耍，两手都有玩具的时候，会把双手的玩具交碰在一起，还经常会把玩具塞到嘴里品尝。俯卧时经常只有手脚着地，而臀部高高抬起，这是在为爬行做着准备。

语言能力：宝宝此时已经能发出明确的音节，像"baba"、"mama"、"nana"等，语言的学习进入敏感期，父母说话的语气、语调及表情都可能被宝宝模仿。因此父母要多和宝宝说话，并保持快乐积极的状态，强化训练宝宝的语言能力。

视觉、听觉：此时的宝宝能熟练辨别远近和空间，当妈妈从远处走来的时候，随着妈妈的接近，宝宝会越来越兴奋。当玩具突然不见时，宝宝会四处寻找，如果这时拿给他，他会表现得非常兴奋。另外，这阶段的宝宝能把声音和声音所表达的意思联系起来了，听到"妈妈"这个词后，会到处找妈妈，听到"喝奶了"这句话，就会用眼睛到处搜寻奶瓶。

8个月的宝宝

性别	身高（厘米）	体重（千克）	坐高（厘米）	头围（厘米）	胸围（厘米）
男宝宝	68.3~73.6	7.8~9.8	45.28	45.74	45.13
女宝宝	66.4~71.8	7.2~9.1	43.98	45.2	44.1

　　肢体：8个月的宝宝，大多已经可以爬行，爬行速度非常快，手脚协调能力越来越好。手可以做到更精细的动作，可以把很细小的东西，比如绿豆用两只手指捏起来送进嘴里。能从俯卧位转到仰卧位或半坐位。

　　语言能力：宝宝在8个月时，语言能力持续提高，与别人的对话越来越多，常常模仿别人说话，与人一唱一和来回交流。

　　视觉、听觉：宝宝能从别人的表情上和语气上分辨人的心情，如果怒视他，他会瘪嘴或哭，如果大声训斥，会哭得很伤心；相反如果温柔地看着他，对他轻言细语，他就会非常高兴。

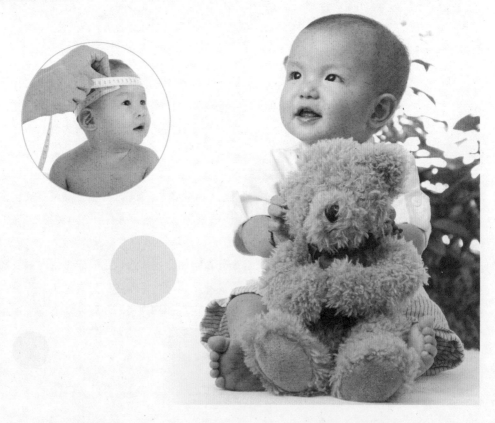

5～8个月宝宝营养饮食与哺喂指导

5～8个月宝宝所需的营养素

宝宝在此阶段，添加的辅食无论数量还是种类，都会不断增加，但是仍然以母乳或奶粉为主，奶量不会有太大变化，在添加辅食时，可以适当增加宝宝钙、脂肪酸和蛋白质的摄入。

▶▶▶ 为宝宝添加含钙和含铁量高的辅食

此阶段宝宝的四肢力量不断增强，牙齿也将萌发。因此需要较多的钙，建议妈妈从第5个月开始，让宝宝多摄入含钙量高的食物。另外，宝宝从妈妈身体里带来的铁质在此阶段消耗一空，需要及时补充。

蛋黄含钙和铁质丰富，同时还含有维生素B$_2$、磷脂，是宝宝辅食的最佳选择。此阶段蛋黄泥可以做得稠一些了，也可与其他辅食混合，如把小块香蕉与少量蛋黄混合做成香蕉蛋黄泥。但是，添加辅食仍然要按照上一个阶段的原则进行，即数量由少到多，一次增加一种，一种适应后再加另一种，并在添加后注意观察宝宝的反应，另外如果宝宝吃了某种食物有不适现象，需要停止一段时间以后再尝试。还有此阶段的宝宝可以适当添加一些荤食，如鱼泥、猪肝泥、猪血泥等。

▶▶▶ 为宝宝添加蛋白质含量高的辅食

当宝宝长到8个月时，他身体内的消化酶已经能够充分消化蛋白质了，每天需要的蛋白质每千克体重大概是2.3克，妈妈可以为宝宝做一些含蛋白质含量高的辅食。

可以为宝宝准备以豆腐为主的辅食来补充蛋白质，把豆腐搅成小颗粒，与豌豆泥、虾仁泥、水果泥等混合喂给宝宝。另外，也可以用瘦肉或鱼给宝宝煮汤喝或泡食馒头或面包等。

但是，最好不要直接给宝宝吃鸡蛋清补充蛋白质，因为宝宝肠道通透性非常好，而鸡蛋清分子很小，很容易未经消化就直接进入血液，引起宝宝过敏，导致荨麻疹、湿疹或哮喘等。

▶▶▶ **给宝宝补充脂肪酸**

脂肪酸对宝宝的大脑发育影响很大，在给宝宝添加辅食时，也应该适当加入。

植物油中含有的脂肪酸较丰富，如芝麻油就含有丰富的油酸、亚油酸、棕榈酸和甘油酯，对宝宝的大脑发育非常有益，可以在宝宝的辅食中加入一滴或两滴。另外，也可以给宝宝食用芝麻酱，用芝麻酱与其他辅食调和喂给宝宝，如芝麻酱拌豆腐，或者用饼干和馒头片蘸食，都是不错的选择。

5～8个月宝宝一日饮食方案

芝麻含有丰富的蛋白质和钙，而且味道香浓，一般宝宝都会喜欢。

本阶段的宝宝对奶水的需求量没有多大变化，随着辅食的不断增加，到后期奶量还会有所下降，这是在为断奶做准备。

这一时期奶量变化不大，但宝宝需要的能量却在加大，所以辅食的量需要慢慢增加，种类也需要不断地丰富。宝宝的辅食尽量荤素搭配，以米、面粉（米粥、粗粮面包）为主食，每天吃一顿豆制品（主要是豆腐、豆奶）、一个蛋黄、50～75克鱼或肉，中间还可加水果泥、菜汤等。辅食要尽量柔嫩、清淡，而且在宝宝适应了大部分的辅食之后，可以轮番换花样，以免宝宝吃腻。这时候母乳会渐渐不够宝宝吃，需要增加一些代乳品，如米粉、奶粉，后期也可适当增加牛奶。妈妈可以把下面的例子作为参考：

宝宝一日饮食举例

早上6：00：母乳哺喂10～20分钟或喂奶粉180毫升；

上午8：00：喂水果汁80毫升；

上午10：00：把15克婴儿米粉、15克婴儿豆奶粉、一个鸡蛋黄、1滴植物油用适量奶水调成奶糊喂食一顿；

中午12：00：喂新鲜蔬菜汁80毫升，并泡1/2片全麦面包喂食一顿；

下午2：00：母乳哺喂10～20分钟或喂奶粉180毫升；

下午5：30：豆奶180毫升，加适量白糖；

晚上9：00：奶粉180毫升；

凌晨12：00：奶粉180毫升；

夜间4：00～5：00：以母乳喂养10～20分钟。

这样的饮食进行3天后，妈妈可以把上午10：00的辅食换成奶水调制鱼肉、蔬菜泥的搭配。另外，此阶段的宝宝需要慢慢地断掉夜奶，所以晚上最后一顿的时间可以慢慢提前到10：00左右，而夜间的奶逐渐推迟到早晨的6：00。

5~8个月宝宝日常起居看护照顾

关注宝宝长出的乳牙

宝宝从6个月开始，就会开始长牙，最晚到2岁半会长出全部20颗牙。有的宝宝出牙比较早，在第4个月就开始萌出下颌2颗牙。宝宝这时候出牙很好地配合了辅食的添加，也是方便咿呀学语和咬字发音。宝宝在出牙时，一般没有痛感，但有些宝宝可能会有烦躁情绪，需要妈妈安抚并保证宝宝的口腔和牙齿健康。

▶▶▶ 宝宝出牙时期的注意事项

1. 在这个阶段，尽量不要给宝宝太甜的饮料或果汁，里面含有的糖分对宝宝刚刚萌出的牙齿会造成伤害。

2. 当宝宝烦躁时，妈妈可以用干净的手指或纱布，轻轻摩擦宝宝的牙床，这样可以缓解他的不适。

3. 宝宝出牙时，可以给他用磨牙棒或吃磨牙饼干，但是磨牙棒的使用频率不宜太高，如果频繁使用，有可能使宝宝牙列不齐。

4. 有少数宝宝在牙将出未出之际，牙龈会红肿发炎，或出现小伤口，这时妈妈要注意清洁宝宝的口腔，以免感染。

▶▶▶ 如何护理宝宝的口腔和牙齿卫生

在宝宝的牙即将萌出时，就可以按时每天清洁口腔和牙齿了，但清洁时妈妈的动作一定要轻柔，避免用力太猛，擦破宝宝牙龈，引起感染。

1. 与成人一样，宝宝也应该每天刷两次牙，早晚各一次，晚上的一次尤其重要。最好每天在睡前为宝宝清洁一次口腔和牙齿，并在每次进食后用清水漱口。

2. 给宝宝刷牙，可以把纱布缠绕在手指上或直接购买可以套在手指上的乳牙刷，蘸上温开水，轻轻擦拭宝宝的牙龈、舌头和口腔，每个部位擦拭1~2次，不要来回反复地擦。此时的宝宝还不适宜用牙膏，因为吞咽控制能力不强，很容易将牙膏吞入腹中。

另外，宝宝长牙的时候，口水会比较多，妈妈要经常为宝宝擦拭，以免口唇周围被口水长时间浸染，引起皮疹。

宝宝头发的护理方式

宝宝刚出生时,头发较浓密,发质较好,但这种状况不会一直延续下去,随着宝宝的长大,头发多少、发质、色泽都会发生变化,绵软且发黄,一般情况下都无须担心,到宝宝2岁以后,如果不是遗传因素,都会重新变得浓密黑亮。

▶▶ 如何护理宝宝头发

有些妈妈害怕把宝宝本来稀少的头发洗掉,就不敢给宝宝洗发,这对宝宝的头发是有害无利的,其实给宝宝勤洗头、勤梳头、保证营养均衡和多晒太阳,才能让宝宝头发健康生长。

勤洗头:宝宝的新陈代谢快,头发如果长期不洗,头皮上就会积存大量油脂和汗液,并刺激宝宝毛囊,引起发炎。因此宝宝要经常洗头,最好每天一次,洗头时水流和妈妈的抚触可以促进宝宝血液循环,加速头发营养供给,使头发迅速生长。但是,洗发用品要注意,建议不要用碱性的或含有皂质的洗发液,最好是温和无刺激的婴儿专用品。洗发动作也需要轻柔,不可使劲揉搓宝宝头发,以免打结,只要用手指肚呈指梳状轻轻按摩宝宝头皮即可。

勤梳头:为宝宝准备专用的梳子,最好是比较软的塑胶梳子,梳齿也要光滑圆钝。然后,不定时地梳理宝宝头发,这样可以刺激宝宝头皮血液循环,促进他的头发生长。梳头时要顺着头发的纹理,并保持均匀的速度和力道。

要想让宝宝头发浓密黑亮,保证宝宝的充足睡眠、营养均衡是必不可少的,因为头发作为身体的一部分,也需要生长激素的刺激和滋养。多晒太阳对宝宝头发也有助益,因为阳光可以促进宝宝头部皮肤血液循环,增加头发毛囊营养。

▶▶ 尽量少给宝宝剃光头

传统认为,宝宝头发稀疏时,把头发剃光,让头发重生,就可以使头发浓密,这种做法对宝宝其实比较危险。

1. 宝宝的头部皮肤脆弱,很容易在剃头时,轻微损伤头皮毛孔,但是从外观上用肉眼看不出来,不能及时处理,如果这时候,剃刀不干净或者头部皮肤不清洁,很容易引起感染。

2. 如果在夏季剃光宝宝的头发,宝宝的头部皮肤失去保护,很容易受到阳光的直射而晒伤。

所以给宝宝理发时，只需剪短即可，既让宝宝利落凉爽，也不能让宝宝头部皮肤失去保护。

宝宝遭蚊虫叮咬后的处理方法

▶▶▶ 避免宝宝被蚊虫叮咬

蚊虫叮咬不但让宝宝又痛又痒，还有可能传染病毒，因此尽量不要让宝宝被蚊虫叮咬。防止蚊虫叮咬，传统有效的办法是点蚊香或者涂擦防蚊药水，但是对宝宝来说，这两者最好不要经常用，它们的毒性虽小，还是会造成一定伤害，以不用或少用为好。

1.给宝宝的小床上挂上蚊帐是防止蚊虫叮咬的比较稳妥的办法。在每次放宝宝上床前，要先检查一下，并赶走蚊虫；另外在夜里安抚宝宝的时候，需要注意不要让蚊虫趁机进入蚊帐。

2.在蚊虫多的时候，尽量不要带宝宝外出，如果需要外出时，可以给宝宝穿上长袖的衣服和长裤，在衣服外面涂一些防蚊药水，防止蚊虫靠近。

▶▶▶ 宝宝被蚊虫叮咬后的处理方法

宝宝被蚊虫叮咬后，又痛又痒，就会常常用手抓挠，造成进一步感染。妈妈要尽量缓解宝宝的不适，并防止宝宝抓破皮肤。

1. 宝宝痛痒不适、烦躁不安时，可以给宝宝涂抹专用的止痒药水，炉甘石洗剂、清凉油都可以。

2. 有的宝宝皮肤比较敏感，被蚊虫叮咬后，症状比较严重，需要带宝宝去医院治疗，遵医嘱服用消炎药并清洗、消毒叮咬部位，涂抹消炎药膏。

3. 宝宝在不舒服时，会伸手去抓挠，抓破后容易引起继发性感染，因此妈妈需要剪短宝宝的指甲，以免宝宝抓伤皮肤。

/爱心提示/**防蚊妙招**

蚊子惧怕橘红色的灯光，所以用橘红色的灯泡或在灯泡上罩上一层透光的橘红色纸，可以起到很好的驱蚊效果。另外，蚊子不喜欢茉莉花、米兰、夜来香、玫瑰等的味道，只要在房间里摆放一两盆这样的花，蚊子也会躲得远远的。不过对于宝宝来说，最保险的做法还是用蚊帐。

宝宝的脸蛋不能乱亲乱捏

宝宝的脸蛋光滑圆润，常常让人忍不住去亲或捏，这是大人对宝宝亲爱的表示，宝宝也可能会在别人做这样的动作时，表示出开心，但是这样的动作对宝宝的健康没有好处，严重时有可能导致宝宝流口水，或患上口腔黏膜炎、腮腺炎。

宝宝的脸颊皮肤下面有一种特殊的脂肪组织——颊脂垫，颊脂垫在让宝宝的脸看上去胖乎乎的同时，宝宝吮吸、咀嚼时，还起到协调上颚、双颊、嘴唇和舌头的作用，如果大人经常捏或扭，或者大力亲吻宝宝的脸颊，容易使颊脂垫受伤，从而造成宝宝爱流口水的毛病。

另外，在宝宝的脸颊上还分布着腮腺和腮腺管，如果大人经常用力亲吻或扭捏宝宝的脸，腮腺和腮腺管就会一次次被撕拉、挤压，从而导致受伤，易使宝宝患上腮腺炎。

还有用力扭捏宝宝的脸颊时，还有可能伤及宝宝的口腔黏膜，导致宝宝口腔黏膜发炎。

所以大人这个看似表达亲爱的动作，其实是在伤害宝宝，建议妈妈尽量不要让别人随便捏或用力亲吻你的宝宝的脸蛋。

给宝宝把尿的若干问题

宝宝在这一阶段，还不能控制自己的大小便，妈妈可以适当为宝宝把尿，为1岁以后的大小便训练做准备，但最好不要太频繁，这样对宝宝没有好处。

▶▶▶ 妈妈观察宝宝小便规律

细心的妈妈通过长时间与宝宝相处，会总结出一些宝宝的生活规律，包括排尿。妈妈如果找到了宝宝排尿的规律，可以为宝宝把尿。但是如果没有掌握规律，因为担心宝宝尿湿，就频繁把尿，长期下去，可能造成宝宝尿频，另外这样做会引起宝宝反感，在正式训练尿便的时候，产生反抗抵触情绪。

▶▶▶ 夜里是否应该为宝宝把尿

夜里是否为宝宝把尿、换尿布，都要以保证宝宝的睡眠质量为前提条件。有的宝宝在把尿、换尿布的时候，仍然可以安静睡眠，不受影响，妈妈就可以放心为宝宝把尿、换尿布，但如果宝宝很容易醒来，且很难再重新入睡，在这样的情况下，只要宝宝没有感觉不舒服，也没有尿布疹，最好不要给宝宝在夜间把尿或换尿布，让宝宝安静睡眠即可。

▶▶▶ 给宝宝把尿的方法

这一阶段的宝宝脊柱可以挺直，能端坐，因此妈妈可以让宝宝的上半身靠在自己的身上，双手托着宝宝的臀部，分开他的双腿让他小便，嘴里可以发出"嘘嘘"的声音逗引宝宝排尿；也可以为宝宝买专用的漂亮的便盆，让宝宝坐在上面，妈妈护住就可排尿。

▶▶▶ 宝宝把尿哭闹怎么办

如果每次给宝宝把尿，宝宝会哭闹，打挺，妈妈需要检查一下，如果是女宝宝，看一下是否有尿道口发炎；如果是男宝宝，要看一下是否包皮过长，有无必要就医治疗。但如果宝宝自己排尿时很安静，只有把尿时会哭，说明宝宝不喜欢把尿，妈妈就不要强迫宝宝了。尿便训练可以在1岁以后进行，即使2岁宝宝尿床也是正常情况，妈妈不可操之过急。

☎ 专家热线常见疑问解答

ⓠ 宝宝到底该不该穿开裆裤呢？

ⓐ 理论上讲，开裆裤对宝宝健康不利，因为开裆裤使宝宝的外阴部和臀部裸露在外面，在宝宝能坐会爬之后，所处的环境较多变且较复杂，很容易被不洁物侵袭，尤其是女宝宝，便容易患上尿道炎、膀胱炎或泌尿系统感染等。但是此时的宝宝尿便较多，穿满裆裤也不方便，外出时可以给宝宝用纸尿裤，再穿上满裆裤，在家时可以穿开裆裤，但是可以用尿布护住宝宝的裸露部位。

引导宝宝学爬学坐

宝宝从5个月起，脊柱的力量越来越大，6个月时双手可撑着床坐一会，到8个月已经能稳稳当当坐着，并腾出手来玩耍了，这个时候宝宝就该开始学爬了。

▶▶ 如何引导宝宝学坐

宝宝学坐经历的时间比较长，需要父母经常锻炼，并好好保护。

1. 宝宝4个月时，就可以让宝宝靠在大人的怀里练习坐了，在宝宝5~6个月时，头和脊背可以直立，用双手撑着床，可以坐一会，但是这时的脊柱和背部肌肉力量还不够，不能支持他稳稳当当坐着，需要给宝宝靠枕头或靠垫锻炼坐立。在宝宝7个月时就可以坐稳了，但是他能安静坐着的时间不长，妈妈可以在他的前面放玩具引诱他，让他够取玩具，以延长他坐的时间。

2. 当锻炼宝宝练习坐时，可以让宝宝离开柔软的床垫，而坐在较坚硬的地板上，这样宝宝能够坐得更稳，也更有安全感。

宝宝在这个阶段虽然会坐，但是还不能很好地控制平衡，当他把头转向左后或右后方时，身体会失去平衡而倒地，大约需要到10个月时，才能在坐着时自如转动身体。

▶▶ 如何引导宝宝学爬

宝宝在6~7个月时，在俯卧位四肢可以托起全身，常常会手脚着地，抬起臀部，开始准备爬行，到第8个月手脚学会互相协调配合，就开始爬行了。宝宝爬行可以锻炼宝宝的平衡能力，并能促进宝宝的大脑发育，实现大脑对手、眼、脚的协调控制。

1. 在宝宝俯卧的前方放玩具，诱导宝宝去够取，宝宝会努力向前，但因为手脚不会协调，前进会很困难，妈妈可以多加鼓励，并用手推宝宝的双脚。

2. 父母互相配合，一人用毛毯横过宝宝的腰腹部，提着毛毯的两头，另一人用手推宝宝的右手左脚，前进一步后，再推左手和右脚，让宝宝慢慢体会手脚的协调。

3. 宝宝爬累了，妈妈可以顺势帮宝宝从俯卧位转到坐位，让宝宝体会翻身坐起的感觉，让他爬和坐交替，锻炼腰部的肌肉。

/爱心提示/**谨防宝宝受伤害**

宝宝会爬行之后，妈妈除了要注意不要让宝宝掉下床外，还需要把家里可能会对宝宝造成伤害的物品收好，如玻璃制品、烟灰缸、化妆品等；并随手关闭房间门，以免夹伤宝宝的手；在床的周围、窗体玻璃前、楼梯口等宝宝容易掉下的地方装上围栏。

为宝宝挑选益智玩具

不断更换宝宝玩具的样式，能够刺激他的大脑发育。另外，这个阶段如果能为宝宝添加一些专门的益智玩具，更能激发宝宝的好奇心和求知欲，但这些玩具材质最好天然、健康，在日常玩耍后，还要仔细清洁、消毒，以免影响宝宝健康。

▶▶▶ 如何为宝宝挑选玩具

为这一阶段的宝宝挑选玩具不要太复杂，有声响、颜色鲜艳即可，可以适当添加可拆分的玩具，无论什么玩具，质量最重要。

1. 因为宝宝喜欢把玩具放在嘴里咬，因此首先玩具的材质以自然为好，这样不会危害宝宝健康；其次玩具要耐久，能经得起宝宝的多次摔打；还要触感好，结构圆润，不易藏污纳垢。一般来说木质和无毒塑胶材质比金属和毛绒玩具好（毛绒玩具掉毛会刺激宝宝）。另外，玩具不能太重，宝宝如果长时间玩耍，容易拉伤肌肉。

2. 给宝宝的玩具一定要安全，选玩具时最好有SP安全标志，要避免玩具中有太小的配件，也不要有锐利棱角。

▶▶▶ 宝宝的玩具要注意清洗、消毒

宝宝的玩具要经常清洗、定时消毒，并且收纳到固定的地方。

1. 宝宝的玩具在初次玩耍之前一定要好好清洗消毒，因为在玩具制造、包装的过程中，会沾染一些细菌，如果不清洗很容易感染宝宝。另外，玩具最好能每周都清洗消毒一次。耐热木质玩具可以用开水煮沸10分钟，塑胶玩具用洗涤剂浸泡20～30分钟，电子玩具可以用75%的酒精擦拭表面宝宝容易接触的地方，毛绒玩具可以放在阳光下暴晒4～6小时，让紫外线充分杀菌。

2. 清洁玩具时，不可用抹布直接擦拭，有可能越擦越脏，最好用宝宝专用的洗涤剂、消毒剂清洗消毒一次，之后用大量流动的清水冲洗，以免洗涤剂或消毒剂残留，伤害宝宝，清洗之后，可以放在阳光下晾晒至干。另外，如果给宝宝准备了磨牙棒等玩具，清洗消毒时，需要更加严格，最好像清洗、消毒奶瓶一样进行。

3. 为宝宝准备专用的玩具收纳工具，并且把不同用途的玩具分开存放，如户外的玩具，在回家之后，可以放在门口的篮子里，不要带到屋里去，更不要与其他玩具接触，以免户外带回的灰尘和细菌感染宝宝。

开启宝宝语言能力的方法

宝宝从第3~4个月能发出一些简单的音节开始，逐渐发展到第8个月时，大部分都能咿咿呀呀，自言自语，有的宝宝可以发出一些单字。宝宝这时候对声音非常敏感，妈妈重复过几次的话语，宝宝能在较大程度上了解其中的意思，并储备在大脑里，为他的语言能力打基础，宝宝听得越多，将来的语言能力越强，所以要多跟宝宝说话，让他多听。

交谈前先吸引宝宝的注意力。宝宝如果被别的事物吸引，对你说的话不加理睬，就达不到训练的目的。因此，谈话前需要先吸引宝宝注意你说话。如果宝宝不理你，可以用响铃等东西发出声音或者用夸张的声音学习小动物的叫声，逗引他注意你。在跟宝宝说话时，也需要一直用眼睛直视着宝宝的眼睛，这样就可以一直保持他对你的高度注意。

利用所有机会与宝宝交谈生活中的所有细节。与宝宝谈话时，尽量让他切实感受你所说的内容，所以可以多说他身边可以看得到的事物，如他的衣服、他的玩具，妈妈要给出明确的名称，多次强化后，宝宝会在心里对这些事物和它的名字留下印象。

语言与动作、表情相结合。对宝宝说话时，把语言与相关动作结合起来，如教宝宝挥手的时候，跟他说"再见"，多次重复后，你说再见的时候，宝宝会挥手，说明他已经理解了这个单词的意义，这可以为他以后说话做很好的单词储备。同时在说话的时候，尽量让宝宝看到你的脸，并放慢语速，在他面前做出各种张嘴、吐舌的动作，再配合相应的表情，引导宝宝模仿你的动作和表情。

语言要简单。跟宝宝说话的内容和语言要简单，宝宝如果始终无法理解你说话的意义，就会失去倾听的兴趣，因此可以把简单的单词重复几遍，另外可以给宝宝听童谣，可以放CD，也可以由你亲自唱给他听，童谣的节奏鲜明，语速较慢，很适合宝宝听并模仿。

高度关注宝宝说的话。当宝宝咿呀发声时，也需要妈妈给予高度的关注，如果妈妈能附和模仿他的语言，就等于认同了宝宝的说话能力，这会让宝宝表达的欲望增强，对他发展语言能力有很好的刺激作用，并可以让宝宝喜欢表达。

9～12个月宝宝发育逐月跟踪

9个月的宝宝

性别	身高（厘米）	体重（千克）	坐高（厘米）	头围（厘米）	胸围（厘米）
男宝宝	69.7～75	8.2～10.2	45.6	46	45.6
女宝宝	67.7～73.2	7.6～9.5	44.6	45.2	44.3

　　肢体：进入第9个月，宝宝不但可以坐稳，而且可以坐着转身了，如果旁边有护栏等依仗，还可以拉着站起，再坐下。此时，宝宝的爬行速度很快，并能在爬行中自由地转向任何方向。手指的灵活性也进一步提高，可以单独伸出示指去抠东西，所以这时家里的电插孔最好有安全防护，以免宝宝把食指伸进插孔导致触电。

　　语言能力：宝宝这时候能听懂妈妈对他说的大部分话，并且会回答，如果妈妈用语言制止他的行为，宝宝会做出明确的反应，停下动作，并瘪嘴以示不满。

　　视觉、听觉：此时宝宝喜欢自己制造一些声音，拿着玩具去敲击其他东西，如果能发出声音，他会很兴奋地一直持续这样的动作，能够分辨高音和低音，敲出的声音越大越开心。另外，这时候的宝宝已经有意识地用眼睛寻找事物，准确找到他喜欢的玩具或食品。

10个月的宝宝

性别	身高（厘米）	体重（千克）	坐高（厘米）	头围（厘米）	胸围（厘米）
男宝宝	71～76.3	8.6～10.6	46.92	46.09	45.99
女宝宝	69～74.5	7.9～9.9	46.03	44.89	44.89

　　肢体：10个月的宝宝能够独立站起来，如果有人在前面引导，会猛然向前跑两步，但平衡性较差，当站立一段时间后，会害怕地再坐下。双手能够分工合作，会把两样玩具放在一只手里，腾出一只手去玩别的玩具。

　　语言能力：宝宝10～12个月是模仿力最强的时候，所以这段时间大人要多教宝宝说话，为他的语言能力奠定好基础。

　　10个月的宝宝，会主动叫妈妈，这时的语言能力处于词和句子的萌芽时期，经常会重复一些词语，并能够理解大人反复说的话，会按照妈妈的吩咐去完成一个动作，比如他会听妈妈的话去拿某件东西。这时候大人如果多跟宝宝说话，有利于他积累更多的词汇。

　　视觉、听觉：宝宝在此时，能够很准确地靠声音定位，无论你在哪个方向叫他，或发出奇怪的声音，宝宝都能准确地把头转到声音所在方向，无论是前后左右，还是上下。

11个月的宝宝

性别	身高（厘米）	体重（千克）	坐高（厘米）	头围（厘米）	胸围（厘米）
男宝宝	72.2～77.6	8.9～11	47.8	46.3	46.37
女宝宝	70.3～75.8	8.2～10.3	46.7	45.3	45.3

　　肢体：宝宝在11个月时，如果双手拉着大人的两只手，能够慢慢走路了，但平衡性仍然不好，走的时候，会前后左右地摇晃。

　　语言能力：宝宝的模仿力仍然很强，并且非常喜欢模仿大人说话，开口时往往会整串整串地发出大量音节，并且试图用语言回答问话或提出要求，当语言不足以表达时，会用动作代替，如他不想吃的时候，会使劲摇头。

12个月的宝宝

性别	身高（厘米）	体重（千克）	坐高（厘米）	头围（厘米）	胸围（厘米）
男宝宝	73.4～78.8	9.1～11.3	48.46	46.5	46.8
女宝宝	71.5～77.1	8.5～10.6	47.41	45.4	45.8

　　肢体：这时的宝宝站起后，能够独立走几步，并且能在站着的时候弯腰捡拾东西或与人挥手说再见，还可以蹲下再站起。平衡感也有了进步，走路时晃动的幅度变小，大人如果拉着宝宝的一只手，宝宝就可以与大人并排前行，但另一只手会高高举起，这有利于保持他的平衡。

　　语言能力：宝宝会说的话更多了，除了爸爸妈妈之外，经常教的词，能够说出大概5个以上的单词，并在说话的时候有动作或表情配合，如叫妈妈的时候，会用眼睛看着妈妈，把手伸向妈妈所在的位置，说抱抱的时候，把两只手打开做拥抱状。

9～12个月宝宝营养饮食与哺喂指导

9～12个月宝宝的必需营养素

在本阶段，宝宝会逐渐断奶，慢慢地大部分的营养素都需要从辅食中摄取，使辅食渐渐变成主食，在制作辅食时，以下的营养素，要保证宝宝能够有足够的摄入。

蛋白质：为宝宝补充蛋白质，应以动物蛋白为主，可以食用牛奶、奶粉、蒸蛋、肉汤等，其中的奶类食物，宝宝每天需要饮用至少500毫升，而固体食物与奶类食品的最佳比例是3：2。

铁元素：宝宝每天的成长都需要铁，铁对宝宝的智力、皮肤、头发等都有重要作用，是宝宝不可缺少的营养素，妈妈可以用含铁量较丰富的食材如瘦肉、动物肝脏、鱼等为宝宝制作辅食食用，补充铁质。

钙：宝宝每天饮用不少于500毫升的奶，也是宝宝补钙的需要，另外虾皮、紫菜、豆类、小白菜及绿叶菜中钙的含量都较高，都是宝宝辅食的很好原料。制作绿叶蔬菜或小白菜时，可以先用沸水焯烫，这样可以减少草酸和植酸，更有利于钙的吸收。

维生素C：蔬菜、水果中的维生素C含量普遍较高，妈妈可以为宝宝制作蔬菜汁、水果汁饮用，或蔬菜泥、水果泥食用，味道较清甜，宝宝也会比较喜欢。

另外可以购买婴儿面，一般的婴儿面添加了蔬菜、骨汤，能为宝宝补充较丰富的蛋白质、维生素和钙、铁、骨胶原等营养素。

采取温柔的方式逐渐断去母乳

从宝宝出生后的第6个月开始，母乳的量和质都会有所下降，到第9个月母乳已经不能满足宝宝的营养需求，因此需要逐渐戒断母乳。戒母乳的最佳时间是宝宝8～12个月时，即使妈妈奶水量充足，也不宜久喂，最迟不超过18个月，否则宝宝容易养成吊奶头的习惯，并且不喜欢吃其他辅食，从而导致营养不良。但是给宝宝断母乳时，要讲究方式方法，以不伤害宝宝的感情和健康为好。

选择合适的时机为宝宝断奶

给宝宝断奶，最好选择春季或秋季，而不要在冬季或夏季。夏季和冬季，气候条件较差，宝宝的体质和抗病能力相应较弱，夏季断奶宝宝失去妈妈奶水供应的同时，也失去了妈妈乳汁中的大量抗体，所以很容易出现腹泻、感冒、发烧等症，还有可能中暑，另外夏季宝宝的肠胃消化吸收能力较弱，食欲较差，对辅食营养吸收不佳，较容易造成营养不良；冬季断奶，宝宝容易情绪不良，精神紧张，从而睡眠不稳，这也会导致宝宝的免疫力低下，容易发烧、感冒等。因此，如果宝宝应该断奶的时机在夏季或冬季的话，可以适当延长几个月母乳喂养，等到凉爽的春季或秋季再断。

另外，宝宝身体不适的时候，不宜断奶，需要等宝宝身体康复之后再进行。

用温柔的方式断奶

给宝宝断奶，提倡自然断奶法，而尽量避免强行隔离，因为强行隔离会让妈妈和宝宝都承受相当的痛苦，还会让宝宝产生严重的情绪波动，大哭大闹，对宝宝的身心健康不利。

1. 给宝宝断奶用自然断奶法：断奶时，妈妈可以逐渐地延长两次哺乳的时间间隔，减少对乳腺的刺激，慢慢地宝宝吃母乳的习惯就会改变，而乳汁分泌的量也会减少，是一个缓慢适应的过程，对妈妈和宝宝的伤害较小。在断奶时，每天都要保证宝宝有500毫升以上的奶类摄入量。另外，辅食的数量和种类可以逐渐添加上去，这一阶段辅食由之前的品尝味道逐渐向果腹充饥的功能转化，渐渐变成主食。

2. 有的宝宝有恋乳的心理，对吮吸乳头有较强烈的欲望，并且把吃奶当做与妈妈亲近的一条途径，通过吃母乳获得心理安慰和安全感，这样的宝宝断奶时，会有焦虑和烦躁的表现，为了纠正宝宝的这种心理，可以多用杯子、勺子等用具养成宝宝进食的新习惯，逐渐解除宝宝的恋乳心理。

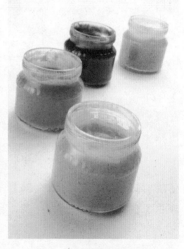

3. 建议妈妈不要采取强行与宝宝隔离或在乳头上涂抹刺激味道的方法来断奶，这样会给宝宝强烈的不安全感，感觉被妈妈拒绝和遗弃了。相反地在断奶的时候，妈妈不但不应该疏远或拒绝宝宝，还应该多和宝宝相处，给宝宝更多的安全感：为宝宝做辅食、陪宝宝做游戏、跟宝宝谈话，这样宝宝就会明白断奶并不是妈妈对他的拒绝或是遗弃，只是一个必需的过程。

妈妈可以亲自为宝宝做辅食，如果条件不允许就直接购买婴儿专用的食品，通过简单加工就可喂食。

宝宝辅食的选购和处理

▶▶▶ 怎样为宝宝选购辅食

为宝宝选辅食时，可以咨询专业的儿科医生，了解宝宝当前需要的营养素和当前的消化吸收能力，以及咀嚼能力，并遵医嘱购买。

1. 选购产品时，首先看外包装上国家规定的标准是否兼备，如厂名、厂址、商标、净含量、配料表、营养成分表、生产日期、保质期、执行标准及喂养说明等，另外，可以看一下是否标注有宝宝适应年龄段。

2. 看营养成分是否齐全，含量是否合理。一般营养成分表中会有热量、蛋白质、糖类、脂肪、维生素、微量元素等营养成分的标注，妈妈可以根据医生的建议进行取舍，其中的盐和糖分含量不可过高。

3. 目前市场上，婴儿的辅食主要有米粉、泥糊状食品、颗粒面等，不同的产品选择有不同的标准，妈妈可以参照以下标准：

米粉：质量好的米粉色泽均匀、有米粉香味无异味，干燥松散无结块，冲泡或煮熟后，口感润滑。

泥糊状食品：我国有国家标准的婴儿辅食有6种：肉泥、骨泥、鸡肉菜糊、苹果泥、胡萝卜泥及西红柿汁。在国家标准中，肉泥中蛋白质含量需在5%以上，骨泥和鸡肉菜糊中的蛋白质含量在3%以上，三者中的脂肪含量应低于其蛋白质的含量。

颗粒面：给宝宝选择颗粒面时，可选择添加了蔬菜、钙、铁、锌等营养物质的产品；另外，有些粗粮面如玉米颗粒面等也可适当给宝宝食用。

▶▶▶ 怎样处理宝宝的辅食

妈妈可以根据包装上的烹饪食用方法来操作，有时妈妈可以在该辅食中加入宝宝喜欢的食物，引导宝宝食用，如在米粉里加入果汁，在颗粒面里加入牛奶等。

为宝宝购买的辅食，最好选小包装的，因为宝宝的食量还很小，很容易在吃完之前就过期。另外，尽量购买生产日期临近的，可以存放较长时间。未加工前的产品可以放在通风、阴凉、干燥的地方保存，或根据说明存放，但加工好的食品储存时间最好不要超过24小时，以免滋生细菌，影响宝宝健康。

9～12个月宝宝日常起居看护照顾

宝宝的餐具要严格精选

宝宝的餐具是宝宝每天进食时都会亲密接触的必需品，必须安全、卫生，防止病从口入。

▶▶▶ 怎样为宝宝选购餐具

宝宝主要用到的餐具包括水杯、碗和勺子，选购时以符合宝宝的审美要求和安全健康为原则：

材质：宝宝的餐具需要经得起磕碰，不怕摔、不脆化，不易起毛边，这样宝宝才能放心使用。成人常用的玻璃和陶瓷易碎，对宝宝的安全造成一定的威胁，而不锈钢的产品太过坚硬，也容易造成伤害。因此宝宝的餐具大多采用塑料和仿瓷这两种材质，比较多用的还有木质和竹子的。

妈妈在选择时，需要注意看餐具的制作材料是否安全无毒，是否耐高温、可消毒。另外，仿瓷餐具要有QS安全认证，颜色要均匀一致，不可有斑点，在给宝宝用之前，可以先试用几天，如果不出现颜色变化就可以放心了，而竹子和木质餐具最好选用没有油漆过的产品。

款式：给宝宝使用的餐具最好符合宝宝的特性，小巧玲珑、颜色鲜艳、带有卡通图案的餐具对宝宝的吸引力较大，也能使宝宝喜欢吃饭，但是餐具的内侧不可绘图案。另外，要考虑到餐具的握持方便性，杯子是否有把手、碗是否不易打翻、勺子的手柄是否足够长，只有餐具特性符合宝宝的喜好，宝宝才会感兴趣。

▶▶▶ 怎样清洗宝宝的餐具

宝宝的餐具材质决定了它的清洗不易，需要妈妈更加用心。另外，餐具用完之后，最好立刻清洗消毒，不要搁置太久，以免滋生细菌。

给宝宝清洗餐具时，可以用温和的洗涤剂清洗，然后用流动的清水彻底冲洗干净，不要有洗涤剂残留，最后倒扣自然晾干即可。

宝宝的穿衣指南

　　为宝宝的餐具消毒时，可以用消毒碗柜，也可以用煮沸的沸水浸泡。

　　本阶段的宝宝衣着有了新的内容，妈妈除了为宝宝穿着棉质面料、简单款式、鲜艳色彩的衣服外，还需要为宝宝购买合适的围嘴和鞋子。

▶▶ 为宝宝选择漂亮的围嘴

　　选择围嘴时，可以参考以下因素。

　　材质舒适：围嘴要贴着宝宝的颈部和下巴皮肤，因此质地要柔软，以摩擦较小、容易吸水的纱质和棉质较好。另外，胶质的围嘴可以有效防止渗漏，也可以备一个在必要时候用。

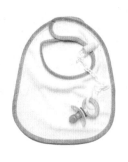

　　尺寸合适：围嘴的领口尺寸要适合宝宝，不能太紧或太松，太紧容易影响宝宝呼吸，太松容易渗漏。而围嘴的长度以盖住整个胸部为好，这样可以比较好地防止衣服脏污。

　　颜色鲜艳：围嘴的颜色、图案要鲜艳亮丽，这样容易让宝宝喜欢佩戴。

▶▶▶ 为宝宝挑选合适的鞋子

　　本阶段宝宝从学步逐渐过渡到自己走路，脚的能力得到锻炼，但因为脚骨还没有完全钙化，容易变形，用一双合适的鞋子来保护是必不可少的。

　　材质软硬适中：宝宝学走路时，鞋子可以是布面、布底的，柔软舒适且透气性好；在宝宝自己会走之后，可以穿有弹性的牛筋底或胶质底的鞋，舒适的同时，也可以缓解外来的伤害，避免硬物硌伤脚。

　　大小合适：宝宝的脚3～4个月就会长长0.5厘米，因此需要每3～4个月换一双鞋。鞋要大小合适，如果太大不能很好固定脚，宝宝无法借力，容易发生足内翻或外翻，太小时束缚力太大也会使宝宝的脚变形。

　　穿脱方便：宝宝的鞋前头要宽敞，穿脱要方便，以免挤压宝宝的脚。另外，鞋帮如果能高过脚踝最好，这样宝宝的脚踝也能得到较好的保护。

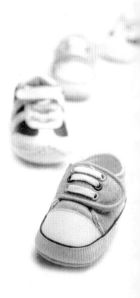

为宝宝打造健康安全的居室环境

宝宝在能爬会走之后，会接触到居室里的每一个角落，如何让宝宝在家里的活动健康、安全，成为摆在妈妈面前的一个新课题。

宝宝经常居住活动的房间，最好能选择环保安全的装修材料，如油漆、壁纸等，如果条件允许可以选择儿童专用产品。油漆的颜色越鲜艳，其中重金属含量越高，所以以淡色为好，而壁纸可以选择颜色鲜艳，带有宝宝喜爱的卡通图案的产品。地板可以是柔和、安全的木质地板，但最好不要铺地毯，地毯很容易寄生螨虫等寄生虫感染宝宝，而一些化纤地毯对过敏体质的宝宝更加不适合。

家具摆设问题：宝宝此时行动能力增强，但规避危险的能力几乎为零，容易在活动中被桌子、椅子、门、花盆等家具弄伤。因此，宝宝的活动范围内，妈妈尽量少放一些家具，且家具不要有锐角、利刺、粗糙等。而门对宝宝有着非凡的吸引力，如果不及时关闭，宝宝就会去玩弄，很容易夹伤手指，因此要记得随时关门。另外，一些小摆设和用具，如花瓶、剪刀、烟灰缸等都需要放在宝宝不易接触的地方，还有就是选用安全插座。

环境清洁问题：在居室清洁上，定时打扫、经常开窗通风即可。最重要的是不要让二手烟在居室里存留，如果家里有人吸烟，需要在远离宝宝的阳台、门外等通风好的地方，使烟雾及时散去。

妈妈为了宝宝的安全健康付出了很多，但宝宝的健康成长也为妈妈带来了很多惊喜，亲子之间的互动都是学习的过程，对宝宝和妈妈都很重要。

宝宝的体格锻炼操

宝宝此时的体格锻炼操，以主动操为主，妈妈从旁协助即可。

第一节锻炼宝宝大腿肌肉：让宝宝仰卧，把宝宝双脚抬起，双手手掌分别压在宝宝双脚掌上用力按压，诱导宝宝蹬你的手来回数次。

第二节锻炼宝宝腰、臂力量：让宝宝趴在床上，妈妈提起宝宝的双脚踝，使宝宝双手支撑倒立，重复4次。

第三节锻炼宝宝肩关节：宝宝面对妈妈站着，妈妈抓住宝宝的双手腕，缓缓将宝宝双臂侧举至头顶，然后还原，重复8次。

第四节锻炼宝宝腿部力量：宝宝面向妈妈站立，妈妈双手握住宝宝双手手腕轻轻下拉，使宝宝下蹲，然后还原重复8次。

第五节锻炼宝宝手臂力量：让宝宝仰卧，妈妈双手抓宝宝双手手腕缓缓拉起到坐位，然后再拉至站位，还原，重复4次。

妈妈在帮宝宝做操时，动作要轻柔，力道均匀平稳，以免弄伤宝宝。另外，在进行每一个动作时，最好都能发出相应指令，给宝宝多方位的刺激。

引导宝宝站立和行走

宝宝一般在12个月时都可以站立，有的宝宝已经能走一段路，妈妈要为宝宝选择适合的鞋袜，并尽可能地利用现有的条件引导宝宝站立或行走。

▶▶▶ 如何引导宝宝站立、行走

宝宝初学站立时，需要有所依仗，妈妈可以为他创造条件。另外，需要准备一些能够吸引宝宝的道具，使他产生站立行走的动力。

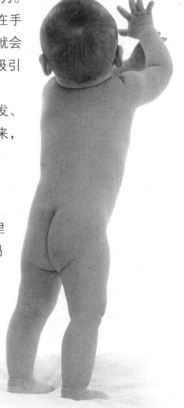

大人引导宝宝站立、行走：妈妈可以把宝宝的玩具拿在手里悬在宝宝的上方逗引宝宝去拿，宝宝在坐位拿不到时，就会考虑站起来。宝宝能站之后，妈妈就拿着玩具站在正前方吸引他，使他迈步向前。

利用家具让宝宝锻炼站立、行走：可以把宝宝放在沙发、茶几等低矮但稳固的家具旁边，宝宝会拉着这些家具站起来，并扶着家具来回行走，是安全有效的锻炼方法。

▶▶▶ 如何使用学步车

现在很多妈妈会为宝宝准备学步车，让宝宝在学步车里开始他的第一步，但学步车有一些潜在的危险，需要引起妈妈注意：一是学步车如果结构不良，容易使宝宝摔倒致伤；二是妈妈容易忽略学步车里的宝宝，使宝宝接触到一些危险物品。因此选学步车和用学步车时都需要慎重。

选学步车的要求：学步车上的滑轮必须在5个以上，且每一个滑轮都转动灵活，移动时能保持平衡稳固；最好装有减速插销，移动速度不能过快，以免发生危险；坐垫高度符合宝宝腿长，不要让宝宝经常蹲着或踮着脚。

用学步车的注意事项：宝宝用学步车的时间不可过早，尤其反对在学爬之前使用，这可能让宝宝失去爬行的学习、锻炼机会；最早可以在宝宝会站之后，否则对宝宝的大腿肌肉、脚骨等都有不良影响。宝宝用学步车的时间也不可太长，妈妈有时间的时候尽量亲自与宝宝玩耍锻炼。另外，用学步车时，要保证地面光滑、没有坡度、没有障碍物，还要把一些宝宝容易够到的危险物品收好。

宝宝的益智游戏

本阶段宝宝动手能力和动脑能力更加强，可以跟他做一些难度更大的游戏，或买一些更加复杂的玩具。

妈妈与宝宝玩游戏。妈妈可以跟宝宝玩躲猫猫的游戏，宝宝能爬会走，在寻找的过程中，反应能力和识别能力以及身体的灵活性都会得到锻炼；另外也可以把玩具扔到远处，要求宝宝捡回来，锻炼他动手能力和与别人的配合能力；还可以教宝宝玩用手指数数、指认眼睛、鼻子等游戏。

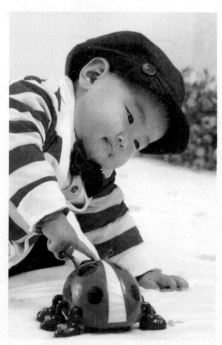

给宝宝买适合的玩具。此时的宝宝可以玩小车子、小积木、小鸭子、洋娃娃等形象玩具，也可以玩数字、卡片等智力型玩具。形象玩具最好可以拆分，如小车子门可以打开，小鸭子头可以转动，洋娃娃衣服可以穿脱，这样的玩具能更好地扩展宝宝的思维；数字、卡片型的玩具需要大人与宝宝一起玩，为宝宝讲解，否则这些玩具就只能发挥作为玩具的功能，而没有开发智力的效用。

此时宝宝的玩具数量不宜过多，玩具太多，宝宝就会随玩随丢，从而养成散漫的个性。另外，玩具安全性仍需要排在第一位，要求材质安全，造型圆润；其次，玩具最好耐用，因为此时的宝宝破坏欲强烈，总是喜欢摔打，脆弱的玩具使用寿命和安全系数都不高。

婴儿常见病与不适症的护理

流感

小儿流感是由流感病毒引起的急性呼吸道传染病，6个月至3岁的婴幼儿是流感的高危人群。流感比较典型的症状有高烧、头痛、咳嗽、全身酸痛、疲倦无力、咽痛等，流感发烧比普通感冒要高，一般以38.5～39℃甚至到40℃的高烧为主。

▶▶ 食疗方案

金银花饮

将金银花20克、山楂10克放入沙锅内，加水适量，置急火上烧沸，5分钟后取药液1次，再加水煎熬1次取汁，将两次药液合并，放入蜂蜜250克搅拌均匀即成。每日3次，或随时饮用，可有效防治宝宝流感。

陈皮姜粥

取陈皮10克、生姜10克，连同粳米50克，加水适量，大火煮沸开后，以小火慢煲成粥，每天进食两小碗，对于肠胃不适的流感宝宝特别有益。

▶▶ 家庭护理方式

充分休息。保证宝宝充分休息，避免到公共场所，减少传播机会。

室内通风。宝宝的居室应阳光充足，经常通风换气，保持空气新鲜。

多饮水，清淡饮食。让患流感的宝宝多饮白开水，促进体内毒素的排出。并多吃清淡、易消化、有营养的半流质或流质饮食。平时多给宝宝补充维生素C，可以减少感染的机会。

/爱心提示/ **给宝宝注射流感疫苗**

宝宝是流感疫苗的主要接种对象。3岁以上的宝宝只需接种一次，剂量为0.5毫升；3岁以下则需接种2次，每次0.25毫升。北方地区接种流感疫苗的最佳时间为10～12月份，南方地区一般是10月份到第二年的2月份。注射后7～15天才能产生保护性抗体，一定要防患于未然，抢在流感到来前半个月时接种，预防宝宝被感染。

风寒感冒

风寒感冒一般表现为怕冷、发热较轻、无汗、鼻塞、流清涕、打喷嚏、咳嗽、痰白清稀、头痛、喉痒、舌苔薄白等症状。

▶▶ 食疗方案

红糖姜汤

生姜1片加水煮沸，加红糖15克趁热服。生姜药性辛温，能祛风散寒。适合1岁以上的宝宝服用。

香菜黄豆汤

取新鲜香菜30克洗净，黄豆10克，洗净后先将黄豆放入锅内，加水适量，煎煮15分钟，再加入新鲜香菜30克同煮15分钟后即成。去渣喝汤，一次或分次服完，服时加入少量食盐调味，每天1剂，适合1岁以上的宝宝。风寒感冒的宝宝应当忌食葡萄、柿饼、香蕉、西瓜、绿豆芽、芹菜、柑橘、猪肉、鸡肉、银耳、百合等食物。

▶▶ 家庭护理方式

不到1岁的宝宝风寒感冒了可喝红糖水。红糖水性温，可以祛寒。

1岁以上的宝宝可以在红糖水里加一片一元钱硬币大小的生姜，3岁以上切两片。

晚上临睡前给宝宝用温水泡泡脚，直到宝宝的额头微微出点汗。泡完小脚后，多喝些温开水，尽早上床休息，可有效驱寒。

上床后可隔着衣服在宝宝的背部上下搓，将背部搓热也能起到防治感冒的作用。如果宝宝有轻微的鼻塞，可将他的小耳朵搓红，这对治疗鼻塞效果也很好。

> /爱心提示/ **宝宝穿得相对少一些可以防感冒**
>
> 宝宝处在生长发育过程中，新陈代谢特别旺盛，加上宝宝喜欢运动，如果穿得过多就容易出汗，出汗时毛孔大开，若遇到冷风，很容易造成感冒。而宝宝适当地少穿一些，感觉有些冷，全身的毛孔都是收缩、紧闭的，运动后也不容易出汗。由于毛孔都处在紧闭状态，冷风很难入侵体内，对身体的伤害不是太大。宝宝通常会打几个喷嚏、流清涕，这时只要及时给宝宝喝些温开水，避免直接吹风，症状很快就能得到缓解，可有效增强宝宝的抵抗力。

风热感冒

小儿风热感冒的症状表现为：发热重、头胀痛、咽喉肿痛、出汗、鼻塞、流浓涕、咽部红痛、咳嗽、痰黄而稠、口渴、舌质红、舌苔薄黄、脉搏比平常快等。

▶▶▶ 食疗方案

薄荷牛蒡子粥

先将牛蒡子10克煮15分钟，取出牛蒡子，留下汁水备用。将粳米1大匙煮成粥，10分钟后放入薄荷6克，等粥快好时，放入牛蒡子汁水，煮5分钟即可。

梨粥

鸭梨3个切碎，水煎半个小时后，去汁，与粳米适量煮粥，趁热给宝宝食用。

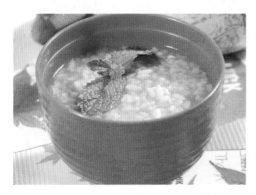 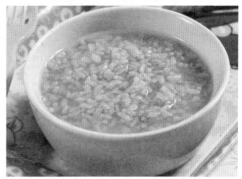

▶▶▶ 家庭护理方式

风热感冒的宝宝发热较重，要及时补充水分，充足的水分还能使鼻腔的分泌物稀薄一点，容易清洁。

对于感冒，良好的休息是至关重要的，尽量让宝宝多睡一会，适当减少户外活动，别让宝宝累着。

让宝宝多吃一些含维生素C丰富的水果和果汁。

鸡汤可以减轻感冒的症状，不妨煲点鸡汤让宝宝喝上一点。

奶制品可以增加黏液的分泌，可以适当减少食用。对于食欲下降的宝宝，妈妈应当准备一些易消化的、色香味俱佳的食品。

宝宝患了风热感冒，不能吃姜、红糖、肉桂、大茴香、小茴香、羊肉、牛肉、大枣、桂圆、鸡蛋、荔枝等食物。否则会助长热势，使病情向坏的方向发展。

暑热感冒

小儿暑热感冒多发生在炎热的夏季，也称作"肠胃型感冒"，病症特点是发热、身倦无汗、骨节酸痛、头晕、头胀痛、口渴喜饮，同时会伴有恶心呕吐、腹泻等症状，小便短而黄、舌苔黄腻。

▶▶ 食疗方案

麦冬粥

将麦冬30克洗净，放在沙锅内，加水上火煎出汁，取汁；锅内加水，烧沸，加入洗过的粳米100克煮粥，煮至半熟，加入麦冬汁和冰糖，再煮沸成粥即可。

绿豆汤

绿豆煎汤加糖适量饮服，不拘日、次。

▶▶ 家庭护理方式

给患病的宝宝多喝绿豆汤、西瓜汁、冬瓜汤等具有清火作用的食品。

给患病的宝宝喝大量温开水，也可在水中加少量的盐。只有大量喝水，多解小便，身体里的热才会随着尿排出，宝宝的体温才会下降。

发病期间忌食油腻甜食。并应注意夜间不能长时间用电扇、空调降温，避免再受夜寒。如果体温过高可以在26～28℃的室内洗温水澡。

生姜红糖水不能用于暑热感冒。

咳嗽

咳嗽是宝宝最常见的呼吸道疾病症状之一。宝宝支气管黏膜娇嫩，抵抗病毒感染能力差，很容易发生炎症，引发咳嗽。咳嗽是一种自我保护现象，同时也预示着宝宝身体的某个部分出了问题，提醒父母要注意宝宝的身体健康了。

感冒引起的咳嗽：伴随宝宝感冒产生，多为一声声刺激性咳嗽，好似咽喉瘙痒，无痰；不分白天黑夜，不伴随气喘或急促的呼吸。此时一般不需特殊治疗，不宜喂止咳糖浆、止咳片等止咳药，更不要滥用抗生素，可多喂宝宝一些温开水、姜汁水或葱头水。如果疑似流感，应立即就医。

冷空气刺激性咳嗽：咳嗽初为刺激性干咳，痰液清淡，不发热，没有呼吸急促和其他伴随症状。对于这种宝宝应经常到户外活动，即使是寒冷季节也应坚持，只有经受过锻炼的呼吸道才能够顶住冷空气刺激。

咽喉炎引起的咳嗽：咳嗽时发出"空、空"的声音，不会表述的宝宝常表现为烦躁、拒哺。此时应及时就医，明确诊断后对症治疗。

过敏性咳嗽：持续或反复发作性的剧烈咳嗽，多呈阵发性发作，宝宝活动或哭闹时咳嗽加重，夜间咳嗽比白天严重。对家族有哮喘及其他过敏性病史的宝宝，咳嗽应格外注意，及早就医诊治，明确诊断。

气管炎性咳嗽：多见于年龄稍大的宝宝，主要由呼吸道感染引起，早期有感冒症状，如发热、打喷嚏、流涕、咽部不适，病理性咳嗽应及时就医。

▶▶ 食疗方案

烤橘子（适用于风寒咳嗽）

将橘子直接放在小火上烤，并不断翻动，烤到橘皮发黑，并从橘子里冒出热气即可。待橘子稍凉一会，剥去橘皮，让宝宝吃温热的橘瓣。如果是大橘子，一次吃2～3瓣就可以了，如果是小贡橘，一次可以吃1个。吃了烤橘子后痰液的量会明显减少，止咳作用非常明显。

香油姜末炒鸡蛋（适用于风寒咳嗽）

鸡蛋1个打入碗中，打散备用。炒锅中放入一小匙香油，香油烧热后放入姜末少许，稍微在油中过一下，将鸡蛋液倒入锅中炒匀即可。宝宝风寒咳嗽及体虚咳嗽时，每晚让宝宝在临睡前趁热吃一次，坚持吃上几天，就能收到明显效果。

川贝梨（适用于风热咳嗽）

川贝母5克、冰糖15克与梨1个放入瓷碗中同蒸，蒸透后停火，凉后让宝宝吃梨肉，饮碗中的汤。一次服完。

▶▶ 家庭护理方式

可以用加湿器增加宝宝居室的湿度，帮助宝宝祛除肺部的黏液，尤其是夜晚能帮助宝宝更顺畅地呼吸。别忘了每天用白醋和水清洁加湿器，避免灰尘和病菌的聚集。

咳嗽的宝宝喂奶后不要马上躺下睡觉，以防止咳嗽引起吐奶和误吸。如果出现误吸呛咳时，应立即取头低脚高位，轻拍背部，鼓励宝宝咳嗽，通过咳嗽将吸入物咳出。

如果宝宝咳嗽严重，可让宝宝吸入蒸汽；或者抱着宝宝在充满蒸汽的浴室里坐5分钟，潮湿的空气有助于帮助宝宝清除肺部的黏液，平息咳嗽。

热水袋中灌满40℃左右的热水，外面用薄毛巾包好，然后敷于宝宝背部靠近肺的位置，这样可以加速驱寒，能很快止住咳嗽。这种方法对伤风感冒早期出现的咳嗽症状尤为灵验。

多喝温热的饮料可使宝宝黏痰变得稀薄，缓解呼吸道黏膜的紧张状态，促进痰液咳出。最好让宝宝喝温开水或温的牛奶、米汤等，也可给宝宝喝鲜果汁，果汁应选刺激性较小的苹果汁和梨汁等，不宜喝橙汁、西柚汁等柑橘类的果汁。

肺炎

宝宝患肺炎通常是由细菌感染或病毒感染所致。婴幼儿期的肺炎也常是普通感冒等上呼吸道感染的并发症。患有囊性纤维性变的宝宝也很容易发生肺炎。

肺炎的典型症状有：咳嗽，较大的宝宝可能会排出黄、绿色，带有血斑的浓痰；呼吸急促、困难；发烧，宝宝会出现高热，且会持续2~3天；头痛，较大的宝宝会表述出来，较小的宝宝则表现出不安的症状；严重的时候，宝宝可能会出现嗜睡、口唇和舌头发青、拒绝饮食等症状。

▶▶ 食疗方案

柚子猪肉汤

柚子肉5瓣，白菜干60克，黄芪15克，瘦猪肉250克，把上述材料一起煲汤熟后，待温度合适给宝宝吃，每日1次，分两次服用。可益气养阴，润肺化痰。

核桃仁鸭梨羹

把核桃仁30克、冰糖30克、鸭梨150克一起绞碎，加水煮沸，待温度合适后给宝宝吃。每次1大匙，每日3次。

▶▶ 家庭护理方式

宝宝患肺炎后，要尽早就医治疗。在家时，也要对宝宝做好护理工作。

遵医嘱用药，千万不要给宝宝滥用药物。虽然多数肺炎是由细菌引起的，但也有不少肺炎是由病毒、支原体等病原体引起的，滥用抗生素类药物，不但达不到治疗效果，反而会引起种种不良反应。

让宝宝休息好，并注意减轻宝宝的呼吸困难。每隔2~3小时帮宝宝翻一次身，使仰卧、左右侧卧交替进行，并轻轻拍打宝宝背部，以免肺部的某个部位长时间受压，有利于排痰及炎症的吸收。

保证室内空气流通。阳光充足，可减少空气中的致病细菌，阳光中的紫外线有杀菌作用。同时，保持室内适宜的温度和湿度，室温以18~20℃为宜，相对湿度以50%~60%为好。

宝宝衣被要合适。不要给宝宝穿、盖太多的衣物。过热会使宝宝烦躁，诱发呼吸急促，加重呼吸困难。

注意宝宝的饮食。哺乳期的宝宝应以乳类为主，最好是母乳，并适当地喂宝宝喝水。牛奶可适当加水兑稀，每次减少喂食量，并增加喂的次数。能吃饭的宝宝可以吃清淡、营养丰富、容易消化的食物，多吃水果、蔬菜，多饮水。

一旦宝宝出现呼吸急促，可用枕头将背部垫高，以利于呼吸畅通。要及时清除宝宝鼻痂及鼻腔内的分泌物，有痰液妨碍宝宝呼吸时要让宝宝咳出痰液。

密切注意观察宝宝的精神、面色、呼吸、体温及咳喘等症状体征的变化。如果出现严重喘憋或突然呼吸困难加重、烦躁不安，常是痰液阻塞呼吸道的表现，需要立即请医生采取救治措施。

上火

宝宝脏腑肌肤娇嫩，体温调节中枢功能不完善，很容易上火。日常生活中，0~3岁的宝宝上火三大特点就是"吃不进"、"受不了"、"拉不出"，常常表现为：发热、口腔溃疡、糜烂、厌食、便秘，还有眼红、眼屎多、嘴唇干裂、嗓子干涩、口臭、腹胀、腹痛，因此宝宝烦躁易怒、易哭。

▶▶▶ 食疗方案

苦瓜冰糖汁

新鲜苦瓜洗净去子、捣蓉，用干净纱布包裹，取汁50毫升，加上适量冰糖频频喂服，不拘时间。

绿豆饮

生绿豆60克，白菜心2~3个，将生绿豆洗净放小锅内煮至将熟时加入白菜心，再煮20分钟，然后取汁顿服，每天1~2次，在宝宝上火早期食用效果更好。

▶▶▶ 家庭护理方式

做菜时注意增加莲藕（以水煮服或稀饭煮藕疗效最好）、萝卜、苦瓜等食物；适当增加西瓜、梨、葡萄柚、柚子、椰子、橘子、硬柿子、山竹、番茄等寒凉性水果及苹果、葡萄、柳橙、木瓜、草莓、樱桃、桑葚等平性水果的摄入；减少龙眼、荔枝、芒果、榴莲等热性水果的摄入。

控制宝宝的零食，特别要少吃高油、高糖的精加工食品。

鸡蛋、瘦肉、鱼、豆类等优质蛋白要充足供应，但动物性蛋白质应尽量选择脂肪少的，不可太油腻。在烹调中，多使用清炖、清蒸等方法。

少给宝宝吃辛辣刺激性食物，保持大便不干燥，小便不混浊。

可给1岁以上的宝宝常吃绿豆粥、荷叶粥或绿豆汤、莲子汤（不去莲心）。

汗症

小儿汗症是指在安静状态下，宝宝全身或局部出汗过多，出汗后有形寒、疲乏等现象。中医将白天无故出汗称为"自汗"，夜间睡眠出汗、醒后停止出汗称为"盗汗"。无论自汗或盗汗，多与体质虚弱有关，均可以通过饮食来调理。

▶▶▶ 食疗方案

核桃莲子山药羹

核桃仁300克，莲子300克，黑豆150克，山药粉150克，分别研压成粉后均匀混合，加入米粉适量，每次1～2匙，拌在牛奶或稀饭中煮熟成羹，每日2次，对宝宝自汗有很好的效果。

黄芪红枣汤

黄芪15克，红枣20枚，加水适量，小火煎煮1小时，每日一剂，分2～3次服食，连服10天。对自汗效果很好。

黑豆圆肉大枣汤

黑豆30克，桂圆肉10克，红枣30克，洗净放沙锅内，加水适量，用小火煲1小时左右，一天内分2次服完，连服15天为一个疗程。对表虚自汗有效。

泥鳅汤

泥鳅150～200克，以热水洗去鱼身黏液，剖腹去内脏，用适量油煎至黄焦色，加水适量，小火煮至汤浓，加适量盐，饮汤。对宝宝盗汗有很好的效果。

▶▶▶ 家庭护理方式

平时可以多给宝宝吃一些糯米、小麦、红枣、核桃、莲子、山药、百合、蜂蜜、泥鳅、黑豆、胡萝卜等益气养阴的食品。

小儿自汗，平时不要多吃寒凉生冷的食物；小儿盗汗，平时应该少吃辛热煎炒上火的食物。

平时宜多做体能训练，适当地晒晒太阳、户外活动，都能增强宝宝体质。

容易出汗的宝宝应该勤换衣物，并保持皮肤清洁与干燥，汗后应避免直接吹风。

家长坚持和中医师配合来调理小儿虚弱体质，以达到改善健康的目的。

/爱心提示/**正常出汗和汗症的区别**

婴幼儿新陈代谢快，汗腺比较发达，多汗是很普遍的现象，但汗有生理、病理之别，若因天气炎热、衣被过暖、吃奶过急，或是剧烈运动、惊吓恐惧等，这种情况不需治疗，只要适当减少衣物即可。如果宝宝在安静状态下如静坐、静卧或睡眠时，室温不高，全身或身体某个部位出汗较多以致湿衣、湿枕时，可能就是某种疾病的信号，常见的有佝偻病活动期的患儿有多汗症状，儿童低血糖症、甲状腺功能亢进症及某些神经系统疾病，也有多汗症状，应予及时就医诊断。

厌食

小儿厌食症是指小儿较长时间食欲不振或食欲减退，见食不贪甚至拒食，是一种慢性消化功能紊乱综合征，多发生于1～6岁的宝宝。它是一种症状，并非一种独立的疾病。某些慢性病，如消化性溃疡、慢性肝炎、结核病、消化不良及长期便秘等都可能是厌食症的原因（仅占9%）。但是，大多数小儿厌食症不是由于疾病引起的（占86%），而是由于不良的饮食习惯、不合理的饮食制度、不佳的进食环境及家长和宝宝的心理因素造成的。

▶▶▶ 食疗方案

山药糯米粥

山药30克，糯米50克，小火煮成稠粥，每日1次。长期服用能达健脾之功，适用于脾胃虚弱型小儿厌食。

番茄汁

番茄数个洗净后用沸水泡5分钟，剥去皮。用干净纱布绞挤，滤出汁液，不宜放糖。每次服50～100毫升，日服2～3次。适用于胃阴不足、发热后之宝宝厌食症。

消食粥

莲肉10克，山药30克，芡实10克，神曲10克，麦芽10克，扁豆20克，山楂15克，加入少许粳米煮粥，可健脾消食化滞。每日服1次，连服3日。适用于乳食不节型小儿厌食。

▶▶▶ **家庭护理方式**

注意食物的色、香、味、形及营养搭配，防止蛋白质过高或甜食过多。食物的种类和制作方法要经常变换，以增加食欲。

培养小儿按时进食、不偏食、不挑食等良好的饮食习惯，如两餐之间不要吃过多的零食，不要边看电视边吃饭等。

保持良好的生活习惯，适当增加体格锻炼有利于促进食欲。

注意进餐时的精神卫生，避免不良刺激，尤其是家长不要强迫宝宝进食而要耐心鼓励。应在良好、愉快的气氛中进餐，家长不要在此时责备或批评宝宝。

去除病因是治疗厌食的根本，患有急慢性感染或消化系统疾病要及时治疗，营养缺乏应予补充，如锌缺乏可给硫酸锌或葡萄糖酸锌口服，营养不良性贫血者应补充铁剂、维生素B_{12}及叶酸。

伤食

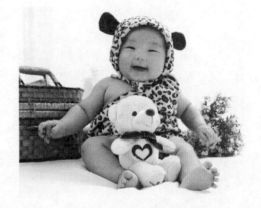

婴幼儿的消化器官发育还不完善，消化液分泌不充足，酶的功能也较弱，胃及肠道内黏膜柔嫩，消化功能还比较差。如果父母不能正确地喂养，什么都给宝宝吃，使宝宝饮食的质和量不当，损伤了肠胃，宝宝就会出现肚子胀、吐奶、厌食、舌苔厚腻、上腹部饱胀、大便稀且有酸臭味等伤食的表现。

▶▶ 食疗方案

蜜饯山楂

　　将山楂500克洗净，去掉果核，放入沙锅内，加入适量水，煮至呈糊状时加入蜂蜜3大匙，搅拌均匀后，稍煮片刻，收汁即可。健胃消食，增加食欲。

蜂蜜萝卜

　　白萝卜500～1000克洗净后，切成条状或丁状；在锅内加入清水，烧沸后，把萝卜放入再烧，至煮沸后即可捞出萝卜，把水沥干，晾晒半日，再把它放入锅内，加入蜂蜜150～200克，以小火烧煮，边煮边调拌，调匀后取出萝卜凉凉即可，于饭后嚼食30～50克。

▶▶ 家庭护理方式

　　给宝宝喂食脱脂奶、米汤、胡萝卜汤等；已断母乳的幼儿可以吃些粥、豆腐乳、肉松、蛋花粥、面条等，同时可服用一些助消化药，帮助宝宝消化。

　　宝宝一旦出现伤食症状，就不要再喂食高热量、不易消化的脂肪类食物了，否则会加重伤食反应。最好能禁食1～2餐。

┌─ /爱心提示/**妈妈要关注宝宝的"口气"**

　　"口气"最能反映宝宝的消化状况。消化正常的宝宝口气很淡，也没有异味；而消化不良时，乳食积滞，往往先发生口臭，特别是早晨刚刚醒来时，如果宝宝口臭、口酸，就是乳食停滞的表现。有这种现象时，可以给宝宝减食或停食一顿，以利于肠胃功能的恢复。

流涎

　　小儿流涎，俗称小儿流口水，较多见于1岁左右的宝宝。婴幼儿正处于生长发育阶段，唾液腺尚不完善，加上半岁左右处于出牙期，且婴儿口腔浅，唾液的分泌略有增加，不会调节口腔内过多的液体，这时流口水是正常现象。而病理性流涎原因大致有两个方面：一方面是人们喜爱捏压幼儿颊部，导致腺体机械性损伤。腮腺有损伤的宝宝，唾液的分泌量和流涎现象大大超过正常。另一方面患有口腔疾病，如口腔炎、黏膜充血或溃烂或舌尖部、颊部、唇部溃疡等也可导致宝宝流涎。因此，如果宝宝突然大量流口水，就应去医院明确诊断。

▶▶▶ 食疗方案

摄涎饼

先把炒白术20～30克和益智仁20～30克一同放入碾槽内，研成细末；把生姜50克洗净后捣烂绞汁；再把药末同白面粉适量、白糖50克和匀，加入姜汁和清水和匀，做成小饼15～20块，入锅内，如常法烙熟。早晚2次，每次1块，嚼食，连用7～10天。

山药慈姑糊

山药粉20克、鲜慈姑30克捣烂如泥，红糖适量（以甜为度），加白开水调成糊状，煮服。每日分2次，连服5天为一疗程。

▶▶▶ 家庭护理方式

由于小儿的唾液常呈酸性，对皮肤有刺激作用，尤其是小婴儿的皮肤娇嫩，颏、下颌等部位经常受浸泡而引起皮肤发红甚至糜烂。因此，为了保护宝宝这些部位的皮肤，应该经常用温水洗净、擦干并涂上护肤霜。

如果小儿流涎不止，胸前总是湿漉漉的，甚至结块发硬，会给宝宝带来不适。应常更换围涎巾，注意清洁，保持宝宝衣物干燥，尤其是在冬季。

与小儿嬉戏时不要随便捏弄宝宝的面颊部，以免刺激唾液腺而加重流涎。

对已懂事听话的孩子要及时教他怎样下咽口水。

蛔虫病

蛔虫病是小儿常见的肠道寄生虫病，儿童感染率最高。肠道蛔虫常引起反复发作的上腹部或脐周腹痛。由于虫体的机械性刺激及其分泌的毒物和代谢产物可引起消化道功能紊乱和异性蛋白反应，如恶心、呕吐、腹泻等。严重感染者，可引起营养不良、精神不安、失眠、磨牙、夜惊等，甚至有排蛔虫史，严重影响宝宝的生长发育。

▶▶▶ 食疗方案

豆腐油菜心

小油菜心400克洗净去叶，从根部去4厘米长，去掉叶取中间嫩心；豆腐100克，冬菇、冬笋各25克洗净，去皮切成丝；豆腐100克用刀背压成泥，放入冬菇、冬笋、盐、香油拌匀，上笼蒸10分钟取出，放入盘中，周围摆好菜心。油锅加热，放入葱、姜炒一下，随下黄豆芽汤100克，将葱、姜捞出不用，加盐，等汤烧沸时，撇出浮沫，放入淀粉勾芡，淋上香油，浇在菜心上即成。

南瓜拌饭

南瓜1片去皮切成碎粒，米50克洗净，加高汤泡后，放在电饭煲内，待水沸后，加入南瓜粒、白菜叶1片煮至米、南瓜熟烂，略加油、盐调味即成。适合6～9个月以上宝宝驱虫食用。

▶▶▶ 家庭护理方式

帮助宝宝养成良好的卫生习惯，保持手的清洁。

做到让宝宝饭前便后洗手，常剪指甲，不吸吮手指头。

不吃不洁食物，不喝生水。

给宝宝生吃蔬菜和瓜果时，要清净后用开水烫一下再吃。

肥胖症

小儿肥胖症是由于宝宝的能量摄入长期超过自身的消耗，体内脂肪过度积聚，使体重超过一定范围的营养障碍性疾病。肥胖宝宝的性发育也通常较早，并会影响最终的身高。

▶▶▶ 单纯肥胖症

绝大多数肥胖症宝宝不伴有明显的内分泌、代谢性疾病，肥胖主要是由以下几种因素造成的：

1. 营养素摄入过多。人体脂肪细胞数量的增多主要在婴儿出生前3个月和出生后第一年内完成，若在这两个时期内摄入营养过多，就可引起脂肪细胞数目增多并且体积增大。摄入的营养如果超过了肌体代谢的需要，多余的能量便转化为脂肪储存体内、导致肥胖。

2. 活动量过少。即使摄入不多但如活动过少，也可引起肥胖。

3. 遗传因素。肥胖有高度的遗传性，父母皆肥胖的后代肥胖率高达70%～80%；双亲之一肥胖者，后代肥胖发生率40%～50%；双亲正常的后代发生肥胖者仅10%～14%。

▶▶▶ 内分泌疾病造成的肥胖

有3%～5%的肥胖症宝宝是由于各种内分泌代谢病。这些宝宝一般体脂分布特殊，常伴有肢体或智能异常。

▶▶▶ 食疗方案

冬瓜茶

冬瓜肉30克、冬瓜皮30克。将冬瓜肉、冬瓜皮煮汤，待温度合适后给宝宝饮用。天天饮服，可治疗肥胖症。

荷叶山楂茶

干荷叶30克、干山楂15克。将荷叶、山楂一起水煮，熟后待温度合适给宝宝饮用。此茶有减肥功效，3个月为一个疗程。

▶▶▶ 家庭护理方式

1. 饮食管理：对于任何原因引起的小儿肥胖症，都要以饮食管理为主。哺乳期宝宝要坚持母乳喂养，添加辅食的宝宝的食物应以蔬菜、水果、麦食、米饭为主，外加适量的蛋白质食物如瘦肉、鱼、鸡蛋、豆及其制品。限制食量时必须照顾宝宝的基本营养及生长发育所需。

2. 解除精神负担：有些家长为宝宝的肥胖过分忧虑，对宝宝进食习惯多方指责，过分干预，都可能引起宝宝精神紧张，或使宝宝产生对抗心理，对宝宝的健康不利，平时生活中应注意避免。

3. 增加体格锻炼：想办法提高宝宝对运动的兴趣，带宝宝参加多样化的运动。

4. 采用药物疗法：在遵从医嘱的前提下给宝宝进行药物治疗，切勿乱给宝宝用药或偏方。

腮腺炎

腮腺炎，俗称"痄腮"，任何年龄的人皆可患病，但2岁以下的乳幼儿和成年人较少被感染。宝宝患病一次后，通常可获得终身免疫，很少再患第二次。大多数患病宝宝，以耳下肿大和疼痛为最早出现的表现，少数患病宝宝，表现为在腮腺肿大的1～2天前，出现发烧、头痛、呕吐、食欲不佳等全身不适症状，继而出现一边或两边耳下的疼痛，即腮腺肿起来。

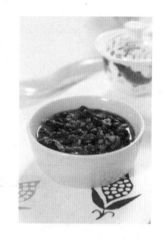

▶▶▶ 食疗方案

黄花菜粥

黄花菜干品20克，粳米50克，食盐适量。将黄花菜加水适量煎煮，放入粳米煮粥。吃菜喝粥，每日1次。

荸荠，茅根饮

荸荠、藕、茅根等量煎水饮。

三豆粥

绿豆60克，赤小豆50克，黄豆30克，粳米100克，红糖30克。将豆浸24小时，与粳米同煮，豆烂熟粥成，加红糖食之，每日1剂，分1~3次服完。每日2剂，连服7日。

绿豆菜心粥

绿豆60克，白菜心2个，粳米50克。将绿豆、粳米洗净，加水适量，煮烂成粥前加入白菜心，再煮20分钟。每日2次，连吃4日。

▶▶▶ 家庭护理方式

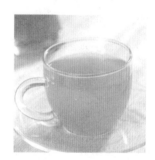

因为腮腺炎使宝宝张口出现疼痛，因此宝宝食欲差，为了促进宝宝痊愈，妈妈要给宝宝的饮食进行精心调理，要准备些便于咀嚼吞咽的流质食物，如米汤、藕粉、橘子水，新鲜的西瓜汁、梨汁、甘蔗汁、胡萝卜汁及牛奶、鸡蛋花汤、豆浆等。

有些食物具有清热解毒功能，如绿豆汤、藕粉、白菜汤、萝卜汤等，可适量做给宝宝吃。多饮温开水、淡盐水，保证充足的水分，以促进腮腺管管口炎症的消退。

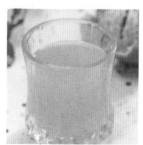

进食酸性食物时会增加腮腺的分泌，使疼痛加剧，因此不可给宝宝吃酸性食物和饮料；不要给宝宝吃辛辣食品和海鲜、牛羊肉等高热量食物。还要避免让其闻油烟和吃煎炒食品。

用醋或茶水调后局部外涂患处，每日1~2次，或者紫金锭一枚，用醋研后外涂局部，每日1~2次，可适当缓解腮腺炎。

图书在版编目（CIP）数据

孕产婴家庭护理必备/艾贝母婴研究中心编著. --北京：中国人口出版社，2014.5

（家庭发展孕产保健丛书）

ISBN 978-7-5101-2389-4

Ⅰ.①孕… Ⅱ.①艾… Ⅲ.①妊娠期－护理－基本知识 ②产褥期－护理－基本知识 ③新生儿－护理－基本知识 Ⅳ.①R473.71 ②R473.72

中国版本图书馆CIP数据核字（2014）第052705号

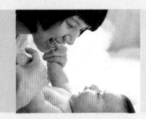

孕产婴
家庭护理必备

艾贝母婴研究中心　编著

出 版 发 行	中国人口出版社
印　　　刷	廊坊市兰新雅彩印有限公司
开　　　本	720毫米×960毫米　1/16
印　　　张	19.5
字　　　数	285千字
版　　　次	2014年7月第1版
印　　　次	2014年7月第1次印刷
书　　　号	ISBN 978-7-5101-2389-4
定　　　价	29.80元

社　　　长	陶庆军
网　　　址	www.rkcbs.net
电 子 信 箱	rkcbs@126.com
总编室电话	(010)83519392
发行部电话	(010)83534662
传　　　真	(010)83515922
地　　　址	北京市西城区广安门南街80号中加大厦
邮　　　编	100054